科学出版社"十四五"普通高等教育研究生规划教材

《金匮要略》妇人病辨治研究

主　编　张　瑞
主　审　姜德友

科学出版社

北京

内 容 简 介

本教材系科学出版社"十四五"普通高等教育研究生规划教材之一，全书分为五章，第一章以理、法、方、药为主线，对《金匮要略》妇人病的理论进行寻根溯源，系统研究《金匮要略》"妇人三篇"的条文和方药，总结张仲景论述妇人病的病因、治则治法、方药特点和用法；第二章以"病、脉、证、治"为基础，总结《金匮要略》中妇人病的病症特点，探索妇人病的辨治规律；第三章归纳《金匮要略》的"妇人三篇"方药现代应用与药理学研究现状；第四章总结《金匮要略》中"妇人三篇"的学术思想，并探讨研究思路和方法；第五章举例后世历代医家在张仲景辨治妇人病的理论和方药指导下，对《金匮要略》妇人病学术思想的传承发展。作为研究生教材，本教材在本科教材的基础上体现了"连续性、层次性、递增性"的特点，将《金匮要略》的"妇人三篇"内容进行升华和提高，旨在培养研究生辨治妇人病的思维模式，提高其辨证思维水平和辨证论治能力。

本教材可供全国高等中医药院校中医学、中西医临床医学等专业研究生使用，也可以作为中医教育工作者和临床工作者继续教育使用的参考书。

图书在版编目（CIP）数据

《金匮要略》妇人病辨治研究 / 张瑞主编. -- 北京 : 科学出版社，2025. 3. -- （科学出版社"十四五"普通高等教育研究生规划教材）.
ISBN 978-7-03-080677-2

Ⅰ. R222.3；R271.1

中国国家版本馆 CIP 数据核字第 2024DR2881 号

责任编辑：李 杰 / 责任校对：刘 芳
责任印制：徐晓晨 / 封面设计：北京十样花文化有限公司

科 学 出 版 社 出版
北京东黄城根北街 16 号
邮政编码：100717
http://www.sciencep.com
固安县铭成印刷有限公司印刷

科学出版社发行 各地新华书店经销

*

2025 年 3 月第 一 版 开本：787×1092 1/16
2025 年 3 月第一次印刷 印张：13 1/4
字数：370 000
定价：86.00 元
（如有印装质量问题，我社负责调换）

《金匮要略》妇人病辨治研究
编写人员

主　　审　姜德友（黑龙江中医药大学）

主　　编　张　瑞（河南中医药大学）

副 主 编　王雪茜（北京中医药大学）

　　　　　张秋霞（首都医科大学）

　　　　　柳成刚（黑龙江中医药大学）

　　　　　周艳艳（河南省中医院）

编　　委　（以姓氏笔画为序）

　　　　　王　勇（河南中医药大学）

　　　　　王雪茜（北京中医药大学）

　　　　　牛　锐（陕西中医药大学）

　　　　　刘　飒（河南中医药大学）

　　　　　刘丹彤（北京中医药大学）

　　　　　杜文章（贵州中医药大学）

　　　　　杨　帆（湖北中医药大学）

　　　　　张　瑞（河南中医药大学）

　　　　　张秋霞（首都医科大学）

　　　　　周艳艳（河南省中医院）

　　　　　柳成刚（黑龙江中医药大学）

　　　　　葛美娜（河北中医药大学）

学术秘书　刘　飒（河南中医药大学）

编 写 说 明

《〈金匮要略〉妇人病辨治研究》是科学出版社"十四五"普通高等教育研究生规划教材之一，供全国高等中医药院校中医学、中西医临床医学等专业研究生使用，也可以作为中医教育工作者和临床工作者继续教育使用的参考书。

《金匮要略》是我国东汉末年著名医学家张仲景所著《伤寒杂病论》的杂病部分，为我国现存最早的一部诊治杂病的专著，创立了杂病诊疗体系和众多疗效可靠的经方，被誉为"医方之经""方书之祖"。其中"妇人三篇"专论妇人妊娠病、产后病和杂病（包括月经、带下病等），已具中医妇产科学的雏形，在中医妇产科发展史上具有承前启后的推动作用，对后世中医妇科的发展具有指导意义。

本教材作为研究生教材，内容突出实用性，在本科教材的基础上体现了"连续性、层次性、递增性"的特点。将《金匮要略》的"妇人三篇"内容进行升华和提高，结合条文对《金匮要略》妇人病的"病、脉、证、治"进行研究，归纳妇人病的病证特点、辨治思路、后世的应用与发展（包括对应的病名、病因病机、各家论述、辨证论治、预防与护理）等内容，旨在培养研究生辨治妇人病的思维模式，提高其辨证思维水平和辨证论治能力。

本教材在国家对于中医药发展和人才培养的战略规划指导下，注重提升研究生的科研实践能力、临床职业能力、自主学习能力、良好人文素养等。全书分为五章，第一章以理、法、方、药为主线，对《金匮要略》妇人病的理论进行寻根溯源，系统研究《金匮要略》"妇人三篇"的条文和方药，总结张仲景论述妇人病的病因、治则治法、方药特点和用法，突出张仲景辨治妇人病的用药规律和特点，指导研究生的临床实践；第二章以"病、脉、证、治"为基础，总结《金匮要略》中妇人病的病症特点，探索妇人病的辨治规律，提高研究生的辨证思维水平和辨证论治能力；第三章归纳《金匮要略》的"妇人三篇"方药现代应用与药理学研究现状，探讨目前仲景方药辨治妇人病研究的瓶颈，展望未来研究的发展方向；第四章总结《金匮要略》中"妇人三篇"的学术思想，并探讨研究思路和方法，启发和培养研究生的科研实践能力；第五章举例后世历代医家在张仲景辨治妇人病的理论和方药指导下，对《金匮要略》妇人病学术思想都有不同程度的传承发展。

全书由张瑞、刘飒统稿。具体编写分工如下：第一章第一节由王雪茜编写，第二节由刘丹彤编写，第三节由王勇编写，第四节由张瑞编写；第二章第一节由牛锐编写，第二节由杜文章编写，第三节由张秋霞编写；第三章第一节由杨帆编写，第二节由葛美娜编写，第三节由柳成刚编写；第四章由周艳艳编写；第五章由刘飒编写。

在编写过程中，全体编写人员齐心协力，力求精确，尽管多次修改稿件，但难免存在疏漏之处。恳请各位中医同仁不吝赐教，提出宝贵意见，以便再版时修订完善。

编 者

2024 年 12 月

目　录

第一章　《金匮要略》妇人病的理法方药研究

第一节　《金匮要略》妇人病的渊源研究

一、《金匮要略》妇人病概述

《金匮要略》第二十至二十二篇论述妇人病的证治，是妇产科疾病首次独立成篇的标志。张仲景根据女性生理活动不同时期的体质特点，首次将妇人病分为妊娠、产后、杂病三大类别进行论述，突出了三者各自的常见病证和治疗重点。在病证上提到妊娠宿有癥病、产后腹痛、妇人脏躁等 30 余种病证，在病因上强调妇人病"虚、积冷、结气"三大病因，在病证特点上强调冲任虚寒、瘀血内阻、肝脾不和、阴血不足、气郁痰凝等病机，在治疗上倡导温经养血、调和肝脾、安中益气等治法，在用药方法上内外合治，开创了妇人病专病诊治的先河。《金匮要略》妇人病初具中医妇科学雏形，为后世妇科学的发展提供了理论与实践基础。

二、《金匮要略》妇人病的理论渊源

早在四五千年前的夏商周时期，已有妇科学嗣育萌芽。殷周时代的甲骨文记载着关于生育疾病以及预测分娩时间的卜辞，所载 21 种疾病中，"疾育"即为妇产科疾病，但对具体病症并未详细记载。《史记·楚世家》中的"陆终（妻女嬇）生子六人，坼剖而产焉"，是关于剖宫产手术的最早记载。同样，《史记·扁鹊仓公列传》中所载"扁鹊名闻天下。过邯郸，闻贵妇人，即为带下医"，此处"带下医"现多认为是妇科医生，这说明当时已经对妇科疾病有了广泛认识。而《周易》中有多处不孕的记载，例如，"九五：鸿渐于陵，妇三岁不孕，终莫之胜，吉"。《左传·郑伯克段于鄢》所载"庄公寤生，惊姜氏，故名曰'寤生'，遂恶之"是关于难产的最早记载。其后《左传·僖公十七年》中"梁嬴孕，过期，卜招父与其子卜之。其子曰：'将生一男一女'"是关于过期妊娠和双胎妊娠的最早记载。《礼记》指出"娶妻不娶同姓"，认识到"男女同姓，其生不蕃"，对近亲不能结婚有了初步认识，这比达尔文在 1858 年认识到血缘近亲结婚不利于繁殖后代这一规律要早 2000 多年。《列女传·周室三母》中详细叙述胎教，影响至今："君子谓太任为能胎教。古者妇人妊子，寝不侧，坐不边，立不跸，不食邪味，割不正不食，席不正不坐，目不视于邪色，耳不听于淫声，夜则令瞽诵诗，道正事。如此则生子形容端正，才德必过人矣。故妊子之时，必慎所感。"

这些丰富的历史记载，无疑为我们揭示了古代妇科学的深厚底蕴，为后世妇科学的发展指明了方向。《黄帝内经》作为我国现存最早、影响最大的一部医书，论及妇产科内容的原文达 30 多条，涉及解剖、生理、病理、诊断、治法、方药等各个方面，是《金匮要略》妇人病在病名、病机、诊断、立法上的根基，奠定了理论框架，并对仲景妇人病诊疗思维有了深刻的影响。

（一）明妊娠之征

《黄帝内经》多处论及"妊娠"征象，如"二七而天癸至……故有子""七七，任脉虚……故形坏而无子也""夫道者能却老而全形，身年虽寿，能生子也"，阐明在正常情况下女子可以妊娠以及不能妊娠的年龄，并表明如若肾气充足，即使年事已高，仍有妊娠生子的可能。除此之外，《黄帝内经》又论述妊娠时的脉象，如《素问·阴阳别论》"阴搏阳别谓之有子"、《素问·平人气象论》"妇人手少阴脉动甚者，妊子也"、《素问·腹中论》"何以知怀子之且生也？岐伯曰：身有病而无邪脉也"。这些妊娠脉象对后世的诊断具有重要的指导意义。

《金匮要略》在继承《黄帝内经》的基础上，进一步对妊娠恶阻的诊治进行了拓展，"妇人得平脉，阴脉小弱，其人渴，不能食，无寒热，名妊娠，桂枝汤主之"。因妊娠早期，胎元初结，经血归胞养胎，胎气未盛，阴血相对不足，所以阴脉小弱。认为此属恶阻轻症之象，当以桂枝汤调阴阳，和脾胃，平冲逆。如赵以德在《金匮方论衍义》中所言："妇人平脉者，言其无病脉也。阴脉小弱，其荣气不足耳。凡感邪而荣气不足者，则必恶寒发热，不妨于食。今无寒热，妨于食，是知妊娠矣。妊娠者，血聚气搏，经水不行，至六十日始凝成胚。斯时也，气血化于下，荣气不足，卫不独行，壅实中焦而不能食，津液少布，其人渴，用桂枝汤益荣和卫。"此与妊娠后胞宫气血旺盛时的"阴搏阳别""手少阴脉动甚"有别。同时，此阶段又可见口渴、恶心呕吐之症，当属经血不泄，冲脉之气较盛之由，但寸关脉平和，身无寒热，尚无大碍。

实际上，这段话可以理解为《素问·腹中论》中"何以知怀子之且生也？岐伯曰：身有病而无邪脉也"的拓展，"身有病"具体而言即为"其人渴，不能食"，而"无邪脉"是"得平脉，阴脉小弱"。正如尤在泾在《金匮要略心典》中所言："平脉，脉无病也，即《内经》身有病而无邪脉之意。阴脉小弱者，初时胎气未盛，而阴方受蚀，故阴脉比阳脉小弱。至三、四月，经血久蓄，阴脉始强，《内经》所谓手少阴脉动者妊子，《千金》所谓三月尺脉数是也。其人渴，妊子者多内热也。一作呕亦通。今妊妇二、三月，往往恶阻不能食是已。无寒热者，无邪气也。夫脉无故而身有病，而又非寒热邪气，则无可施治，惟宜桂枝汤和调阴阳而已。徐氏云：桂枝汤外证得之，为解肌和营卫，内证得之，为化气调阴阳之用。六十日当有此证者，谓妊娠两月，正当恶阻之时，设不知而妄治，则病气反增，正气反损，而呕泻有加矣。"

（二）承带下之义

"带下"之名，首见于《素问·骨空论》："任脉为病，男子内结七疝，女子带下瘕聚。"对此处"带下"的认识各代医家观点不一，主要有三：一是指广义带下；二是指狭义带下；三是指带脉以下，即属发病部位，而非疾病。此处理解为广义带下可能更为准确，意指妇科疾病，正如司马迁《史记·扁鹊仓公列传》所载："扁鹊名闻天下，过邯郸，闻贵妇人，即为带下医。"此"带下医"即指妇科医生。再如《神农本草经》中所言牡狗阴茎："味咸，平……除女子带下十二疾。"此处"带下十二疾"中的带下亦属广义，泛指妇科疾病。但实际上，《黄帝内经》《神农本草经》对狭义带下同样均有记载。《灵枢·五癃津液别》曰："五谷之津液，和合而为膏者，内渗入于骨空，补益脑髓，而下流于阴股。阴阳不和，则使液溢而下流于阴，髓液皆减而下，下过度则虚，虚故腰背痛而胫酸。"此条虽未明言"带下"病名，但其以四个"下"字论述了正常的带下来源以及阴阳不和后可能出现的病理情况，这与带下病极为相似。再如《灵枢·五色》中："女子在于面王，为膀胱子处之病，散为痛，搏为聚，方员左右，各如其色形。其随而下至胝，为淫，有润如膏状，为暴食不洁。"此处所言"淫"指的是白淫病，王冰补注曰"白淫，谓白物淫衍，如精之状……女子阴器中绵绵而下也。"即为带下之病。同样，《神农本草经》中所言"带下赤白""带下病"与"崩中""血闭""阴蚀""无子"等病名相互平行独立，并非为妇科病的总称，而是特指某一疾病，但病名尚未有明确定义。

《金匮要略》沿用"带下"之名，承袭"带下"之义，详述"带下"之治，并开创独具特色的妇科外治之法。《金匮要略》妇人杂病篇"妇人之病，因虚，积冷，结气……此皆带下。"此处即为广义"带下"，泛指妇女经带之病。而其成因，张仲景归纳为"虚、积冷、结气"三类，"虚"即体质虚弱，气虚血少，或阴阳不足，抗病能力薄弱，易感邪气；"积冷"为感受寒邪，凝结不散，寒冷瘀积，积久则坚；"结气"是肝郁气滞，气机不畅，久而气结不通。针对狭义"带下"，张仲景亦有论述，"妇人经水闭不利，藏坚癖不止，中有干血，下白物，矾石丸主之""蛇床子散方，温阴中坐药"，前者所言"白物"即是白带，"下白物"即是妇人带下病；后者并未明言"带下"一词，但其义明了。张仲景将"带下"分为湿热、寒湿两种，皆因湿邪为患，此与广义"带下"之因略有不同。论其给药方式，方后所注："上二味，末之，炼蜜和丸枣核大，内藏中，剧者再内之""上一味，末之，以白粉少许，和合相得，如枣大，棉裹内之，自然温"，说明两方皆为外治用药，纳于阴中，开创妇科外治法之先河。其所用剂型，即现代所言"栓剂"，可谓世界上最早的栓剂运用，与西医学靶向给药方式有异曲同工之妙，取效快捷，方便实用。

（三）究闭经之因

《黄帝内经》中将女子闭经称为"不月"，较为详细地阐述了闭经的病因、病机，并列专方以治。《素问·离合真邪论》曰："天地温和则经水安静，天寒地冻则经水凝泣，天暑地热则经水沸溢，卒风暴起则经水波涌而陇起。"道明气候变化可能会影响女性月经。《灵枢·邪气脏腑病形》曰："肾脉……微涩为不月。"提示肾虚血瘀可能是闭经的病机之一。《灵枢·五色》言："色者，青黑赤白黄，皆端满有别乡。别乡赤者，其色亦大如榆荚，在面王为不日。"此处"面王"即鼻准，现多指脾胃，提示脾胃病变对闭经的影响。《素问·阴阳别论》中的"二阳之病发心脾，有不得隐曲，女子不月"，明确指出心脾失调，隐情不发，所虑不遂可能是闭经的重要病因。再如《素问·评热病论》曰："有病肾风者……身重难以行，月事不来，烦而不能食，不能正偃，正偃则咳甚，病名曰风水……月事不来者，胞脉闭也，胞脉者属心而络于胞中。今气上迫肺，心气不得下通，故月事不来也。"此即言明风邪从阳化热，阴精受损，心气不下，可以导致闭经。同时在《素问·腹中论》中又指明血枯可导致闭经，并以四乌贼骨一芦茹丸作为治疗血枯经闭的专方："病名血枯……故月事衰少不来也……以四乌鲗骨、一蘆茹，二物并合之，丸以雀卵，大如小豆，以五丸为后饭，饮以鲍鱼汁，利肠中，及伤肝也。"

《金匮要略》在承袭《黄帝内经》理论的基础上，又在《金匮要略·妇人杂病脉证并治》言："妇人之病，因虚，积冷，结气，为诸经水断绝。至有历年，血寒积结，胞门寒伤，经络凝坚。"进一步强调了虚、积冷、结气等致病因素在闭经发病过程中的作用，执简驭繁，纲目了然，并由此予以不同方药治疗。如"妇人年五十所，病下利，数十日不止……当以温经汤主之……亦主妇人少腹寒，久不受胎，兼取崩中去血，或月水来过多，及至期不来"，用温经汤温气濡血、调和冲任，专治冲任虚寒、少腹有瘀者。但若属瘀血阻滞、经水不利者，如"带下，经水不利，少腹满痛，经一月再见者，土瓜根散主之"，用土瓜根散活血化瘀、通阳理气；瘀血更甚、瘀结成实所导致的经闭不行者，采用抵当汤破血逐瘀、通络止痛。同时，仲景也阐明"热入血室"可能是经水适断的另一原因："妇人中风七八日，续来寒热，发作有时，经水适断，此为热入血室。其血必结，故使如疟状，发作有时，小柴胡汤主之。"这与前文所提《素问·评热病论》中"有病肾风者……身重难以行，月事不来"颇为相似，可以认为是对此观点的进一步升华与明确。此外，"水血互结"亦是导致闭经的重要原因，张仲景虽未在妇人病三篇中提及，但在《金匮要略·水气病脉证并治》中已经明确："少阳脉卑，少阴脉细，男子则小便不利，妇人则经水不通，经为血，血不利则为水，名曰血分。"究其治疗，指出"经水前断，后病水，名曰血分，此病难治；先病水，后经水断，名曰水分，此病易治"，但并未明言当用方药。

（四）遵标本之说

标本理论首见于《黄帝内经》，在《素问·标本病传论》中的论述最为详尽，不仅指出标本理论的重要性，并在疾病治疗中进行了详细举例。如"知标本者，万举万当；不知标本者，是谓妄行。"再如《素问·汤液醪醴论》云："病为本，工为标，标本不得，邪气不服。"指出医者需明辨疾病之标本，恰当运用，灵活处理，才能有效诊治。而后文"先病而后逆者治其本，先逆而后病者治其本，先寒而后生病者治其本，先病而后生寒者治其本，先热而后生病者治其本，先热而后生中满者治其标，先病而后泄者治其本，先泄而后生他病者治其本，必且调之，乃治其他病，先病而后生中满者治其标，先中满而后烦心者治其本。人有客气有同气。小大不利治其标，小大利治其本。"又指明治疗时当根据疾病本身情况选择不同的治疗方案，先治本病，但急则治标。而在具体治疗上，提出根据四时、虚实、发病先后等确定治疗原则。如《灵枢·师传》曰："春夏先治其标，后治其本；秋冬先治其本，后治其标。"《灵枢·病本》言："病发而有余，本而标之，先治其本，后治其标；病发而不足，标而本之，先治其标，后治其本。"《素问·至真要大论》云："从内之外者，调其内；从外之内者，治其外；从内之外而盛于外者，先调其内而后治其外；从外之内而盛于内者，先治其外而后治其内。"

在《黄帝内经》相关理论基础上，张仲景阐述了"标本表里先后"的治则治法，对后世影响颇深。如《伤寒论·辨太阳病脉证并治》中"其外不解者，尚未可攻，当先解其外；外解已，但少腹急结者，乃可攻之，宜桃核承气汤"，此即指出，表里同病时，若表证未解，当先解表，不可直接攻里。在《金匮要略》妇人病三篇，张仲景也大量沿用了标本之法，如《金匮要略·妇人妊娠病脉证并治》中"妇人宿有癥病，经断未及三月，而得漏下不止，胎动在脐上者，为癥痼害。妊娠六月动者，前三月经水利时，胎也。下血者，后断三月衃也，所以血不止者，其癥不去故也。当下其癥，桂枝茯苓丸主之。"妇人本有癥病，现受孕成胎，但癥病阻于血脉，血不循常道，见漏下不止。实则因瘀而漏下，瘀血为本，漏下为标，故癥积不去，则漏下不停。所以治疗上当治其本，祛其瘀，瘀除则胎可安。又虑祛瘀多碍胎元，易损胎气，故原文又注"炼蜜和丸，如兔屎大，每日食前服一丸。不知，加至三丸"，以小量丸剂取渐消缓散之意。再如产后病篇中"病解能食，七八日更发热者，此为胃实，大承气汤主之。"郁冒之病已解，胃和能食，至七八日而又发热，但发热而不恶寒，便知其不在表而在里；又因其能食而更发热，便知非为虚而为实。此即食复发热，未尽之余邪与未消之食滞相抟，其大便必硬，腹亦必痛，故曰"此为胃实"。虽产后多气血不足，但本病以"胃实"为标，故当以大承气汤攻下而泻实，不可拘于产后而贻误病情，正如《黄帝内经》所言："小大不利治其标，小大利治其本。"

（五）倡异同之治

"同病异治"之法首见于《黄帝内经》。《素问·病能论》云："夫痈气之息者，宜以针开除去之。夫气盛血聚者，宜石而泻之，此所谓同病异治也。"后世医家根据这一理论提出了"异病同治"之法。《黄帝内经》从时代、地域、体质、时节、病位、病性、病程等方面对"同病异治"记载颇为详细，如《素问·汤液醪醴论》所言："自古圣人之作汤液醪醴者，以为备耳，夫上古作汤液，故为而弗服也。中古之世，道德稍衰，邪气时至，服之万全……当今之世，必齐毒药攻其中，镵石针艾治其外也。"此处通过论述汤液醪醴在上古、中古与今世的应用，表明时代不同，治法各异。在《素问·异法方宜论》中直接指出："医之治病也，一病而治各不同，皆愈何也？岐伯对曰：地势使然也。"表明地域不同，治法亦不同。而《灵枢·论痛》言："人之骨强筋弱肉缓皮肤厚者耐痛，其于针石之痛、火焫亦然……坚肉薄皮者，不耐针石之痛，于火焫亦然。"表明体质不同，治法当选不同。再如《素问·六元正纪大论》指出："用寒远寒，用凉远凉，用温远温，用热远热。"表明时节不同，用药亦不同。再如"寒者热之，热者寒之""其高者，因而越之；其下者，引而竭之""多少远近，以此衰之""病发而有余，本而标之，先治其本，后治其标；病发而不足，标而本之，先治其标，后治其本"，分别从病性、病位、病程、疾病标本缓急指出"同病异治"之法。

张仲景承袭此法，在《伤寒杂病论》中运用颇丰，仅《金匮要略》妇人病三篇中就有 28 条条文、23 首方剂涉及此法。如产后病篇"产后腹中疞痛，当归生姜羊肉汤主之""产后腹痛，烦满不得卧，枳实芍药散主之""师曰：产妇腹痛，法当以枳实芍药散，假令不愈者，此为腹中有干血着脐下，宜下瘀血汤主之""产后七八日，无太阳证，少腹坚痛，此恶露不尽，不大便，烦躁发热，切脉微实再倍，发热，日晡时烦躁者，不食，食则谵语，至夜即愈，宜大承气汤主之。热在里，结在膀胱也"，此四处均为产后腹痛，但治法各异。如若产后血虚而寒客于腹者，当以当归生姜羊肉汤温养补虚，散寒止痛；若产后气滞血瘀，气血不畅，腹中作痛者，当以枳实芍药散行气活血止痛；若瘀血内阻，少腹坚痛者，当以下瘀血汤攻坚破积，活血祛瘀；若产后瘀血内阻，又兼阳明里实者，当以大承气汤荡胃肠积滞，泻血分热结。再如杂病篇之崩中漏下，虽症状皆为下血不止，但因其病机不同，故分别以温经汤温气濡血、调和冲任；旋覆花汤疏肝散结、行气活血；胶姜汤温补冲任、养血止血，皆是同病异治的体现。

同样，《金匮要略》妇人病三篇也体现了"异病同治"之法，如《金匮要略·妇人产后病脉证治》指出"产妇郁冒，其脉微弱，呕不能食，大便反坚……小柴胡汤主之"，此与杂病篇"妇人中风七八日，续来寒热，发作有时，经水适断，此为热入血室……小柴胡汤主之"虽同用小柴胡汤，但治疗病证各异。一治产后郁冒：因产后失血过多，荣卫失调，腠理不固，既喜汗出。虚多邪少，故其脉微弱；中虚故呕而不能食；胃肠津液干涸，故大便反坚；热不能外越，所以身无汗，而但头汗出。故以小柴胡汤，扶正祛邪，和利枢机。二治热入血室：太阳中风，若当妇人行经之际，血弱气尽，风热邪气袭入血室，与血相搏，结而不行，聚结不散，则正邪相争，进退于表里，内系于肝胆，既不可发汗，又不能下夺。故以小柴胡汤，和解内外表里，透达热邪。

（六）扬陨故之理

《素问·六元正纪大论》载："黄帝问曰：妇人重身，毒之何如？岐伯曰：有故无殒，亦无殒也。"指出妊娠妇人患病，如若辨证恰当，即使使用峻猛之剂，亦当无碍。后又言："大积大聚，其可犯也，衰其大半而止，过者死。帝曰：善。郁之甚者治之奈何？岐伯曰：木郁达之，火郁发之，土郁夺之，金郁泄之，水郁折之，然调其气，过者折之，以其畏也，所谓泻之。"详细阐述六郁之病的具体治疗方法，并指出"衰其大半而止"，不可过度用药。

《金匮要略·妇人妊娠病脉证并治》中，所含方药虽有破血之剂、温燥之剂、滑利之剂、大热之剂，但均遵《黄帝内经》"有故无殒，亦无殒也"的理论。例如，"妇人宿有癥病，经断未及三月，而得漏下不止，胎动在脐上者，为癥痼害。妊娠六月动者，前三月经水利时，胎也。下血者，后断三月衃也，所以血不止者，其癥不去故也。当下其癥，桂枝茯苓丸主之"，方中桃仁、牡丹皮活血化瘀，桂枝温通血脉，虽有堕胎之嫌，但辨证准确，又"炼蜜和丸如兔屎大，每日食前服一丸"，用之得当；再如"妊娠呕吐不止，干姜人参半夏丸主之"，方中半夏温燥有毒，干姜辛热而烈，亦有堕胎之弊，但寒饮上逆之重症，非姜夏不能止，故又配人参一味补虚和胃，又缓半夏之毒，且"以生姜汁糊为丸如梧子大"，既用生姜解毒，又用丸剂缓攻；再如"妊娠有水气，身重，小便不利。洒淅恶寒，起即头眩，葵子茯苓散主之"，方中葵子滑窍行水，可令滑胎，但张仲景用大剂量以治妊娠有水气而属实者，并"杵为散"服方寸匕，俗谓"有病则病当之"，确有其意。

（七）擅外治之法

《黄帝内经》所述方药共 13 方，这 13 方方药虽少，但其涉及的治疗方式、服用方法、剂型、药物等均已延续至今，具有深远影响。治疗方式有药用、针灸、手术之分；服用方法有内服、外用之别；剂型包含酒、丸、丹、熨、膏几种；药物包含动物、植物、矿物三类。其在《素问·腹中论》

所载四乌鲗骨一藘茹丸："病名血枯……以四乌鲗骨、一藘茹，二物并合之"，为中医妇科学历史上第一首方，至今仍为临床常用。

张仲景在继承《黄帝内经》理法方药的基础上，同时又沿用汤、丸、散等剂型，《金匮要略》妇人病三篇开创妇科学外治法之先河，涉及坐药、洗药、针刺等。如带下病属寒湿者，"蛇床子散方，温阴中坐药"，方后言"上一味，末之，以白粉少许，和合相得，如枣大，绵裹内之，自然温"，方中蛇床子苦温，暖宫除湿，杀虫止痒；白粉，即铅粉，有燥湿杀虫之功。《金匮要略心典》言："阴寒，阴中寒也。寒则生湿，蛇床子温以去寒，合白粉燥以除湿也。此病在阴中而不关脏腑，故但纳药阴中自愈。"又如阴中生疮而属湿热下注者，"阴中蚀疮烂者，狼牙汤洗之"，方后言"上一味，以水四升，煮取半升，以绵缠筋如茧，浸汤沥阴中，日四遍"，狼牙草味苦性寒，清热燥湿杀虫，"以绵缠筋如茧"，与现代医用棉签相似，初具外科无菌操作观念。再如热入血室而属肝胆瘀热者，"当刺期门，随其实而取之"。

三、《金匮要略》妇人病的研究意义及对后世妇科学的影响

《金匮要略》妇人病三篇通过详细论述妇人病的分类、病因病机、辨证论治以及选方用药等，为中医妇科学的发展提供了坚实的理论支撑，形成了系统的中医妇科学理论体系，对后世医家影响颇深，促使后世不断深入研究和实践，推动中医妇科理论的不断完善和发展。同时提出许多独特治疗方法和方剂，既有内治法，又有外治法；除使用药物治疗外，还包括针灸和食疗；而剂型方面，既有汤、丸、散、酒等内服方药，又有熏、洗、坐、导等外用之法。这些为后世医家提供了丰富的治疗资源，极大丰富了中医妇产科的治疗学，对后世医家具有极大的参考价值。在《经效产宝》《妇人良方大全》《万氏妇人科》《妇人规》《傅青主女科》《医学衷中参西录》《沈氏女科辑要笺正》《中医妇科病学》等著作中，字里行间可窥见《金匮要略》妇人病的学术思想，其影响可见一斑。

（一）谨守病机，有故无殒

张仲景在选用妇人病尤其是妊娠病的治疗药物时，以《素问》"有故无殒，亦无殒也"为原则，谨守病机，并十分注重药物配伍与剂型选择。如使用含有妊娠禁忌药之附子的附子汤治疗妊娠"少腹如扇"，仲景认为本证腹痛病机为阳虚而阴盛，附子为温阳散寒之品，符合"有故无殒"思想。

唐代孙思邈治疗妊娠恶阻属外邪犯胃者，多用半夏，如《千金》半夏茯苓汤、茯苓丸、不下食方里面均含半夏。宋代陈自明在《妇人大全良方》中提到："盖妊妇有疾，不可不投药也，必在医者审度疾势轻重，量度药性高下，处以中庸，不必多品。视其疾势已衰，药宜便止，则病去母安，子亦无损，复何惧于攻治哉！"吴昆在《医方考·妇人门》中对半夏进行了阐述："或问半夏为妊娠所忌，奈何用之？余曰：昔人恐久用而燥阴液，故云忌尔；若有恶阻之证，则在所必用也，故孙真人方之圣者也，其养胎之剂，用半夏者盖五方焉。"吴谦在《医宗金鉴·妇科心法要诀》中提道："有故无殒，言药虽峻，有病则病受之，不能伤胎也。攻其大半，与病相当，又何疑于有妊必不可攻之说。"强调了在病机理论指导下使用峻药的合理性以及以中病即止为原则的重要性。陈修园在《金匮要略浅注》中记载："世人皆以附子为堕胎百药长，仲景独以为安胎之圣药，若非神而明之，莫敢轻试也。"以此来解释说明"有故无殒亦无殒也"之义。

宋代陈自明在治疗"妊娠五个月以后，常胸腹间气刺满痛"时使用香术散，其审视病症，本病因瘀致痛，选用破血化瘀药物，以破血行气之莪术为君，此不可谓不效。诸多医家继续继承并发扬"有故无殒"的用药原则，上海市名老中医李祥云认为在妊娠期间应用活血化瘀药物的3个基本原则，即敢用、善用和停用，分别体现了坚持辨证、巧立剂量、中病即止。浙江"何氏妇科"第四代主要传承人何嘉琳治疗妊娠病热灼津血而致瘀者，在石斛、麦冬、黄芩的基础上配伍牡丹皮、当归清热活血；若跌仆损伤属血瘀证者在安胎药的基础上加入三七、丹参散瘀止痛。

（二）重视肝脾，气血同调

《金匮要略·妇人妊娠病脉证并治》重视肝脾二脏、气血两端。肝既疏无形之气，又藏有形之血，属气血调节之枢；脾主统血，又主健运，乃气血生化之源。肝虚气郁则血滞，脾虚气弱则湿生，故张仲景用当归芍药散养血疏肝、健脾利湿，治疗妊娠腹中疼痛而胎动不安者。该病实为血水同病，张仲景提出妇人病有血分、水分之不同，此方即为血水同治之代表方。《金匮悬解》谓"当归芍药散中芎、归、白芍润肝而行瘀；苓、泽、白术泄湿而燥土也"，所言甚是。三味水药、三味血药，养血活血，利水健脾，既调经又利水，血水同治，体现了重视肝脾、气血同调的原则。肝血虚而生内热，脾不运而生湿，湿热内阻，影响胎儿则胎动不安，故用当归散养血健脾、清化湿热。脾虚而寒湿中阻，每见脘腹时痛，呕吐清涎，不思饮食，白带时下，胎动不安等症，故治以白术散健脾温中除寒湿以安胎。当归散与白术散均为去病安胎之剂，但当归散是为湿热不化所设，多用于血虚而湿热不化之证；白术散属脾虚寒湿逗留之方，多用于寒湿偏盛之证。一方侧重于调补肝血，一方侧重于温健脾气，是张仲景安胎之法重视肝脾、气血同调的有力体现。原文所言"宜常服""产后百病悉主之"等似有过誉之嫌，临证当详审病因、明辨病机，不可拘泥于古。妇人病三篇，立方 30 余首，其中调理气血之方所占近半，诸如桂枝茯苓丸消瘀化癥治疗妇人宿有癥病；枳实芍药散行气活血治疗产后腹痛；胶艾汤温补气血治疗妇女漏下、产后下血不止、胞阻下血；温经汤温气濡血治疗崩漏等。为后世治疗妇科病从肝脾、气血论治奠定了基础。

陈自明在《妇人大全良方》中提出"气血为本，重视肝脾"的诊疗纲领，认为"夫人之生以气血为本，人之病未有不先伤其气血者"，并指出"妇人月水不通，或因醉饱入房，或因劳役过度，或因吐血失血，伤损肝脾，但滋其化源，其经自通"。其治疗妇科疾病不仅沿用仲景当归芍药散、当归散、白术散等，又增逍遥散、归脾汤、四君子汤、补中益气汤、八珍汤等，均为调理肝脾气血之佳方，时至今日依旧为后世所循。《医宗金鉴·妇科心法要诀》作为我国最早的一部官修妇产科教材，特别注重肝脾、气血在妇科疾病中的重要作用，如其中《调经门·内因经病》所言"妇人从人不专主，病多忧忿郁伤情，血之行止与顺逆，皆由一气率而行"，强调情志不疏导致气血逆乱的重要病机。而《调经门·不内外因经病》又言"血者水谷之精气，若伤脾胃何以生，不调液竭血枯病，合之非道损伤成"，明确脾胃气血在月经病中的重要地位。治疗上常持"思虑伤脾损心血，归脾归芪枣远香，减参加柴归芍薄，逍遥调肝理脾方"之观，即用归脾汤、逍遥散等疏肝健脾、调气养血。

黄元御治疗妇科疾病同样注重培土疏木、行血化瘀，其所选桂枝茯苓丸治闭经，桂枝姜苓汤治经漏，桂枝姜苓牡蛎汤治血崩，苓桂丹参汤治经前腹痛，归地芍药汤治经后腹痛，豆蔻苓砂汤治妊娠恶阻等，均属此义。近现代著名医家治疗妇科疾病，诸如"京城四大名医"施今墨先生认为"月经诸病虽是血证，然不能单纯治血""亦必须治气"，强调气血同治；江苏孟河医派强调"肝脾同治，心肺同进"；云南姚氏医学流派主张"以血为本，以气为动"的纲领，提出"首重肝脾冲任、运转机枢"的理念以及"疏调助冲"的学术思想；国医大师王庆国教授认为"妇人之病究其根本为少阳枢机不利所致，治疗首当调和营卫、重视生发阳气、强调肝脾同调"。

（三）化瘀利水，血水同治

血水（津液）是构成人体和维持人体正常生命活动的基本物质，皆由水谷精微化生而成，津血同源即血水同源。津液为血的重要组成部分，二者共同维持机体的动态平衡，盛则同盛，衰则同衰。津血共同在气的推动下，循环周身，充养脏腑四肢百骸。血主濡之，津主润之，津血共荣共生，互相转化，诸如《灵枢·痈疽》中所言"中焦出气如雾，上注溪谷，而渗孙脉，津液和调，变化赤而为血"，病理上，二者互为因果，相合为患。若津血不循常道，或无法正常运行，甚或停滞，则会产生痰湿、水饮、瘀血等。痰饮水湿日久，影响气化功能，血行受阻，积而为瘀。反之，瘀血内蕴，气机运行不畅，津液不得输布，化生水湿痰浊变生诸病。正如《灵枢·百病始生》曰："湿气不行，凝血蕴里而不散，津液涩渗，着而不去，而积皆成矣"，奠定了血水同源、血水同病的理论基础。

张仲景继承并丰富了《黄帝内经》对血水同病病因病机的认识，将血与水的关系进行了高度的辨证论治。其在《金匮要略·水气病脉证并治》中指出："少阳脉卑，少阴脉细，男子则小便不利，妇人则经水不通，经为血，血不利则为水，名曰血分。"后又明言"经水前断，后病水，名曰血分，此病难治；先病水，后经水断，名曰水分，此病易治"，指出了血水并病先后辨证的关系，由此创立了许多血水同治的经典名方。同样在妇人三篇中得到了极大应用，主要体现有三：一是活血利水并重，如妊娠病中"当归芍药散"，方中当归、川芎、芍药调肝养血、行气活血，茯苓、白术、泽泻渗湿利水、健脾燥湿，共奏养血疏肝、健脾利湿之功，主治血虚肝郁、湿邪困脾所致妊娠腹痛；再如"当归散"中当归、芍药、川芎补肝养血、理血解郁，黄芩、白术健脾燥湿、清热坚阴，共奏养血健脾、清化湿热之效，主治血虚湿热所致胎动不安；再如杂病篇中"大黄甘遂汤"，方中以大黄破血攻瘀，甘遂逐水荡积，辅以阿胶滋阴养血，共奏破瘀逐水、养血扶正之功，主治产后水血互结于血室之证。二是活血兼顾利水，如妊娠病中"桂枝茯苓丸"，方中桂枝、芍药、桃仁、牡丹皮温通血脉，活血化瘀，辅以茯苓健脾以化湿浊，俾血利气畅则瘀消而癥行，治疗妊娠宿有癥病；再如杂病篇"温经汤"中当归、川芎、芍药、牡丹皮、阿胶等行气活血、养血补虚，又以半夏、麦冬等滋阴润燥、化痰降逆，共奏温经散寒、养血祛瘀之功，主治气血虚衰、寒凝血瘀之漏下。三是利水辅以活血，如妊娠病篇"当归贝母苦参丸"，方中苦参清热燥湿、逐水利尿，贝母清热散结、润肺下气，当归和血润燥、活血止痛，共奏清热利湿、养血和血之功，主治妊娠血虚，下焦复有湿热之小便不利等证。可见，张仲景对"血水同治"思想的应用颇丰，为后世拓展应用奠定了良好的基础。

巢元方在《诸病源候论》中论述了大量血水同病理论，其在继承张仲景学术思想的基础上进一步创新。如在《诸病源候论·妇人杂病诸候》中所言："月水不通，久则血结于内生块，变为血瘕，亦作血症。血水相并，壅涩不宣通，脾胃虚弱，变为水肿也。"后又在《诸病源候论·妇人产后病诸候》中论述到"夫产血水俱下，腑脏血燥，津液不足，宿挟虚热者，燥竭则甚，故令渴""妇人以肾系胞，产则血水俱下，伤损肾与膀胱之气，津液竭燥，故令渴也""大小肠宿有热，因产则血水俱下，津液暴竭，本挟于热，大小肠未调和，故令大小便涩结不通也"。巢氏虽未明言方药，但其所设理论对后世影响颇深。

宋代陈自明《妇人大全良方》不仅明言血水同病之理，亦道其方，如《妇人大全良方·妊娠胎水肿满方论》中所言："凡妊娠，经血壅闭以养胎。若忽然虚肿，乃胎中挟水，水血相搏。"其所用处方如天仙藤散及《千金》鲤鱼汤等，均体现了"血水同治"思想。而朱丹溪将"血水同治"理论进一步发挥，其所倡"痰湿论"为运用"血水同治"法治疗妇科病奠定了良好的理论基础，如妇人经水过期带瘀者，治以四物加南星、半夏、陈皮之类；而若阴虚小便涩者，又以四物加苍术、牛膝、陈皮等。《傅青主女科》中对此法的应用比比皆是，其所言"水与血合而成赤带之症，竟不能辨其是湿非湿，则湿亦化尽而为血矣，所以治血则湿亦除"，即是对此法的高度体现。

唐容川《血证论》的问世，是"血水同治"法继承发展的一大里程碑，文中所言"血病不离乎水，水病不离乎血"以及"凡调血，必先治水，治水即以治血，治血即以治水"等，便是对仲景思想的进一步系统化、明确化。而近现代，"燕京刘氏伤寒学派"将"血水同病"的认识与运用可谓发挥到了极致，该学派所畅"水证论""湿证论""痰饮论""津液链"等学术观点，影响颇深。同时，其所创"水血同治"经验方30余首，涉及"治血为主，兼以治水""治水为主，兼以治血""治水、治血并重"三大类，广泛运用于各类疾病的治疗。

（四）产后多虚多瘀，扶正祛邪

《金匮要略》产后病开篇即言："问曰：新产妇人有三病，一者病痉，二者病郁冒，三者大便难，何谓也？师曰：新产血虚，多汗出，喜中风，故令病痉；亡血复汗，寒多，故令郁冒；亡津液，胃燥，故大便难。"不仅首次提出新产三病，并且阐明产后亡血伤津的重要病机。而在产后腹痛中，又指出血虚里寒、气血瘀滞、瘀血内阻、阳明里实等病机。再观产后中风、产后发热、乳中虚、产后下利等病，不外乎血虚津伤之由。可见，多虚多瘀是妇人产后病的重要病机。所以在治疗上，既要照顾产后病的特点，又不可拘泥于"产后"二字，当随证施治。如原文第 3 条论述，郁冒之病已解，胃和能食，至七八日而又发热者，以大承气汤峻下热结。此虽产后之证，但仲景以祛邪之剂大承气汤下之，并未拘于产后之虚，正如《沈注金匮要略》所言："仲景本意，发明产后气血虽虚，然有实证，即当治实，不可顾虑其虚，反致病剧也。"再如原文第 9 条论述产后阴血大虚，虚阳上越之中风发热者，若单纯发汗解表，则浮阳易脱；若因其虚阳上越，单纯用滋阴之药，则表邪难解。故仲景以竹叶汤扶正祛邪，表里兼顾。陈修园谓其"此为产后中风，正虚邪盛者而出其补正散邪之方也"。再如原文第 11 条论述产后下利虚极，仲景用白头翁加甘草阿胶汤清热燥湿、兼补气血，亦属扶正祛邪之剂。《金匮要略心典》曰："伤寒热利下重者，白头翁汤主之；寒以胜热，苦以燥湿也。此亦热利下重，而当产后虚极，则加阿胶救阴，甘草补中生阳，且以缓连柏之苦也。"所以，产后之病，定当详审，既要固护气血津液之亏，又要明辨虚实寒热之别，有是证用是药，既不拘于产后不敢攻，亦不忘于产后不扶正。

唐代孙思邈所著《备急千金要方》在产后病的治疗中不仅继承了仲景"多虚多瘀"的学术思想，且在具体方药的应用中又加以发挥，不但继承原方用药，还进行了加减变化，灵活运用。如《备急千金要方·虚损》中"治产后虚羸喘乏，白汗出，腹中绞痛，羊肉汤方"，此处所用羊肉汤与仲景治疗产后血虚内寒之腹痛所用当归生姜羊肉汤相似，但《备急千金要方》中羊肉汤方又增强桂心、芍药、甘草、川芎、干地黄理气和血之功。再如"治产后风虚"所用桂枝加附子汤，是仲景所用阳旦汤加附子而成。而治疗产后虚烦所用竹叶汤、竹根汤、甘竹茹汤、淡竹茹汤等，与仲景所用"竹皮大丸"甚是相似。

宋代陈自明所著《妇人大全良方》在《妇人大全良方·产后伤寒方论》中言："凡产后发热，头痛身疼，不可便作感冒治之。此等疾证，多是血虚或败血作梗。"此即指出血虚或血瘀是产后病的主要特点。而其治疗产后发热所用阳旦汤、三物黄芩汤；产后腹痛或虚羸所用羊肉汤、羊肉当归汤、当归羊肉汤；产后下利虚极所用白头翁汤等，均源自仲景方。

明代《陈素庵妇科补解》在《陈素庵妇科补解·产后众疾门》开篇即明确产后以气血亏虚为本的病机，"产后以百日为准，凡百日内得病，皆从产后气血二亏，参求用药"。陈氏认为，妇女产后亡血伤津，元气耗损，故常有气血不足的病理状态，治疗主要以补益气血为主。如其治疗产后惊悸所用参胶补血汤、产后玉门不闭所用归益荣散、产后渴不止所用当归芍药汤等，均为气血双补之方。但陈氏同样认为，妇人产后常伴瘀血阻滞，如在《陈素庵妇科补解·产后众疾门·产后血晕方论》中云："产后恶露，乃胞内瘀血及裹胞浊浆……以逐瘀血、生新血。"在《陈素庵妇科补解·产后众疾门·产后恶露不下方论》中言："新产三日以外，七日之内，当以祛瘀为先，用药宜生新去旧，补中有行。恶露尽，须补剂治之；先后缓急之序，慎之！戒之！"突出了新产一周内活血化瘀的重要性。

明末清初，傅青主在《傅青主女科·产后总论》中指出："凡病起于血气之衰，脾胃气虚，而产后尤甚。"认为产后以气血不足、脾胃虚弱为本；同时也强调产后易恶露癖滞、瘀血残留。但傅氏对产后血瘀的证治，常行化瘀之法，而慎用破血之药，故其常以生化汤祛瘀生新，正所谓"惟生化汤系消血块圣药也""只服生化汤为妙"。此外，傅氏对产后病的治疗中，主张用温补气血之药，而慎用寒凉滞血之品，指出"热不可用芩、连""产后不可用杭芍炭以及诸凉药"等。时至近现代，"产后多虚多瘀"的基本病机被广大学者重视，如国医大师刘敏如教授率其团队对该理论进行了实验与临床研究，初步验证了它的客观性与科学性；同时刘教授以傅青主"生化汤"为基础，开发出中药制剂"产泰"，现被临床广泛运用。再如上海海派骆氏妇科根据"产后多虚多瘀"的病机特点，研制了以补气化瘀止血为治疗大法的"产后祛瘀生新方"，对产后恶露不绝疗效显著。

（五）开创组方，启迪后学

《金匮要略》妇人病三篇载方 30 余首，诸如温经汤治月经病，胶艾汤治漏下，抵当汤治血瘀经闭，桂枝茯苓丸治癥瘕，甘麦大枣汤治脏躁等，疗效显著，时至今日仍被广泛运用。其所创组方以精准的辨别诊断、独到的治疗思路和丰富的临床经验，为后世医家提供了宝贵的启示和借鉴。同时，《金匮要略》妇人病三篇的学术思想及组方思路对后世医家的创新发展具有重要的影响和指导意义。

如张仲景治疗妇人腹痛而属肝脾两虚，血瘀湿滞者，常选用当归芍药散。方中芍药酸苦而微寒，入肝、脾二经，既擅养血柔肝、缓急止痛，又能通血脉，利小便，一药多用，故重用为君。川芎辛温，善走血海而活血祛瘀；泽泻甘淡性寒，入肾与膀胱而利水渗湿，二药助君药疏其血郁，利其水邪，共为臣药。当归辛甘而温，养血活血，合芍药补血以治肝血不足，合川芎祛瘀以疗瘀阻血络；白术、茯苓益气健脾，以复脾运：其中白术苦温尚能燥湿，使湿从内化，茯苓甘淡尚可渗湿，合泽泻则渗利之功尤彰，使湿从下走，三药俱为佐药。芍药、川芎、当归调血以柔肝，活血而不峻；白术、泽泻、茯苓调津以益脾，除湿而不伤；酒和服更可助血行，通经络。因而妇人腹痛，无论妊娠与否，皆可用之，是为妇科及胎产疾病之常用方剂。现大多数学者认为《太平惠民和剂局方》所载名方"逍遥散"即源于《金匮要略》当归芍药散。当归芍药散去泽泻、川芎，加柴胡、薄荷、生姜、甘草，即为逍遥散。逍遥散中柴胡辛苦，偏走气分，与川芎同有辛通之性，可替川芎行气之用，以合肝舒展条达之性。甘草合茯苓、白术，健脾扶土，化生气血，为肝之藏血奠基；用法中加薄荷少许，疏散郁遏之气，透达肝经郁热；烧生姜可和中降逆，辛散达郁，一助茯苓、白术、甘草健脾和胃，益气生血之功，二与薄荷相合以助柴胡疏肝之用。全方药共八味，可使肝郁得疏，血虚得养，脾弱得复，气血兼顾，肝脾同调，立法周全，组方严谨，为调肝养血健脾之名方。

再如张仲景用胶艾汤温补气血，治疗妇女漏下、产后下血不止、胞阻下血等。方中阿胶甘平，质滋黏润，补血止血；艾叶苦辛，"行血中之气，气中之滞"，温经止血；二药相伍，一阴一阳，温补冲任，止血安胎，相得益彰。芍药补血敛阴，地黄补血填精，相须为用，养血补精。川芎为气香升散之品，活血行气；当归辛甘而温，补血活血；二者均为血中气药，可化瘀生新，以防血瘀。与熟地黄、芍药配伍，动静相合而补中寓通，俾补而不滞。又以甘草补中缓急，助阿胶止血，伍芍药止痛；少佐清酒行药力，通血脉，防瘀滞。全方补而不滞，温而不燥，滋而不腻，行而不破，共奏温补冲任、养血止血之功。正如黄元御《金匮悬解》所言："胶艾汤，芎、地、归、芍，养血而行瘀涩，阿胶、艾叶，润燥而温寒凝，甘草补土而暖肝气，木达则阻通矣。"而现代常用名方"四物汤"被认为源自《金匮》胶艾汤，明代施沛编著的《祖剂》一书言："仲景芎归胶艾汤，乃四物汤之祖方也，中间已具四物，后人裁而用之，以为调血之总司，女科之圣剂。易水、南阳而下，各有增损。"以熟地黄、白芍、当归、川芎四味药物组成的四物汤最早见于唐代《仙授理伤续断秘方》。蔺道人删阿胶、艾叶和甘草，定干地黄为熟地黄，芍药为白芍，保留当归、川芎，名之以"四物汤"，从而使止血安胎之方变为治疗伤科血瘀之剂。熟地黄甘温味厚，滋阴养血，增补新血；而当归辛温行血，补血养血；二者动静相合，和血而不伤血。血虚者肝邪必旺，肝旺则阻滞易生，故列芍药苦酸以泄，川芎辛窜以散。全方互相制约、互相依赖，温而不燥，滋而不腻，气行血畅，各证皆除。《太平惠民和剂局方》谓四物汤"调益荣卫，滋养气血"，可用于妇产科诸疾，此后广为流传。

第二节 《金匮要略》妇人病病因研究

在《金匮要略·妇人杂病脉证并治》中，仲景用"虚、积冷、结气"概括妇人杂病总的病因。其实拓展至包括妇人妊娠病、妇人产后病在内的全部妇人病，亦不外乎这三个主要因素。除此之外，尚有水血不利、外邪侵袭、生理因素、食伤、劳伤等因素存在。

一、脏腑虚损

张仲景所论妇人杂病的三大主因，第一即为"虚"。然虚损不仅为妇人杂病的主因之一，妇人经、带、胎、产各阶段病证均与虚损有关。此虚损，包括脏腑、气血、阴阳等。

（一）肝虚

肝藏血，主疏泄，具有贮藏血液和调节血量的生理功能。女子以血为本，经、孕、产、乳皆以血为用，因此有"女子以肝为先天"的说法。当肝血充足，肝气条达，则月经量充足，且排泄顺畅；胞胎能得肝血滋养；乳汁化生量足，排出通畅。若肝血不足，则容易导致脏腑的气血失调，阴血衰少；或无以助养肾元，或久而酿生湿热，进而导致经血衰少，胞胎失养，乳汁不足等一系列问题。

同时，肝通过任、督、冲脉调控胞宫的疏泄。肝气疏泄有序，方能血脉通畅，月经得下。若肝血不足，会进一步影响肝的疏泄功能，致其疏泄不利，肝气郁结，则气机阻滞胞脉，引起血行不畅，甚至影响女性精神情志，亦不利胎元。若肝气郁结，日久化火，更会耗伤阴血，扰乱情志。

（二）肾虚

《素问·奇病论》曰："胞络者系于肾。"肾主封藏，藏五脏六腑之精，因此，只有肾的功能正常，脏腑才能气血安和，气血才能下注血海。肾主生殖，为冲任之本。肾气的盛衰影响天癸的盛衰。肾正常开合施泄保证了经血按期而下，女子才有受孕的可能。因此，肾是月经、胎孕的根源。天癸来源于先天且贮藏在肾中，不但受肾气的资发，还要依靠后天精血的滋养。它不仅能促进人体的生长和发育，且在生殖生理中起到重要的作用。女子二七肾气旺盛，天癸至，溢于冲任，则冲任通盛。肾阴作为经血的物质基础，赖于肾阳的资助和运化，肾阴肾阳相平衡，方能使月经周而复始。

肾阳能够温煦胞宫，使胞宫经脉血行通畅而不凝滞。当肾阳虚弱时，胞宫虚寒，胞脉血行滞涩不利。肾阴与肾精能够化生胞宫阴血，使胞宫储血有源。肾中阴精不足时，胞宫化血无源。肾气主封藏胞宫，使胞宫藏泻有时。肾气虚弱，固摄胞宫冲任无力，胞宫血脉之血离经。

因此，当肾中阴阳气血不足时，不仅经、孕、产、乳皆会受到影响，还会影响脏器的稳固，如《金匮要略·妇人杂病脉证并治》第19条肾气丸所治转胞，即为肾气虚损导致。

（三）脾虚

脾胃为气血生化之源，饮食入于脾胃，通过脾胃的消化功能转化为水谷精微，生成气血，并通过脾的运化作用转输到全身。脾不仅生血，亦能统血摄血，使血液运行于脉道，而不致溢于脉外。陈修园《女科要旨》言"夫五行之土，犹五常之信也。脾为阴土，胃为阳土，而皆属信；信则以时而下，不愆其期。虽曰心生血，肝藏血，冲任督三脉俱为血海，为月信之原，而其统主则惟脾胃。脾胃和则血自生，谓血生于水谷之精气也"。

妇人在妊娠期间，需血聚养胎；在产后，需化生气血，以恢复正气；妇人月经来潮，更需要冲脉盛，血海盈，方能月事以时下。这些均需脾胃功能健全，气血充盈，血运正常方能实现。如《女科经纶》言："程若水曰：妇人经水与乳，俱由脾胃所生"。

在东汉末年，水灾、旱灾屡有发生，致使粮食歉收，百姓食不果腹，容易造成脾胃虚损。除此之外，连年战争造成的惊惧忧思等情绪亦会造成脾胃损伤。若脾胃不足，则气血化生无源，胞脉失养，不荣则痛；或导致气虚血少，无力行血，脉阻血瘀，不通则痛，而引发妇人腹痛。气血衰少，亦会引起冲任失固的月经病，或血虚无以养胎化乳。如李杲《兰室秘藏·妇人门》载："妇人脾胃久虚，或形羸，气血俱衰，而致经水断绝不行，或病中消胃热，善食渐瘦，津液不生……病名曰血枯经绝。"

脾主运化水液，若脾气健运，则水液输布正常；若脾虚失运，则水液停滞而为水湿痰浊邪气，影响气血化生和运行，而发为或水肿或带下等病证。《女科撮要》认为带下病多与脾胃亏损有关："脾胃亏损，阳气下陷；或湿痰下注，蕴积而成，故言带也。凡此皆当壮脾胃、升阳气为主，佐以各经见证之药。"

（四）阳虚而寒

阳气以温煦、运行、固摄为主。妇人病中的阳气不足多与脾肾二脏有关。

由于脾肾阳虚，不能温煦少腹，则可见少腹寒痛、久不受胎等；若妊娠期间，阳虚寒盛，不能温煦胞宫，子脏不能司闭藏之职，则可见少腹发凉，胎胀腹痛，甚至胎儿得不到温煦滋养，而出现胎动不安等情况，如《金匮要略·妇人杂病脉证并治》第 9 条温经汤证，《金匮要略·妇人妊娠病脉证并治》第 3 条附子汤证、第 10 条白术散证等。若阳虚不固明显，则可见崩中漏下、月经不调等。

若阳虚不能收敛固摄，则可见经血非时而下，或经行淋漓不断。阳虚不能推动津液、血液运行，亦可化生水湿、痰浊、瘀血等邪气，阻遏脉道，或影响气血的化生，影响月经、妊娠等。

（五）阴虚生热

女子以血为本。张景岳在《景岳全书·妇人规》中言"女人以血为主，血旺则经调，而子嗣身体之盛衰，无不肇端于此"。故当妇人阴血充盛，则月事能以时下，胎儿能受滋养，乳汁能得充足。但若由于先天不足，或脾虚化生无源，或久劳暗耗阴血，或产后阴血亏虚，导致阴血亏虚，则会导致阴血不充胞宫脉道，则经水不利；阴血不能供养胎儿，则胎动不安；阴血不能化生乳汁，则乳水不足等多种妇科病证。张景岳有言："女人血虚者，或迟或早，经多不调"。故仲景在妇人病篇多用当归、川芎、芍药三药相合，正是针对了妇人妊娠、产后多阴血不足的特点。

肝血不足，血虚而易生热，肝郁而易化火，火热盛则更伤阴血，因此形成恶性循环。不仅如此，阴虚生热更会扰乱心神，扰动胎元，如《金匮要略·妇人妊娠病脉证并治》第 9 条胎动不安的当归散证；或可助生湿热，影响膀胱气化，如同在妊娠病篇的第 7 条小便难的当归贝母苦参丸证；或热滞于中，导致气机升降失常，上干神明，中扰胃气，如《金匮要略·妇人产后病脉证治》第 10 条烦乱呕逆的竹皮大丸证。

（六）冲任气血亏虚

冲为血海，任主胞胎。冲、任二脉皆起于胞宫，同源相资。冲脉渗诸阳、灌诸经，为十二经脉及五脏六腑之海，主一身之阴。任脉在循行中与各阴经相连，总司精、血、津、液的运行，是人体任养之本。故冲任二脉内藏精、血、津、液，通连五脏六腑、十二经脉。天癸作用于冲任则任脉通、冲脉盛，血海才能满溢，进而充养胞宫。反之，任脉亏虚，太冲脉衰少，则天癸即竭，地道始不通，形坏不能有子。《陈素庵妇科补解》言："是任脉之通，冲脉之盛，必由于天癸之至，而月事之以时下，又必由任脉之通，冲脉之盛。是冲、任二脉受伤，即为经脉不调之由也"。

因此若妇人由于先天禀赋不足，或劳倦内伤等因素导致冲任虚损，则阴血不能内守，外溢而出，可出现崩中漏下、月经过多或半产下血不止等病证。若妇人恰为有孕之身，冲任亏虚，气血不充，胎元不固，则易见妊娠下血、胎动不安、腹中疼痛等证。如《金匮要略·妇人妊娠病脉证并治》第4条胞阻之证，或《金匮要略·妇人杂病脉证并治》第12条之妇人陷经漏下证。冲任亏虚亦可于女子七七天癸竭时，导致阴血不守，月经当断不断，淋漓而下，如《金匮要略·妇人杂病脉证并治》第9条温经汤证。

二、水 血 不 利

（一）瘀血阻滞

女子以血为先天，外邪侵袭、气机郁滞、气血阴阳虚损、寒邪久积或情志因素等均可导致血液运行不畅，停滞于内，形成瘀血。

妇人经、产之后，风邪乘虚侵入腹中，与血气相搏，则可导致血行不畅，风袭血滞而发腹中疼痛，如《金匮要略·妇人杂病脉证并治》第16条红蓝花酒证。血之运行全赖气的推动，若因多种原因导致气机不利，进而引起血行不畅，即可形成瘀血。气机阻滞，瘀血内结，则会造成少腹胀满疼痛，或产后烦满，不能安卧，如《金匮要略·妇人杂病脉证并治》第10条土瓜根散证和《金匮要略·妇人产后病脉证治》第5条枳实芍药散证。瘀血阻滞，经血不通，则可导致月经不利或不下，如《金匮要略·妇人杂病脉证并治》第14条"妇人经水不利下"的抵当汤证。

瘀血阻滞日久，可逐渐形成癥瘕，不得归经，溢于脉外，形成漏下，或一次再经之证。如《金匮要略·妇人妊娠病脉证并治》第2条桂枝茯苓丸证，仲景明言"下血者，后断三月衃也"，衃乃瘀血壅滞所致，但又因癥瘕不去，则下血不止。再如《金匮要略·妇人杂病脉证并治》第10条瘀血所致"经一月再见"的土瓜根散证。

另外，冲任气血亏虚、脏腑功能不足、胞宫藏泄失调等除可造成胞脉空虚，经脉失养外，又可因虚致瘀，导致瘀血内生。如由于产后恶露排出不畅，极易导致瘀血留滞，故妇人产后除常有气血津液不足之外，还多见瘀血内停，阻于胞宫而出现产后腹痛，如《金匮要略·妇人产后病脉证治》第6条、第7条"腹中有干血着脐下"的下瘀血汤证和产后瘀阻兼里实的大承气汤证。

（二）痰饮水湿致病

痰饮之邪多因妇人平素肺、脾、肾三脏不足，以及膀胱气化不利，不能运化转输津液，津液停聚，则成痰成饮，化生水湿。痰饮水湿流转全身，可阻于胞宫、前阴等妇人特殊部位，或于妇人特殊生理时期发而为病。

如水湿流注于胞宫或带脉，溢于前阴，而为带下。《临证指南医案》载："带下者，由湿痰流注于带脉，而下浊液，故曰带下，妇女多有之。"水湿流注之中又有或兼寒或兼热的不同，因此症状亦有带下清稀淋漓，以及带下稠浊黄臭，甚则生疮痛痒的不同。

寒湿为患的带下属于《金匮要略·妇人杂病脉证并治》第20条蛇床子散证；湿热为患的带下属于第15条矾石丸证；湿热生疮的阴疮属于第21条狼牙汤证。

又如妊娠恶阻，其轻证多因妊娠初期，胎元初结之时，血归于胞宫以养胎，阴血相对不足，又兼脾胃虚弱，阴阳失调，冲脉之气上逆犯胃，引起胃失和降而致呕；重证则为脾胃阳气不足，阳虚不能化饮，寒饮内盛中阻，上逆犯胃，胃失和降，故可用《金匮要略·妇人妊娠病脉证并治》第6条的干姜人参半夏丸治疗。

再如妇人妊娠之时，由于胎儿逐渐长大，胎气阻碍下焦局部气机运行，影响膀胱的气化功能，膀胱气化被胎气所阻，水湿不化，停聚下焦，影响小便的排出而见小便不利；水液代谢失常，水湿泛溢全身而见水肿，如《诸病源候论》言"胎间水气，子满体肿者，此由脾胃虚弱，脏腑之间有停水，而挟以妊娠故也"，后世多认为妊娠水肿与脾胃有着密切关系。《金匮要略·妇人妊娠病脉证并治》第8条葵子茯苓散证即是如此。

（三）水血互结

血为体内阴液之一，与津液同为水谷精微所化，血与津同质，故有"津血同源"之说。唐容川《血证论》曰："女子主血，故血从水化而为经"。血与津在生理上可互相转化，互相作用，病理上亦可互相影响。当妇人体内津液运行不畅而致水饮内停时，亦会阻碍络脉的通畅、血液的运行，使血行迟缓，导致瘀血的形成；反之，当由于各种原因导致瘀血内停，血液不行时，亦会使津液的输布排泄受阻，而致水液停滞，发为痰饮水湿。故张仲景在《金匮要略·水气病脉证并治》第20条中提到"水分""血分"之病："问曰：病有血分、水分，何也？师曰：经水前断，后病水，名曰血分，此病难治；先病水，后经水断，名曰水分，此病易治。何以故？去水，其经自下。"根据闭经与水肿的因果关系划分血分、水分，并于第19条明确指出"经为血，血不利则为水"。足见血与水在许多情况下可以相互影响，交互为病。

当水饮与瘀血相互作用，血瘀水蓄，水血互结，则蓄水难去而瘀血不消。如《金匮要略·妇人杂病脉证并治》第13条大黄甘遂汤证，即为水饮与瘀血俱结于少腹的情况。同篇第19条矾石丸证，亦是由于瘀血内阻，经水不利，进而引起水湿内停，郁而化热，导致湿热蕴结于下焦，腐化为白带的病证。

此外，在妊娠期间，最重肝脾二脏，若肝脾气血不和，则可出现肝郁气滞而血阻，脾虚气弱而湿生，水血同病的情况，如《金匮要略·妇人妊娠病脉证并治》第5条当归芍药散证。

三、外邪侵袭

胞宫通过胞门阴户与外界相通，故可受到外界邪气的影响，引发各种妇人病证。尤其在特殊生理时期，由于气血不足等体质原因，女子相对平时更易感受外邪，邪气也更易入里而为患。如产后女子本多虚多瘀，正气不足，更易招致外邪侵袭，除常见的风邪、寒邪等邪气之外，尚可兼夹热邪、湿邪等。

张仲景所处之东汉末年，气候较冷，又屡有大疫，《伤寒杂病论·序》中言："余宗族素多，向余二百。建安纪年以来，犹未十稔，其死亡者，三分有二，伤寒十居其七。"曹植《说疫气》亦言："家家有僵尸之痛，室室有号泣之哀，或阖门而殪，或覆族而丧。"因此外邪侵袭导致妇人病的情况尤为常见。

（一）风邪

风邪为六淫外邪之中最为常见的邪气。风为阳邪，轻清飘散，极易在人体虚弱之时，如女性月经或胎、产时，乘虚而入，引发典型的太阳表证或相关病证。对此，《诸病源候论》曰："故风邪乘虚而入于胞，损冲、任之经，伤太阳、少阴之血致令胞络之间，秽液与血相兼，连带而下。"如《金匮要略·妇人产后病脉证治》第8条、第9条所描述的病证即为产后气血亏虚，又感受风邪，或迁延不愈，或阳虚化热所导致的情况；仲景所述产后三病中的产后痉病，以及妇人杂病中热入血室病证的发生，亦与风邪有关。

风邪又为百病之长，最能兼夹其他邪气而为患，如《临证指南医案》所言"盖六气之中，惟风能全兼五气，如兼寒则曰风寒，兼暑则曰暑风，兼湿曰风湿，兼燥曰风燥，兼火曰风火。盖因风能鼓荡此五气而伤人，故曰百病之长"。因此仲景也用风概括各种外邪，如《金匮要略·妇人杂病脉证并治》红蓝花酒所治"妇人六十二种风"，即为各种外邪侵袭女性而引发的各种病证的总称。

（二）寒邪

张仲景所处的时代恰在我国历史上第二个寒冷期，自然界中寒气较盛；又经连年战乱，民不聊生，百姓普遍身体羸弱，正气不足，无力抵御寒邪侵袭。故而张仲景所著《伤寒杂病论》以伤寒居多。因此，于妇人而言，亦多因寒邪侵袭而为患者。

寒为阴邪，最易伤人阳气，亦多于阳气不足之时侵袭人体。若适逢经期、产后，血室正开，气血不足，感受寒邪，或过食生冷，或冒雨涉水，均可导致寒邪内侵。若感受寒邪日久，凝结不散，即仲景所言"积冷"者。寒邪凝结于胞宫之中，或损伤阳气，或凝滞成瘀。血得寒则凝，得温则行。血寒久结，凝滞血脉，导致瘀血内结。正如《金匮要略·妇人杂病脉证并治》第 8 条所载："血寒积结，胞门寒伤，经络凝坚。"

张仲景所述产后三病中的郁冒，即为产后体虚多汗，又感受寒邪所致的病证。产后血虚多汗，寒邪乘虚而入，或闭阻于里，阳气被郁，或逆而上冲，则可见头眩目督、郁闷不舒之郁冒。

产后腹痛之当归生姜羊肉汤证，亦可以是由于产后胞宫虚损，瘀血未尽，又遇风冷凝结所致，故当在养血的同时，兼顾散寒。如《妇人大全良方·产后儿枕心腹刺痛方论》言："若产后脏腑风冷，使血凝滞，在于小腹不有流通，则令结聚疼痛，名曰儿枕也"。

（三）湿邪

由于女性在特殊生理时期往往正气不足，容易受到外来水湿的侵袭。湿邪逢经期、产后，乘虚内侵胞宫，以致冲任损伤，带脉失约，则会引起带下病。故《傅青主女科》言："夫带下俱是湿症。"湿邪又往往与热邪、寒邪相兼夹，形成湿热、寒湿的不同证候。如《金匮要略·妇人杂病脉证并治》中蛇床子散治疗的阴冷带下，就可因久居阴寒湿冷之所，寒湿之邪凝滞于下焦所致；狼牙汤治疗的阴疮，亦可因湿热邪毒侵袭，伏于肝脉，滞于冲任，侵袭外阴肌肤，破溃成疮。还有《金匮要略·妇人产后病脉证治》中的白头翁加甘草阿胶汤，可治疗湿热内侵所致之产后下利。

四、七 情 内 伤

七情内伤是妇人病常见病因之一，妊娠病、产后病和妇人杂病皆可受情志因素影响而发生，张仲景所言妇人杂病三大主因中的"结气"即与情志因素有关。

西汉时期董仲舒提出"夫为妻纲"的道德教条，《白虎通义》亦提出女子"三从四德"的要求。因此女子在生活中常有不如意却无处诉说，郁积于心。如《医宗金鉴》所言"妇人从人不专主，病多忧忿郁伤情"。且东汉末年战乱连连，百姓生活苦不堪言，忧郁愤懑情绪充斥其间。忧愁抑郁之心境无处表达宣泄，所愿不遂，忧思日久，导致肝气郁结，气机不畅。气为血之帅，气行则血行，气滞则血凝，《医宗金鉴》概括为"血之行止与顺逆，皆由一气帅而行"。《诸病源候论·气病诸候》言："结气病者，忧思所生也，心有所存，神有所止，气留而不行，故结于内。"气机不畅，则血行不畅，若胞宫经脉气血凝滞，则易造成各种月经病证。

此外，肝气郁结日久，郁而化火，亦会暗耗心肝阴血，致血脉空虚；思虑伤脾，脾气郁滞，运化失职，进而脏病及腑，致胃肠摄纳运转失常，营血匮乏，血海不充，亦会造成崩漏等证。恰如《女科撮要》中载"……或因怒动肝火，血热而沸腾；或因脾经郁结，血伤而不归经；或因悲哀太过，胞络伤而下崩。"

思虑过度，导致脾失健运；气机郁结，导致气机升降不利，不能输布津液，从而聚津成痰，上逆于咽喉，于是就形成《金匮要略·妇人杂病脉证并治》第 5 条所述"妇人咽中如有炙脔"的梅核气病。

情志不舒，肝郁化火，伤阴耗液，或过思伤脾，暗耗阴血，以致心脾阴液不足，心神失养，躁扰不宁，就会引发《金匮要略·妇人杂病脉证并治》第6条所述"喜悲伤欲哭"的脏躁病证。

五、生 理 病 因

女子在妊娠、产后、月经和围绝经等特殊时期存在特殊的生理状况，这些生理状况亦可作为病因导致一些疾病的发生。

（一）妊娠期

妊娠期间，胎元渐长，胎在母腹，赖母体之气血滋养。此时妇人阴血聚于胞宫以养胎，必致滋养妇人自身的阴血相对不足，致使气血更虚，冲任不固。因此血虚是妊娠期间女性较为普遍的生理状态。当阴血不足时，容易因虚而生热，热扰于心则烦躁，热郁于肝则性急，故妊娠女性亦常见心烦易急等情况。

养胎之血本为肝脾所化，肝藏血，主疏泄；脾为气血生化之源。肝血足则胎得养，脾运健则气血充。但若母体肝血不足，脾运不健，则易导致脏腑气血失调，或无以助养肾元，或酿湿蕴热，进一步导致胞胎失养，影响胎儿发育，甚至引起胎动不安、流产等严重后果。如《金匮要略·妇人妊娠病脉证并治》中第9条当归散、第10条白术散所治疗之胎动不安。

（二）产后期

妇人生产过程中，随着胎儿的娩出，本就有大量阴血的脱失；分娩用力，娩出胎儿的过程也会消耗妇人阳气和津液，同时亦有大量阳气随血而脱。因此，亡血伤津是妇人产后的基础体质。故《金匮要略·妇人产后病脉证治》开篇所载新产妇人三病，虽病情各异，但亡血伤津为其共同病机，正如尤在泾《金匮要略心典》注曰："三者不同，其为亡血伤津则一，故皆为产后所有之病。"

由于产后气血虚弱，卫表不固，腠理疏松，易致外邪侵袭而发病，故产后三病中有其二（痉病、郁冒）均与外邪有关。《金匮要略·妇人产后病脉证治》中亦有第8条产后中风的阳旦汤证和第9条中风兼阳虚的竹叶汤证，皆为产后正气不足的基础上复感外邪。足见产后感受外邪致病的多见。

不过，妇人产后虽以亡血伤津为基础体质，但亦不乏实邪阻滞之证。产后子宫复旧，必有恶露排出体外。此时若妇人本有气血郁滞状况，或情志因素等的影响，导致恶露排出不畅，极易导致瘀血留滞，故妇人产后除常有气血阴津不足之外，还多见瘀血停滞，造成产后腹痛等病证，如《金匮要略·妇人产后病脉证治》第6条"腹中有干血着脐下"的下瘀血汤和第7条产后瘀血阻滞兼阳明腑实的大承气汤证。

（三）月经期

女子自二七"天癸至，任脉通，太冲脉盛，月事以时下"后，就要经历每月一次的月经来潮，月月如期，经常不变。月经是由于肾气充盛，天癸自肾下达于冲任，使任脉所司精、血、津液充沛，冲脉广聚脏腑之血而血盛，血海盈满，血溢胞宫，则月经来潮。而月经来潮之期，正是胞宫之血外溢之时，气血以涌泻为本，胞宫因血溢而空。

此时若妇人素有正气不足，则外邪可能会乘胞宫虚而入，与胞宫中之血相搏结，血结不行，郁滞而生热，邪热乘虚内陷，或陷于少阳，或陷于胞宫，或扰于肝经，而发为热入血室之证，如《金匮要略·妇人杂病脉证并治》第1~4条所载。

（四）更年期

《素问·上古天真论》所谓女子七七之数，"任脉虚，太冲脉衰少，天癸竭，地道不通，故形坏而无子也"。此时肾气已衰，天癸已竭，月经应按时而停。故更年期妇人的基本生理状态为肾气虚。

但若由于妇人本有冲任虚寒，不能摄血，或兼瘀血内阻，导致月经不但未止，反而可以出现前阴下血数十日不止的情况，如《金匮要略·妇人杂病脉证并治》第9条温经汤证所述。

六、饮 食 不 节

东汉末年，由于天灾人祸，粮食歉收，大部分百姓长期处于食不果腹、忍饥挨饿的状态。水谷不充，则无以化生气血以滋养四肢五脏，故人多形体消瘦，脾胃不足。食物短缺，又兼脾胃虚弱，则阴血无以化生，血海空虚，易致阴虚血少之月经量少、经行后期等。若阴虚再生热象，可致月经先期。《万氏妇人科》中言"如形瘦食少，责其脾胃衰弱，气血虚少也"。

若平素嗜食肥甘厚味，多因味厚伤脾，肥甘生痰，脾虚痰盛，运化不及，痰浊邪气壅滞于冲任，由痰及血，影响月经的通畅；或痰郁化火，迫经妄行。

若过食辛辣刺激，亦伤脾生湿，尤易化生湿热。若湿热随着肝气上逆，则可见经行头晕头痛等；若湿热下注于胞宫，则生阴疮，或见带下异常。

若过食酸咸等物，酸咸入肝肾，过食则损，肝肾虚损，影响胞宫中阴血的运行，会引起月经不利等证。

七、劳 伤

过度劳损亦可造成妇人病的发生。在各种劳损之中，以房事所伤最为常见。《素问·痿论》言"思想无穷，所愿不得，意淫于外，入房太甚，宗筋弛纵，发为筋痿，及为白淫"，描述了房事过度而引发白带异常的情况。房事过度，必然损伤胞宫、冲任之气血，过耗肾精，导致肾虚藏泻失司，冲任受损；或有醉酒入房，气郁伤肝。张仲景在《金匮要略·脏腑经络先后病脉证》中就强调过"房室勿令竭乏"。且古代多倡人丁兴旺，少有避孕措施，多孕多产必然造成阴血亏耗于内，再加上外感邪气、七情内伤等因素，则可引发经水紊乱，崩漏反复等证。

除房劳多产之外，平时的劳作过度，亦会损伤正气，引起妇人病的发生。后世巢元方在《诸病源候论》中载"妇人月水不调，由劳伤气血，致体虚受风冷，风冷之气客于胞内，伤冲脉、任脉，损手太阳、少阴之经也""带下者，由劳伤过度，损动经血，致令体虚受风冷，风冷入于胞络，搏其血之所成也"。强调了由于劳作过度，损伤女性气血，脏腑俱伤，冲任气虚，不能制约经血，可致突然暴下而崩；或体虚受邪，而引发各种妇人病。在仲景所处的时代，由于生产力的低下和连年战乱，女性也需要从事繁重的体力劳动，甚至在特殊生理时期亦不能停歇，这就极易造成劳作损伤。《素问·宣明五气》载："久视伤血，久卧伤气，久坐伤肉，久立伤骨，久行伤筋，是谓五劳所伤。"过劳损伤气血，冲任功能紊乱，正虚邪犯则发为妇人病，如《妇人良方大全》云："夫妇人月水不通者，由劳损血气致令体虚，受风冷邪气客于胞内，伤损冲任之脉，并手太阳、少阴之经，致胞络内血绝不通故也。"《女科经纶》言："陈良甫曰：妇人月水不断，淋漓腹痛，或因劳损气血而伤冲任，或因经行而合阴阳，以致外邪客于胞内，滞于血海故也。"《圣济总录》亦言："若劳伤经脉，冲任既虚，不能制其气血，故令月水来而不断也。"皆为明证。

以上虽列举妇人病的诸多病因，然各种病因亦常相互影响，协同为病，临床当详加诊查，据因推理，辨证论治。

第三节 《金匮要略》妇人病治则治法研究

一、治 则

治则是指治疗疾病的基本原则，是在整体观念和辨证论治理论指导下，根据四诊所获得的客观资料，对疾病进行全面分析、综合与判断后，制定出的对临床立法、处方、遣药具有普遍指导意义的治疗规律。

《金匮要略》提出并运用了很多治则，妇人病三篇结合妇人病的生理特点，辨治妇人病的治则主要有治未病、审因论治、扶正祛邪、肝脾论治、治病安胎并举、正治与反治、同病异治与异病同治、注重饮食与调护等。这些重要治则是仲景学术思想在妇人病辨证治疗中的核心内容，充分体现了中医理论与实践相结合的特征，是学习妇人病的重要内容，对临床治疗具有重要的指导意义。

（一）治未病

"治未病"思想源自《黄帝内经》，一直是历代医家推崇和遵守的治病原则，也是指导中医药防治疾病、强身健体的重要原则。《金匮要略·脏腑经络先后病脉证》第1条论述了治未病的治则。"夫治未病者，见肝之病，知肝传脾，当先实脾……"提出人体是一个有机的整体，各个脏腑是有联系的，相互影响的。在临床中，除了治疗已病之脏以外，也应注意调理未病之脏，防止疾病的传变与发展。又在第2条进一步论述了未病先防、既病防变的防病治病的基本原则。

妇人病多与气血受损有关，气血亏虚，血行则缓，日久必将导致气血瘀滞，若使用大量滋阴养血之品，则易导致滋腻碍脾，不利于气血运行。因此仲景论治妇人病多以调气为先、治血为要，防止疾病传变，迁延不愈。如《金匮要略·妇人妊娠病脉证并治》第4条以芎归胶艾汤治疗阴血亏虚、冲任损伤所致的妊娠腹痛，方中应用芍药、当归、地黄、阿胶、甘草等补阴养血，同时又以川芎、白酒活血行气，通畅血脉。腹痛以血不荣筋、脉络不通为病机，但气非血不和，血非气不运，故治疗时不仅要滋养阴血，亦应调气活血，先安未受邪之地，预防疾病迁延传变。又如《金匮要略·妇人产后病脉证治》第5条的枳实芍药散，以芍药和血止痛，又以枳实理气化痰，气血俱荣，治疗产后阴血不足、气血郁滞的腹痛。

《金匮要略·妇人妊娠病脉证并治》提出了妊娠养胎的治未病思想。第9条血虚湿热用当归散，第10条脾虚寒湿用白术散，"妇人妊娠，宜常服当归散主之""妊娠养胎，白术散主之"，并强调当归散"妊娠常服即易产，胎无苦疾。产后百病悉主之"，这正是治未病思想的具体体现。

（二）审因论治

根据《金匮要略》妇人病三篇的论述，妇人病虽以气血冲任失调为基本病机，但因妊娠病、产后病和杂病不同阶段的病理特点不同，故张仲景在治疗上结合生理特点明辨病因，同一病症治疗亦强调辨其寒热虚实病因。

妇人妊娠期，因胎儿的孕育，血归于胞濡养胎儿，加之外邪对脏腑、气血、冲任等的损伤，导致气血运行不畅，冲任失调，故张仲景治疗以调补冲任气血、安胎固胎、治病安胎并举为基本治疗原则。对于妊娠期疾病，应先根据病史、症状和有关检查确诊有孕，再详辨病因进行治疗。如《金匮要略·妇人妊娠病脉证并治》第1、6条论治的妊娠恶阻，与妊娠早期的生理变化密切相关。妊娠恶阻病情轻者，一般不需要治疗，12周左右自然消失，若因胎元初结，血归胞养胎，阴血相对不足，而致阴阳失调、冲气上逆者，以桂枝汤调和阴阳治疗；若病情重者，结合脾胃虚寒、寒湿内生的病因，以干姜人参半夏丸温中补虚、化饮止呕治疗。又如第7、8条同为妊娠小便难，但应详分虚实，若因血虚有热，气郁化燥，热郁膀胱而致小便难而不爽，当养血润燥，清热祛湿，利气解郁治疗；若因膀胱气化受阻，有水气而致小便不利，当通阳利水治疗。

妇人新产后，由于气血津液耗伤，极易招致外邪侵袭，故《金匮要略·妇人产后病脉证治》第1条论述新产后常见痉病、郁冒、大便难3种疾病，治疗当审其气血津液不足的病因，同时还须辨其体虚感受外邪的病因。产后气血亏虚，气血运行不畅，产后恶露排出不畅，则易导致瘀血留滞，故《金匮要略·妇人产后病脉证治》第4、5、6、7条均论述产后腹痛，但辨其病因进行论治，若因血虚寒凝而致腹痛，则温中散寒、养血止痛治疗；若因气血瘀滞而致的腹痛，则气血兼治；若因血瘀内结导致的腹痛，则破血逐瘀治疗；若因瘀结成实而致的腹痛，则泻下逐瘀治疗。因此产后病应审其病因治疗，既不可拘泥于产后，又必须照顾到产后。又如《金匮要略·妇人产后病脉证治》第8条："产后风，持续数日不解，产后风续之，数十日不解，头微痛，恶寒，时时有热，心下闷，干呕，汗出，虽久，阳旦证续在耳，可与阳旦汤。"此风虽持续数十日之久，但头痛寒热等证仍在，说明表尚未解，亦可用阳旦汤，体现了审因论治，有是证用是方的治疗原则。

《金匮要略·妇人杂病脉证并治》第8条点明了妇人杂病以"虚""积冷""结气"为常见病因，又指出了治疗当先"审阴阳、明虚实"为基本原则，如第9、12、11条均为月经崩漏病的治疗，但分虚、实、寒、热论治，若因冲任虚寒，瘀血内停，阴虚内热而致崩漏，则温经散寒、活血祛瘀，兼以养阴清热治疗；若因冲任虚寒，经气下陷而致漏下，则温补冲任，养血止血治疗；若因肝失疏泄，气血郁滞而致漏下，则行气解郁，活血止漏治疗。

（三）扶正祛邪

妇人常因经、带、胎、产等耗伤气血，故妇人病多以气血不足为基本病机，治疗则常考虑补虚扶正。《金匮要略浅注》云："病有最虚之处，即为容邪之处。"妇人的经血耗伤、妊娠养胎、产后失血，易导致体虚复感外邪，加之气血亏虚则易导致气血运行不畅，妇人病常见因虚致实，虚实夹杂，故在妇人病治疗以扶正祛邪为基本原则，但运用常分主次，有"先补后攻""先攻后补""攻补兼施"的不同。

1. 扶正为主，兼顾祛邪

妊娠病的治疗养胎安胎为第一要务，因气血濡养胎儿，母体常气血不足，故妊娠病养胎以调补气血为主，但非专补，常兼顾祛邪。如《金匮要略·妇人妊娠病脉证并治》第9、10条论述妊娠胎动不安的"常服"方药当归散和白术散均以调补气血为主，但张仲景认为胎元受损皆与邪扰相关，故予当归散以当归、芍药养血补血，又配黄芩清热、川芎行气活血；白术散以白术健脾补虚，又配蜀椒散寒祛湿。又如《金匮要略·妇人妊娠病脉证并治》第4条治疗妊娠胞阻的芎归胶艾汤，以当归、芍药、阿胶、干地黄养血补虚，又以艾叶散寒祛邪；第5条治疗妊娠腹痛的当归芍药散，以当归、芍药等补血养阴，又以茯苓、泽泻、白术健脾利水。

产后病多伤血耗气，治疗当以益气补血为先，如《金匮要略·妇人产后病脉证治》第4、5条治疗产后腹痛，均与产后血虚相关，若因产后气血虚弱，使寒邪乘虚而入，血虚寒凝所致腹痛，以当归生姜羊肉汤治疗，方中当归、羊肉补虚养血，又配以生姜助羊肉散寒祛邪；若因血虚气机运行不畅，气滞血郁所致腹痛，则以枳实芍药散治疗，方中芍药补阴和血，配以枳实理气化痰。

张仲景提出"虚"为妇人杂病的常见病因之一，女子以血为本，对于月经病的治疗以补虚养血为主，亦需兼顾因虚致邪，如《金匮要略·妇人杂病脉证并治》第12条血虚寒凝所致的陷经漏下，以胶姜汤养血扶正、散寒祛邪。

2. 祛邪为主，防止伤正

妇人病若出现瘀血、郁热、气滞、腑实等邪实较重较急的病症，张仲景一般根据病情虚实缓急，治疗以祛邪为主，兼以扶正为原则。如《金匮要略·妇人妊娠病脉证并治》第2条血瘀痰凝所致妊娠癥瘕，癥瘕生长损耗气血，必伤母体正气，影响胎儿正常发育，故以桂枝茯苓丸常治瘀祛湿，但恐其损伤胎儿，方药加蜜顾护正气，丸药服用缓其药势。又如《金匮要略·妇人妊娠病脉证并治》第6条妊娠恶阻重证，脾胃虚寒，寒饮内盛，胃气上逆，病人呕吐不止，故以干姜人参半夏丸化饮降逆止呕治疗，但为防止半夏、干姜伤及胎元，方中配以人参补虚扶正。《金匮要略·妇人产后病脉证治》第6条为恶露排出不畅、瘀血内结所致腹痛，张仲景用下瘀血汤破血逐瘀以祛邪，配以白蜜顾护正气，防止祛邪伤正，体现出张仲景考虑产后，又不拘泥产后的治疗原则。《金匮要略·妇人杂病脉证并治》第10条治疗瘀血内结的土瓜根散，以土瓜根、䗪虫清热祛瘀，又以芍药敛阴扶正；第13条治疗产后水与血结于血室而致少腹满如敦状，故以大黄甘遂汤，方中大黄、甘遂破血逐瘀，又配阿胶养血补虚，防止祛邪伤正。

3. 攻补兼施

扶正祛邪、攻补兼施的治疗原则，一般用于因虚感邪或因虚致实的虚实夹杂病症。如《金匮要略·妇人产后病脉证治》第9条产后中风兼阳虚证的治疗，以竹叶汤温阳益气、调和营卫，又疏风解表祛邪；第10条产后气阴两虚心烦呕逆的治疗，以竹皮大丸益气安中，又清热止呕；第11条产后下利的治疗，以白头翁加甘草阿胶汤清热除湿，又滋阴养血，以上内容均体现了扶正祛邪、攻补兼治的原则。《金匮要略·妇人杂病脉证并治》第9条治疗妇人下血证，病数十日，血虚、血瘀和寒邪并存，故以温经汤温经散寒、活血祛瘀、养阴清热，体现了祛邪兼顾扶正治疗月经病的原则。

（四）肝脾论治

根据《黄帝内经》对妇人"有余于气，不足于血"的生理特点的论述，《金匮要略》妇人病三篇的脏腑辨证重视肝脾，以气血为纲、从肝脾论治为其治疗特点。肝主疏泄而藏血，脾主运化而统血，两脏生理、病理密切相关，是人的气血生成和运行过程中的重要脏器，因此妇人病病变多涉及肝脾、气血，故张仲景重视肝脾失调证治。如《金匮要略·妇人妊娠病脉证并治》第5条论述的妊娠腹痛和《金匮要略·妇人杂病脉证并治》第17条论述的杂病腹痛，皆因气血受阻或运行不畅所致。妊娠期气血入胞孕育胎儿，母体气血不足，脾虚气血生化无源，肝郁气血运行不畅，导致腹痛；妇人多肝郁脾虚，肝郁血滞，气血不行，脾虚血源不足，痰湿内生，气血受阻，导致腹痛，这两种腹痛张仲景皆以当归芍药散养血柔肝，健脾除湿，调和肝脾治疗。又有《金匮要略·妇人产后病脉证治》第5条论述了新产后妇人耗气伤血，肝脾气血郁滞所致腹痛，张仲景以枳实芍药散和血行气治疗。

《金匮要略·妇人妊娠病脉证并治》第9、10条论述了从肝脾入手治疗胎动不安。妊娠期妇人常见肝脾血虚，气血运行不畅，则易夹郁热，湿热伤动胎气，故仲景以当归散调肝养血、健脾除湿，兼清郁热，养胎固胎，并以"常服"两字提示妊娠全程皆应注重调养肝脾。妇人胎动不安，有因湿热者，亦有因寒湿者，若因肝脾血虚、胞宫虚寒所致，则以白术散温中养血、补脾调肝，养胎安胎。

《金匮要略·妇人妊娠病脉证并治》第2条论述了妇人癥瘕的诊断与治疗。妇人癥瘕多与脾虚气血不足、寒湿内生，肝虚气血瘀滞不行有关，因此张仲景从肝脾论治、血水同治，以桂枝茯苓丸养肝祛瘀，温阳健脾利水治疗，为妇科癥瘕的证治提出了创新的治疗思路和原则。

又如《金匮要略·妇人杂病脉证并治》第8条张仲景提出了"结气"为妇人杂病的常见三大病因之一，点明了妇人病与情志不畅密切相关。本篇第5条又论若肝失条达，气机郁结，津液输布失常，聚而成痰，痰凝气滞，而致病人"咽中如有炙脔"，则以半夏厚朴汤疏肝健脾、行气散结、降逆化痰进行治疗，体现了张仲景从肝脾论治妇人病的原则，同时也体现其治疗妇人病重视调畅情志的特点。

（五）治病安胎并举

历代专家皆认为妊娠时用药不可太过峻猛滑利，恐伤胎元，引起滑胎。而张仲景以为凡胎元不固皆因疾病所致，遵《黄帝内经》"有故无殒，亦无殒也"的观点，在妊娠病治疗时有病必治病，有是病用是药，紧扣病机不避使用妊娠禁忌药。如《金匮要略·妇人妊娠病脉证并治》第3条针对妊娠阳虚腹痛，宗"有故无殒"之旨，用味辛大热有毒之附子治疗；第6条对脾胃虚弱、寒湿内停的妊娠恶阻重证，用辛热之干姜，辛温有毒之半夏治疗；第8条对妊娠有水气而致的小便不利，用寒润滑利之葵子治疗；第2条针对妊娠癥瘕，当影响胎儿发育时，用桂枝茯苓丸消瘀化癥治疗，以上内容均体现了张仲景不拘泥于妊娠禁忌药，详辨病机，治病与安胎并举的治疗原则。但妊娠病治疗仍需要考虑胎儿的健康，因此在治疗中当"衰其大半而止"。此治妊娠病不拘于其有身孕，治病安胎并举的基本治疗原则，对后世临床有很大的指导意义。

（六）正治与反治

1. 正治

正治又称逆治，是指逆疾病征象而治，即所选药物的属性与疾病的性质相反，适用于病情轻浅而单纯无假象的疾病。

正治是张仲景在妇人篇最常用的治疗法则，分别使用"寒者热之""热者寒之""虚者补之""实者泻之"等正治法。如《金匮要略·妇人产后病脉证治》第4条产后虚寒腹痛，方用当归生姜羊肉汤，辛温之生姜配甘温之羊肉助元阳散寒邪，血中圣药当归与血肉有情之药羊肉相得益彰，益精血补体虚；第6条产后瘀血内结腹痛，方用下瘀血汤，主要在于攻胃之实热，其次在于行瘀；若出现"少腹坚痛""不大便，烦躁发热，切脉微实""日晡时烦躁者，不食，食则谵语，至夜即愈"为瘀热互结成实，则用大承气汤攻下泻热，通腑祛瘀。又如《金匮要略·妇人杂病脉证并治》第13条水血结于血室，产后出现"少腹满如敦状，小便微难而不渴"，方用大黄甘遂汤，以大黄荡涤胞中瘀血，使瘀血从下而去；甘遂攻逐胞中水气，使水气尽从下去，两药相伍达到逐瘀泻水之用。第14条瘀结成实的经水不利，用抵当汤，方中桃仁、大黄之甘苦，以下结热；虻虫、水蛭之苦咸，以除蓄血。

2. 反治

反治又名从治，顺从疾病假象而治，针对病症假象制定的治疗原则，但从本质上说药性与疾病的性质还是相反的，适用于病势较重、病情复杂并出现假象的疾病。

《金匮要略·妇人妊娠病脉证并治》第2条指出妊娠癥瘕治疗，因"癥不去"而致"血不止者"，虽下血不止，但仍需化瘀消癥治疗。又如《金匮要略·妇人杂病脉证并治》第11条指出："寸口脉弦而大，弦则为减，大则为芤，减则为寒，芤则为虚，寒虚相搏，此名曰革，妇人则半产漏下，旋覆花汤主之。"仲景之意，革脉如果在半产漏下中发现，就要先祛瘀活血，使瘀血去新血生，绝对不是一见革脉，便认为虚寒，妄投温补。此活血化瘀治疗半产漏下的方法，为反治。

（七）同病异治与异病同治

1. 同病异治

张仲景对于相同的疾病，根据病邪虚、实、寒、热性质不同，或同一疾病所处的阶段不同，使用不同的方法治疗。最典型的同病异治当属仲景治疗妇人腹痛一症，在不同阶段、不同病邪影响下其辨证详细，方法灵活。妊娠期腹痛，若因阳气不足、复感寒湿所致者，治宜温经助阳、祛寒除湿，方用附子汤；若因冲任虚寒所致者，治宜补血调经、安胎止痛，方用芎归胶艾汤；若因肝脾不和所致者，治宜调肝养血、健脾利湿，方用当归芍药散。产后腹痛，若因气郁血滞所致者，治宜行气活血、缓急止痛，方用枳实芍药散；若因血虚里寒所致，治宜补虚养血、散寒止痛，方用当归生姜羊肉汤；若因瘀血内结所致者，治宜破血逐瘀，方用下瘀血汤；若因瘀热结为腑实所致者，治宜攻下泻热、通腑祛瘀，方用大承气汤。妇人杂病腹痛，若血凝气滞引起者，治宜行气血之滞，方用红蓝花酒；若因肝脾不调引起者，治宜调肝养血、健脾利湿，方用当归芍药散；若因中焦虚引起者，宜温补脾胃，方用小建中汤。

2. 异病同治

在妇人病治疗中，张仲景紧扣病机施治，对于病机相同的不同疾病，使用相同方药进行治疗，使方药应用更加灵活。如在妇人妊娠病、杂病中张仲景均使用当归芍药散，虽治疗妇人不同阶段腹痛病证，但皆因肝脾不和病机所致，故均可用当归芍药散调肝养血、健脾利湿治之。体现了张仲景治疗妇人腹痛病，重在调理肝脾的思路。另有当归生姜羊肉汤既治疗血虚寒凝导致的寒疝，又治疗产后虚寒导致的腹痛；旋覆花汤既治疗肝经气血郁滞所致的肝著，又治疗寒虚相抟、气血郁滞所致的半产漏下。

（八）注重饮食与调护

张仲景继承了《黄帝内经》的饮食养生理论，重视调补脾胃，顾护人体正气。《素问·脏气法时论》云："五谷为养，五果为助，五畜为益，五菜为充，气味合而服之，以补益精气。"选用适当的饮食，服药同时正确的饮食，对人体有补益和调理作用。在妇人病治疗中张仲景多次直接使用蜜、姜、羊肉、酒等药食同用的药物，或使用饮服、酒服、酒饮服、麦粥下等服药方法，或服药后用醋浆水、小麦汁、大麦粥等调护，以促进疾病向愈，防止损伤正气，预防疾病反复。如《金匮要略·妇人妊娠病脉证并治》第 10 条养胎"常服"方白术散，方后注"上四味，杵为散，酒服一钱匕，日三服，夜一服""服之后，更以醋浆水服之，若呕，以醋浆水服之复不解者，小麦汁服之；已后渴者，大麦粥服之。病虽愈，服之勿置"，以酒服药，助药性、行药势，增强方药功效。服药后，以醋浆水服之以护其胃气；若呕不止，与小麦汁养之，已后渴者予大麦粥增其津液、和胃宽中、消除烦渴。

二、治　法

治法是指临床上在治则指导下实施的具体的治疗疾病的方法，是治则的具体体现。

（一）内治法

《金匮要略》妇人病论治，应用了八法基本治法中的汗、下、温、清、补、消、和七种治法，有效指导后世的理论和临床实践。

1. 汗法

汗法，又称解表法，是通过开泄腠理、调和营卫、发汗祛邪，以解除表邪的治法。《素问·玉机真脏论》云："今风寒客于人，使人毫毛毕直，皮肤闭而为热，当是之时，可汗而发也。"《素问·阴阳应象大论》又云："其有邪者，渍形以为汗；其在皮者，汗而发之。"《金匮要略》中常用汗法治疗外邪袭表的妇人病证，张仲景强调汗法以微微汗出为宜，不可大汗淋漓，防止耗气伤津。

发汗解表：妇人因虚感受外邪，邪气在表，阻滞经脉，治宜以汗法治疗，常见的为发汗解表的方法。《金匮要略·妇人产后病脉证治》第 8 条提出："产后风，续之数十日不解，头微痛，恶寒，时时有热，心下闷，干呕汗出。虽久，阳旦证续在耳，可与阳旦汤。"产后中风，风邪束表，虽十日未解，但仍出现头痛、恶寒、时时有热、汗出等，表证尚在，当以汗法解表，方用阳旦汤即桂枝汤为主方治疗。第 9 条"产后中风，发热，面正赤，喘而头痛，竹叶汤主之"，论述产后正虚，感受风邪，出现发热、头痛等症状，亦可见恶寒、无汗等表证；产后正虚，虚阳上浮，出现面正赤、喘等症状，为正虚邪实之证，当以汗法疏解外邪，兼温阳益气，方用竹叶汤治之。另有《金匮要略·妇人杂病脉证并治》第 7 条"妇人吐涎沫，医反下之，心下即痞，当先治其吐涎沫，小青龙汤主之"，小青龙汤发汗解表、温肺化饮，治疗吐涎沫兼有表证的妇人杂病。

2. 下法

下法是指运用泻下、攻逐、润下作用的药物，以消积通便、化瘀泄热、攻逐水饮等为治疗方法。《素问·阴阳应象大论》云："其下者，引而竭之；中满者，泻之于内。其实者，散而泻之。"妇人病凡属胃肠实热积滞、燥屎内结，以及体内蓄水、瘀血内蓄等邪实之证，而正气未虚者，张仲景认为均可使用下法。妇人气血多虚，故在使用下法治疗妇人病时，当先判断病人能否胜任攻下，且须中病即止，不可太过。

（1）攻下泻热：因热结成实导致发热、腹胀痛、便秘、谵语等，治宜以苦寒荡涤之方药攻下泻热。如《金匮要略·妇人产后病脉证治》第 3 条"病解能食，七八日更发热者，此为胃实，大承气汤主之"，治疗产后实热内结胃肠的病证，张仲景不拘于产后用补法，辨证使用大承气汤攻下实热。

（2）攻下逐瘀：因瘀血内结或瘀热互结，导致腹痛、经水不下、漏下等，治宜以破血逐瘀之方药攻下瘀血。《金匮要略·妇人产后病脉证治》第 6 条"假令不愈者，此为腹中有干血着脐下，宜下瘀血汤主之。亦主经水不利"，产后因恶露排出不畅，而致瘀血内结腹痛，方用下瘀血汤荡涤瘀血，使瘀血下行。《金匮要略·妇人杂病脉证并治》第 14 条"妇人经水不利下，抵当汤主之"，治疗瘀热内结、经水不利，用抵当汤攻下瘀血。

（3）攻下逐水：因水饮停留或水血互结，导致少腹满、小便不利等，治宜以逐水利湿之方药攻逐水饮。如《金匮要略·妇人杂病脉证并治》第 13 条"妇人少腹满如敦状，小便微难而不渴，生后者，此为水与血并结在血室也，大黄甘遂汤主之"，治疗水与血互结之少腹满证，以大黄甘遂汤破血逐水，水血兼攻。

3. 温法

温法是用温热药治疗寒证的方法。《素问·至真要大论》载"寒者热之""劳者温之"。妇人以血为本，气与血密不可分，故妇人妊娠期、产后、月经期多气血不足。《难经·二十二难》曰："气主煦之，血主濡之。"故妇人病易出现血虚寒凝的病证，张仲景治疗常用甘温之药，以温补为主，具体方法有温阳散寒、温中祛寒、温经散寒等。

（1）温阳散寒：因阳虚寒凝或阳虚内寒，导致腹痛、腹冷等，治宜以温补阳气、祛散寒邪作用的方药治疗。《金匮要略·妇人妊娠病脉证并治》第 3 条妊娠虚寒"腹痛恶寒""少腹如扇"者，以附子汤温阳散寒、暖宫安胎治疗。

（2）温中散寒：因中焦脾胃虚寒，导致腹痛、怕冷或手足不温等症，治宜以温中散寒、健脾补虚作用的药物组方治疗。《金匮要略·妇人产后病脉证治》第 4 条"产后腹中疗痛，当归生姜羊肉汤主之，并治腹中寒疝，虚劳不足"，产后血虚里寒的腹痛，以当归生姜羊肉汤补虚养血、温中散寒治疗。

（3）温经散寒：因寒滞经脉，导致月经不利或漏下等，宜用具温阳散寒通经作用的方药治疗。《金匮要略·妇人杂病脉证并治》第 9、12 条虚寒之漏下证，若夹瘀则以温经汤温经散寒、养血行瘀；若经气下陷、气不摄血则以胶姜汤温经散寒、养血止血。

4. 清法

清法是运用寒凉性质的方药，通过其泻火、解毒、凉血等作用，以解除热邪的治疗大法。《素问·至真要大论》指出"热者寒之"。妇人病凡属热性病，无论热邪在气、在营、在血，只要表邪已解，进而里热炽盛，又无实结者均可用之。根据《金匮要略》妇人三篇，张仲景所用清法具体可分为清热除烦、泻热散痞、清化湿热等的不同治法。

（1）清热除烦：因中虚内热、热扰心神，导致心中烦乱、呕逆不安，治宜以清热泻火、安中除烦、降逆止呕的方药治疗。《金匮要略·妇人产后病脉证治》第 10 条"妇人乳中虚，烦乱呕逆，安中益气，竹皮大丸主之"，产后中虚内热、胃失和降的心中烦乱、呕逆不安的病证，方用竹皮大丸清热降逆、安中益气。

（2）泻热散痞：因中气虚弱、心胃有热，导致心中痞，治宜以清火、泻热、散痞之药治疗。《金匮要略·妇人杂病脉证并治》第 7 条"妇人吐涎沫，医反下之，心下即痞""涎沫止，乃治痞，泻心汤主之"，寒饮误下成痞，方用泻心汤清热除痞。

（3）清化湿热：因血虚湿热，导致胎动不安，治宜以补血、清热、化湿之药治疗。《金匮要略·妇人妊娠病脉证并治》第9条治疗妊娠血虚湿热的胎动不安，方用当归散养血健脾、清化湿热。

5. 补法

补法是指用补益药物补养人体气血阴阳不足，改善衰弱状态，治疗各种虚证的方法。《素问·至真要大论》载"虚者补之""损者益之"。《素问·阴阳应象大论》云："形不足者，温之以气；精不足者，补之以味。"《金匮要略》妇人病的治疗中，张仲景多用补法，常用甘温之药，善用调补阴阳的方法。

（1）补血养血：因血虚导致的妇科病证，以补血药进行治疗的方法。如《金匮要略·妇人妊娠病脉证并治》第4条"妇人有漏下者，有半产后因续下血都不绝者；有妊娠下血者，假令妊娠腹中痛，为胞阻，胶艾汤主之"，妊娠血虚兼寒的下血证，治宜养血和血、暖宫调经。在本方的基础上，后世《太平惠民和剂局方》中化裁出补血调经的妇科要方四物汤，被广泛应用于妇科临床。

（2）调和阴阳：因气血不足、或阴阳不足，而致阴阳失和导致的病证，以调补阴阳的方法治疗。《金匮要略·妇人杂病脉证并治》第18条"妇人腹中痛，小建中汤主之"，脾虚羸弱的腹痛病证，治用小建中汤调和阴阳、和营止痛；第19条"妇人病，饮食如故，烦热不得卧而反倚息者""此名转胞，不得溺也，以胞系了戾，故致此病，但利小便则愈，宜肾气丸主之"，肾气虚而致的膀胱气化不利之转胞，治用肾气丸调和阴阳，助阴生气，助阳化水治疗。

6. 消法

消法指消散和破削体内有形积滞，以祛除病邪的治疗方法。运用范围比较广泛，《金匮要略》妇人病证治中，因气、血、痰、湿、食等邪实导致的形成的积滞瘀块，均可用消法。

（1）消痰化瘀：因痰浊与瘀血相互搏结，导致局部肿块刺痛，或肢体麻木，或痰中带紫暗血块，舌紫暗或有斑点等，治宜以活血化瘀、消痰化浊之方药。《金匮要略·妇人妊娠病脉证并治》第2条"妇人宿有癥病，经断未及三月，而得漏下不止，胎动在脐上者，为癥痼害。妊娠六月动者，前三月经水利时，胎也。下血者，后断三月衃也。所以血不止者，其癥不去故也，当下其癥，桂枝茯苓丸主之"，痰湿与血瘀互结形成的妊娠癥瘕，用桂枝茯苓丸消痰祛湿、化瘀消癥治疗。

（2）行气散结：因气滞导致的少腹痛、胀满、烦躁等，治宜以理气散结方药治疗。《金匮要略·妇人产后病脉证治》第5条"产后腹痛，烦满不得卧，枳实芍药散主之"，气血郁滞而致产后腹痛，用枳实芍药散行气散结、和血止痛治疗。

（3）理气化痰：因情志不畅导致的气滞痰郁病证，治宜理气化痰之方药。《金匮要略·妇人杂病脉证并治》第5条"妇人咽中如有炙脔，半夏厚朴汤主之"，气滞痰瘀导致的梅核气，用半夏厚朴汤化痰开结、顺气降逆治疗。

（4）活血化瘀：因瘀血导致的腹痛等病证，治宜活血化瘀之方药。《金匮要略·妇人杂病脉证并治》第16条"妇人六十二种风，及腹中血气刺痛，红蓝花酒主之"，风冷血滞腹痛，以红蓝花酒活血消瘀、理气止痛治疗。

7. 和法

和法是利用药物的相互调和作用，以达到解除病邪的目的。《金匮要略》妇人病辨治中用到的和法，分为和解少阳、调和肝脾等方法。

（1）和解少阳：因少阳枢机不利、表里郁闭导致的郁冒，以和解少阳之方药治疗。《金匮要略·妇人产后病脉证治》第2条"产妇郁冒，其脉微弱，呕不能食，大便反坚，但头汗出。所以然者，血虚而厥，厥而必冒，冒家欲解，必大汗出。以血虚下厥，孤阳上出，故头汗出。所以产妇喜汗出者，亡阴血虚，阳气独盛，故当汗出，阴阳乃复。大便坚，呕不能食，小柴胡汤主之"，产后正气不足，外邪侵袭，表里郁闭，气机上逆的郁冒，治用小柴胡汤扶正达邪，和解枢机，使外邪得去，里气通利。

（2）调和肝脾：因肝脾失调导致的妇人妊娠腹痛和杂病腹痛，以当归芍药散调和肝脾、养血柔肝治疗。

（二）外治法

根据妇人病的病证和病位特点，《金匮要略》妇人病三篇涉及多种剂型和治法，仲景不仅首创栓剂，而且使用洗剂等局部外用的方法，增强治疗效果，开创妇科外治法之先河，促进了妇科临床的发展。

1. 阴道给药

阴道给药将栓剂、凝胶、霜剂等药物放入阴道，用以治疗阴道感染、缓解阴道不适症状的给药方法。《金匮要略·妇人杂病脉证并治》第 15 条矾石丸的方后注："上二味，末之，炼蜜和丸，枣核大，纳脏中，剧者再纳之。"将药物打粉与蜂蜜混合，做成枣核大小，纳入阴道中，局部用药治疗带下病。《金匮要略·妇人杂病脉证并治》第 20 条蛇床子散的方后注："上一味，末之，以白粉少许，和令相得，如枣大，绵裹，纳之，自然温。"同样是将药物打粉，与白粉混合，做成枣核大小，纳入阴道中，局部用药治疗外阴瘙痒病。此两方的使用方法均是将药物做成枣核大小，其为最早的栓剂制作方法，为后世带下病和外阴瘙痒病外用治法奠定了基础。

2. 浸洗法

浸洗法是用药物煎汤浸洗患部，以达到治疗目的的方法，是浸法与洗法的结合。《金匮要略·妇人杂病脉证并治》第 21 条狼牙汤方后注："以水四升，煮取半升，以绵缠箸如茧，浸汤沥阴中，日四遍。"张仲景提出以棉花缠绕于箸，浸汤液沥阴中，患处局部用药，可增强阴疮的治疗效果，为后世外阴溃疡相关疾病的外治法治疗提供了参考。

（三）针灸法

在妇人病治疗中，张仲景强调针药并用，以增强疗效。如《金匮要略·妇人杂病脉证并治》第 8 条"审脉阴阳，虚实紧弦，行其针药，治危得安"，指出妇人病治疗当详辨其虚实寒热，针药并用进行有效治疗，才可以转危为安。《金匮要略·妇人妊娠病脉证并治》第 11 条云："妇人伤胎，怀身腹满，不得小便，从腰以下重，如有水气状，怀身七月，太阴当养不养，此心气实，当刺泻劳宫及关元，小便微利则愈。"妊娠七月，当为手太阴肺养胎之时，但心火旺而乘肺金，而致胎气不顺，胎失所养，故用针刺劳宫穴、关元穴泻心火、顺胎气治疗。又如《金匮要略·妇人杂病脉证并治》第 3 条云："妇人中风，发热恶寒，经水适来，得七八日，热除脉迟，身凉和，胸胁满，如结胸状，谵语者，此为热入血室也，当刺期门，随其实而取之。"太阳中风，又逢经期，七八日，发热恶寒转为如结胸状、谵语，为表证已解但病未愈，热入血室，故针刺期门穴泄肝经、血室之热。第 4 条阳明邪热太盛，陷入血室，迫血妄行而致下血，仍用针刺期门穴泻热治疗。体现出张仲景对于热入血室的妇人病治疗，喜用针刺期门穴以令经络疏通，周身汗出，使邪有出路，肝经、血室之热得解。

三、实践指导

《金匮要略》妇人三篇的论述，是最早的妇人病证治的专篇，对后世妇科临床的发展起着推动作用，其治法治则对妇科临床实践具有重要的指导意义。

妇人病三篇结合妇人病的生理特点，主要有治未病、审因论治、扶正祛邪、肝脾论治、治病安胎并举、正治与反治、同病异治与异病同治、注重饮食与调护等治疗原则。根据张仲景对妊娠病、产后病以及各种妇科杂病的常见病因和病机的论述，在临床上指导妇科疾病的预防和治疗。对于妇人病辨治，张仲景强调详审病因、详辨虚实寒热，紧扣病机，因此有同病异治、异病同治的不同用法。同病异治为后世医家在临床中把握同一疾病不同证候的鉴别治疗提供了参考，如妊娠恶阻、妊娠养胎、妊娠腹痛、产后腹痛、产后中风、杂病腹痛、经水不利、月经漏下、带下病等张仲景均有辨证治疗。异病同治对把握经典方药的不同用法提供了指导，如当归芍药散治疗各种原因导致的肝脾失调之腹痛病,当归生姜羊肉汤治疗各种血虚寒凝之腹痛病等。妇人病的病机特点有多虚、多瘀、多郁等,易出现因虚感邪、因虚致实等虚实夹杂病证,因此张仲景治疗广泛应用多种正治法和反治法,甚至多种治法结合、扶正祛邪兼施的方法进行治疗,为临床妇科病不同阶段的治疗确定原则,如妊娠病调补气血、固胎养胎为主,但应治病与安胎并举,不拘泥妊娠禁忌药,遵"有故无殒,亦无殒也"之旨;产后病调补气血为主,亦不必拘泥产后,有是病用是药,但也须考虑产后,祛邪不可伤正;杂病当注重气血调补和情志舒畅等问题。妇人病多与气血不足、肝脾失调有关,张仲景在辨治妇人病中,体现出重视调肝补脾、调气补血的治疗原则,为临床妇人病治疗提供了诊治方向。张仲景重视饮食与调护,如在妇人病治疗中直接使用药食同源的药物,或使用饮服、酒服、酒饮服、麦粥下等服药方法,或服药后用配饮醋浆水、小麦汁、大麦粥等,均为后世治疗妇人病的临床调护提供指导,推动妇科护理的发展。

《金匮要略》妇人病论治应用汗、下、温、清、补、消、和七种内治法,有效指导后世妇科证治的理论和临床实践。首创栓剂,使用洗剂,采用局部外用的方法,开创妇科外治法之先河,为后世带下病、外阴瘙痒、外阴溃疡等相关疾病的外治法治疗提供了参考。张仲景强调针药并用,拓展了妇科临床治疗的手段,促进妇科临床的发展。

总之,《金匮要略》妇人三篇所论述的治则治法,为后世妇科的发展奠定了基础,推动了妇科著作的逐步发展,促进了妇科临床理论的不断完善。

第四节 《金匮要略》妇人病方药特点和用法研究

《金匮要略》妇人病三篇的方剂配伍严谨、用药精当、化裁灵活、剂型用法多样、注重煎服和调护之法,体现了张仲景治疗妇人病的用药思维与特点,对后世临床治疗妇人病的遣方用药有一定的指导作用。

一、《金匮要略》妇人病用药思维与特点

(一)《金匮要略》妇人病方药统计

1. 《金匮要略》妇人病方剂数量统计

《金匮要略》妇人病三篇包含妊娠病、产后病和杂病,其中《妇人妊娠病脉证并治》中有原文11条,收录方剂10首;《妇人产后病脉证并治》中有原文11条(除去附方),收录方剂10首;《妇人杂病脉证并治》中有原文22条(除去小儿疳虫蚀齿方),收录方剂19首,去除重复方剂共计35首,其中有方无药(即方中之药已佚)2首,结果见表1-1。

表1-1 《金匮要略》妇人病三篇方剂统计表

序号	方药	组成	主治病证
1	桂枝茯苓丸	桂枝、茯苓、牡丹皮、桃仁、芍药、蜜	妇人癥瘕
2	桂枝汤	桂枝、芍药、生姜、甘草、大枣	妊娠恶阻、产后中风
3	干姜人参半夏丸	干姜、人参、半夏、生姜汁	妊娠恶阻
4	附子汤	原方未见(徐忠可认为是《伤寒》附子汤:炮附子、茯苓、人参、白术、芍药)	妊娠腹痛
5	当归芍药散	当归、茯苓、川芎、泽泻、芍药、白术、酒	妊娠腹痛、杂病腹痛
6	胶艾汤	川芎、阿胶、甘草、艾叶、当归、芍药、干地黄、酒	妊娠胞阻

续表

序号	方药	组成	主治病证
7	当归贝母苦参丸	当归、贝母、苦参、蜜	妊娠小便难
8	葵子茯苓散	葵子、茯苓	妊娠水肿
9	当归散	当归、黄芩、芍药、川芎、白术、酒	胎动不安
10	白术散	白术、川芎、蜀椒、牡蛎、酒	胎动不安
11	小柴胡汤	柴胡、黄芩、人参、半夏、炙甘草、生姜、大枣	产后郁冒、热入血室
12	大承气汤	大黄、厚朴、枳实、芒硝	产后大便难、腹痛
13	当归生姜羊肉汤	当归、生姜、羊肉	产后腹痛
14	枳实芍药散	枳实、芍药	产后腹痛
15	下瘀血汤	大黄、桃仁、䗪虫、蜜、酒	产后腹痛
16	竹叶汤	竹叶、葛根、防风、桔梗、桂枝、人参、甘草、炮附子、大枣、生姜	产后中风
17	竹皮大丸	生竹茹、石膏、桂枝、甘草、白薇、大枣	产后虚热呕吐
18	白头翁加甘草阿胶汤	白头翁、黄连、柏皮、秦皮、甘草、阿胶	产后热利
19	半夏厚朴汤	半夏、厚朴、茯苓、生姜、干苏叶	梅核气
20	甘麦大枣汤	甘草、小麦、大枣	脏躁
21	小青龙汤	麻黄、芍药、细辛、炙甘草、干姜、桂枝、五味子、半夏	吐涎沫
22	泻心汤	大黄、黄连、黄芩	心下痞
23	温经汤	吴茱萸、当归、川芎、芍药、人参、桂枝、阿胶、牡丹皮、生姜、甘草、半夏、麦门冬	崩漏
24	土瓜根散	土瓜根、芍药、桂枝、䗪虫、酒	崩漏
25	胶姜汤	原方未见（陈修园用阿胶、生姜）	陷经漏下，黑不解
26	抵当汤	水蛭、虻虫、桃仁、大黄	经水不利
27	大黄甘遂汤	大黄、甘遂、阿胶	水血结于血室
28	矾石丸	矾石、杏仁、蜜	带下
29	蛇床子散	蛇床子仁、白粉	带下
30	红蓝花酒	红蓝花、酒	杂病腹痛
31	小建中汤	饴糖、桂枝、芍药、甘草、大枣、生姜	杂病腹痛
32	肾气丸	干地黄、薯蓣、山茱萸、泽泻、茯苓、牡丹皮、桂枝、附子、蜜、酒	转胞
33	狼牙汤	狼牙	阴疮
34	猪膏发煎	猪膏、乱发	阴吹
35	旋覆花汤	旋覆花、葱、新绛	半产漏下

2.《金匮要略》妇人病用药频次统计

《金匮要略》妇人病三篇涉及药物约 70 种，药物种类主要有补脾药、补血药、补气药、理气药、化瘀药、清热药等，药性以甘、温性为主，平、寒次之，药物归经多归脾、肝二经，心、肺经次之。高频中药（频率≥5 次）为芍药、甘草、桂枝、生姜、酒等共 14 味药。结果如表 1-2。

表 1-2　《金匮要略》妇人病三篇药物频次统计表（频率≥2 次）

序号	药物	频次	序号	药物	频次	序号	药物	频次
1	芍药	11	10	人参	5	19	黄芩	3
2	甘草	10	11	半夏	5	20	枳实	3
3	桂枝	9	12	川芎	5	21	干姜	2
4	生姜	9	13	阿胶	5	22	泽泻	2
5	酒	7	14	大黄	5	23	干地黄	2
6	茯苓	6	15	白术	4	24	厚朴	2
7	大枣	6	16	牡丹皮	3	25	芒硝	2
8	当归	6	17	桃仁	3	26	䗪虫	2
9	蜜	5	18	附子	3	27	黄连	2

（二）制方思维

1. 五味化合

中药五味是指药物有酸、苦、甘、辛、咸 5 种不同的味道，每种药物的性味特征不同，因而具有不同的治疗作用。五味化合是将不同性味的中药合理配伍，产生新的治疗作用的制方思维，其理论最早见于《黄帝内经》，详见于《汤液经法》的汤液经法图（又称"五味补泻体用图"），张仲景又将其精妙独到地应用于方药配伍之中，故张仲景用药组方严谨，变化多端，运用灵活。

（1）酸甘化阴，辛甘化阳：在《金匮要略》妇人病的方剂中使用频率最高的药物是芍药、甘草，其次为桂枝、生姜。张仲景依据《素问·至真要大论》的"辛甘发散为阳，酸苦涌泄为阴，咸味涌泄为阴，淡味渗泄为阳"，将不同性味药物配伍，相互辅助，增强疗效。如酸能收敛，甘能补益，酸甘合用化阴，可以滋阴养血，用于治疗妇人病冲任阴血不足证；辛散能行，甘能补虚，辛甘相合，化生阳气，温通经脉，治疗妇人病阳虚脏寒证。如《金匮要略·妇人妊娠病脉证并治》第 4 条的芎归胶艾汤以酸味药芍药与甘味药阿胶、甘草配伍，补阴养血，补虚安胎治疗阴血亏虚、冲任损伤的妊娠腹痛。《金匮要略·妇人杂病脉证并治》第 9 条的温经汤中芍药、吴茱萸、当归、阿胶与甘草相配，酸甘化阴，以养血滋阴；桂枝、生姜与甘草相伍，辛甘化阳，通阳散寒，诸药相合温经散寒，养血祛瘀，治疗冲任虚寒、瘀血内阻的崩漏。又有《金匮要略·妇人妊娠病脉证并治》第 1 条和《金匮要略·妇人杂病脉证并治》第 18 条所用的桂枝汤、小建中汤，方中以芍药、甘草酸甘化阴，合以桂枝、生姜与甘草辛甘化阳，诸药相配调补阴阳，治疗阴阳虚弱，失于调和所致的妊娠恶阻、杂病腹痛等病证。

（2）甘淡利湿：指甘味药与淡渗药配伍的一种制方思维方法。《素问·至真要大论》认为辛、甘、淡属阳，甘"能补能和能缓"，具有健脾和中、缓急止痛的作用，淡"能渗、能利"，具有渗湿利水的作用，甘淡相配，可使脾运湿祛，湿邪从小便而出。如《金匮要略·妇人妊娠病脉证并治》第 8 条的葵子茯苓散，以甘味药葵子通窍利水，配伍甘淡茯苓淡渗利水，共同通窍利水，通利小便，小便通则阳气亦通，治疗妊娠胞胎影响膀胱气化，使机体水湿不能排泄，水湿停留的妊娠水肿病证。又《金匮要略·妇人妊娠病脉证并治》第 5 条、《金匮要略·妇人杂病脉证并治》第 17 条同用当归芍药散治疗肝脾失调、血滞湿阻的腹痛。方中甘淡之茯苓、甘温之白术与甘寒之泽泻三药配伍，以健脾化湿，淡渗利水；甘温之当归与酸敛之芍药相伍，能养血调肝、肝脾同调、血水同治，治疗腹痛病证。

（3）咸苦逐瘀：指咸味药与苦味药配伍的一种制方思维方法。《素问·至真要大论》指出苦"能泄、能燥、能坚"，具有通泄大便、燥湿、坚阴的作用；咸"能下、能软"，具有泻下通便、软坚散结的作用。咸苦相伍，能破血、逐瘀、通经。如《金匮要略·妇人产后病脉证并治》第6条的下瘀血汤，方中咸味之䗪虫能逐瘀、破积、通络，配以苦味之大黄荡涤瘀血、桃仁活血祛瘀，咸苦相合共奏活血化瘀、软坚散结之功，治疗产后恶露不下，瘀血阻滞的腹痛。又如《金匮要略·妇人杂病脉证并治》第10条的土瓜根散，以苦味药土瓜根泻热、破血、消瘀，配以咸味䗪虫破血逐瘀，治疗瘀血内阻的月经漏下病。《金匮要略·妇人杂病脉证并治》第14条的抵当汤，方中咸味药水蛭与苦味药虻虫、桃仁、大黄相配伍，破血祛瘀，治疗下焦蓄血、瘀结成实而致的经水不利病证。

（4）咸辛通络：指辛味药与咸味药配伍的一种制方思维方法。《素问·至真要大论》认为辛、甘、淡属阳，酸、苦、咸属阴。咸，"能下，能软"，具有泻下通便、软坚散结的作用；辛，"能散能行"，具有发散、行气、行血的作用。咸味药与辛味药相配，能行气活血、散结通络，治疗气血郁滞、络脉失和的病证。如《金匮要略·妇人杂病脉证并治》第10、11条的土瓜根散和旋覆花汤均可治疗月经漏下，土瓜根散方中辛温之桂枝能温通阳气、咸味之䗪虫能破血逐瘀，两药相配伍，辛咸散结通络，可活血通经，使血能循经运行，与苦味药土瓜根泻热、破血、消瘀配伍，治疗瘀血内阻的月经漏下病；旋覆花汤以旋覆花之咸入络散结，配合葱之辛散通阳，可治疗肝络气血郁结、络脉失养所致半产漏下病症。

2. 相辅相用

药物功用各有所长，为增强方药的作用，仲景方剂遣药组方，善以性味相同、功效相似的药物配伍，达到增强疗效的作用；又以性味不同相互协助的药物配伍，达到扩大治疗范围的作用。

（1）协同增效：性味功效相似的药物相互协同能增加药物疗效，如《金匮要略·妇人妊娠病脉证并治》第2条的桂枝茯苓丸，方中桂枝辛温通阳利水、化瘀消癥，茯苓健脾渗湿、化痰消结，两药合用，常作为药对治疗痰浊瘀血之癥瘕。《金匮要略·妇人产后病脉证并治》第4条的当归生姜羊肉汤，方中当归、羊肉辛甘重浊兼补兼温，与生姜宣散其寒配伍，达到补虚养血、温血散寒的作用。《金匮要略·妇人杂病脉证并治》第7条的泻心汤，方中黄芩、黄连苦寒清泄心中之邪热，大黄苦寒泻热逐瘀，三药合用，苦寒直折，增强泻火解毒之功效，为治疗实热火毒的基础方剂。

（2）协助取效：性味功能不同的药物相伍能产生新的治疗作用，如《金匮要略·妇人杂病脉证并治》第5条的半夏厚朴汤，方中半夏化痰散结、降逆和胃，厚朴行气除满，二者相伍，一化痰结，一行气滞，痰气并治。又如《金匮要略·妇人杂病脉证并治》第6条的甘草小麦大枣汤，方中小麦味甘微寒能养心阴安神，甘草甘平补脾益气而养心气，大枣性味甘温补中益气，三药配合，共奏养心安神、补脾益气之功。

3. 补泻兼施

妇人病的病机特点多虚、多郁、多瘀，易出现虚实夹杂的病证，因此张仲景在治疗妇人病时，组方上常采用补泻兼施的方法，具体体现在其制方思维上，即补中有行、消中有补。

（1）补中有行：仲景辨治妇人病时，组方用药处处不忘扶正，组方配伍补中有行，既补虚扶正，又防止滋腻。如《金匮要略·妇人妊娠病脉证并治》第4条的芎归胶艾汤，以芍药、当归、阿胶与甘草配伍补阴养血，又以川芎活血行气，白酒通畅血脉，达到滋养阴血、理冲调经、补虚安胎的作用，治疗阴血亏虚、冲任损伤的妊娠腹痛以及冲任虚损而致的月经崩漏。《金匮要略·妇人妊娠病脉证并治》第9条的当归散，方以当归、芍药调肝养阴、补益养血，又以白术健脾补气，川芎、酒舒气血之滞，黄芩坚阴清热，达到养血健脾、清热安胎之效。

（2）消中有补：治疗妇人病有邪当先祛邪，张仲景在祛邪时的方药配伍消中有补，既有祛邪治病，又有兼顾正气的作用。如《金匮要略·妇人杂病脉证并治》第13条的大黄甘遂汤，方中大黄泻下攻瘀，甘遂攻逐水邪，两药同用下血逐水。但产后多虚，易伤阴血，不可纯用破逐之重剂，恐伤阴血，故佐以阿胶益阴养血，使攻邪而不伤正，去瘀浊而兼安养。《金匮要略·妇人产后病脉证并治》第11条的白头翁加甘草阿胶汤，方中以白头翁、黄连、黄柏、秦皮四味苦寒药清热治痢，但产后气血两虚，故加以阿胶补气养血、甘草缓中通血脉，使全方祛邪但不伤正。

4. 相制减毒

相制减毒指结合妇人病的病证特点，将药力峻猛的药物与甘缓作用的药物配伍，以制约或减轻药物毒副作用的制方思维方法。如《金匮要略·妇人妊娠病脉证并治》第 6 条的干姜人参半夏丸用于治疗妊娠恶阻病，方中干姜、半夏、生姜汁三药共同降逆止呕，历代医家论述半夏"有动胎之性，盖胎初结，虑其宜散，不可不谨也"，生姜汁可减半夏毒性，又与补气固脱的人参配伍，不但不碍胎，且能固胎。《金匮要略·妇人产后病脉证并治》第 6 条的下瘀血汤治疗产后恶露不下，瘀血内阻的腹痛病，大黄、桃仁、䗪虫三药破血逐瘀，但考虑产后气血两虚，为防止破血药伤血，方中配伍甘缓的蜂蜜，来缓其峻烈之性。

（三）遣方用药特点

1. 据病选方，药随证变

根据《金匮要略》妇人病三篇的论述，妇人体质多虚、多郁，易导致因虚致邪，气血冲任失调等病机，故张仲景选方用药以补虚祛邪、调理冲任为基本原则，又结合妇人妊娠病、产后病和杂病的不同阶段的病理特点，据病特点选方，辨证用药灵活多变。

妇人妊娠孕育胎儿，加之外邪对脏腑、气血、冲任等的损伤，导致胎儿不安，故张仲景治疗妊娠病以调理冲任、固护胎元、治病安胎并举为选方总则。如《金匮要略·妇人妊娠病脉证并治》中收录方剂 10 首，其中 2 首为养胎固胎常服方，8 首为治病之方。第 9、10 条的当归散和白术散同为养胎固胎常服方，但张仲景认为不可盲目服用，临床应辨寒热而治之。若因妊娠耗血过多，血虚生热，脾不健运，湿浊停留，血虚湿热而致胎动不安，用当归散养血健脾、清化湿热，方中当归、川芎、芍药养血补肝，黄芩清热，白术健脾除湿，诸药配伍，血复湿热去，则胎气自安；若因脾脏虚寒湿阻中焦殃及胞宫而致胎失所养，用白术散健脾温中、除湿安胎，方中白术健脾燥湿，川芎活血行气，蜀椒温中散寒，牡蛎除湿利水，四药相伍有健脾除湿、温中安胎之功。两方一凉一热，固然可以常服，但有病才致胎儿不安，病去则胎自安，可看出张仲景以保持冲任气血协调、产时顺利为养胎安胎之则。第 1、6 条的桂枝汤和干姜人参半夏丸均可用于治疗妊娠恶阻，临证需细分轻重，辨其病机。恶阻本是妇人妊娠常有的反应，基本可自行缓解不需要治疗。但若有恶心呕吐，不能食，无寒热的症状，知病非外感所致，不属表证，为阴阳失调，冲脉之气上逆犯胃，胃失和降之恶阻轻症，当以桂枝汤调和阴阳，降逆止呕；若呕吐不止，水谷不入，呕吐物质地清稀，则为脾胃虚寒，寒饮中阻，浊气上逆所致，属恶阻日久不愈之重证，当用干姜半夏丸温中补虚、涤痰降逆。可见张仲景治疗妊娠病治病与安胎并举、用药强调辨轻重寒热之病机、随证治之的特点。

妇人产后病的发病特点为亡血伤津，气血不足，治疗当以补其不足为主，同时产后若恶露不出不净，也可致瘀血内阻，故妇人产后病具有"多虚多瘀"特点，因此张仲景治疗产后病选方用药照顾到产后，却不拘泥于产后，更侧重于疾病的证候表现，全面辨证，药随证变。如《金匮要略·妇人产后病脉证并治》中收录方剂 10 首，其中治疗产后腹痛方剂 4 首，第 3、4、5、6 条均论述产后腹痛的治疗，考虑到产后病多血虚阴亏故治疗以养血护阴为先，又因正气不足易感外邪，结合虚易夹实，随证灵活运用攻下、理气、化瘀等药物祛邪除病。若产后腹中绵绵而痛，属产后营血亏虚，失于温煦，血虚挟寒，当以温养血脉之药，用当归生姜羊肉汤补肝养血，散寒止痛；若产后腹痛大便难，则为产后津亏胃燥、热盛里实、肠失濡润，用大承气汤攻下邪热，急下存阴；若产后腹痛腹满，烦满不得卧，则为产后因恶露不净，瘀血内阻，气机不畅，属气滞重于血瘀的里实证，用枳实芍药散调气和血治之，方中以枳实烧黑存性调气而行血分之滞；若上方治疗不愈，干血着于脐下者，属瘀血偏重的腹痛，当用下瘀血汤破血逐瘀治之。又如第 8 条产后中风证用桂枝汤解表祛邪。因表虚复感外邪，病程持续 10 天不愈，仍见恶寒发热、头微痛、胸脘闷、干呕、汗出等症，病虽缠绵日久，但亦属太阳中风表证，仍用桂枝汤解肌祛邪、调和营卫。第 10 条治疗产后妇人乳中虚之竹皮大丸，亦为祛邪之方。妇人产后阴血亏虚，加之育儿哺乳，而致气血更虚，虚热内生，热扰于中，则胃气失和，出现虚烦呕吐，治以竹皮大丸清热降逆、安中益气。方中重用甘草，又以枣肉和丸，其旨在安中益气，竹茹、石膏、白薇以清热降逆，桂枝辛温，用量极少，仅占全方药量的 1/13（枣肉用量不在其中），一则平冲降逆，二则佐寒凉之品从阴引阳。

妇人杂病涉及内容广泛，病机复杂，《金匮要略·妇人杂病脉证并治》第 1 条提出"虚""积冷""结气"为妇人杂病总的病因，第 8 条指出"审阴阳、明虚实、行针药"为妇人杂病之治疗总则，因此张仲景对妇人杂病的遣方用药以三大病因为基础，强调详审阴阳、分辨寒热虚实，根据不同病证特点，依法选方用药，紧扣病机，针药并用，内外同治。如第 9、11、12 条均为月经崩漏病的治疗，方剂使用时当分虚、实、寒、热辨证治之，温经汤温经散寒，活血祛瘀，兼以养阴清热，治疗冲任虚寒、瘀血内停、阴虚内热而致崩漏；胶姜汤温补冲任、养血止血，治疗冲任虚寒，不能摄血，经气下陷而致漏下；旋覆花汤疏肝解郁、行气活血、通阳止漏，治疗肝失疏泄、气血郁滞而致漏下。第 10、13、14 条皆可治疗经水不畅病，用方同为祛瘀通经，亦分轻与重、蓄血与蓄水之别。若少腹按之硬满疼痛，月经量少，色紫有块，舌紫暗，脉涩，属寒凝血瘀致经水不利者，当用土瓜根散活血通瘀，方中用桂枝、白酒温通血脉，土瓜根活血通经，䗪虫破血行瘀，芍药和营止痛。若闭经伴少腹按之硬满疼痛或腹不满，小便自利，舌紫暗，脉沉涩，属瘀热内结经水闭阻不通之闭经，当用抵当汤逐瘀破血通经，方中以水蛭、虻虫攻逐瘀血通经，大黄、桃仁攻下瘀血积滞。若少腹满如敦状，小便微难而不渴者，属水与血互结血室致经行闭阻证，当用大黄甘遂汤破血逐水兼以扶正，方中大黄攻瘀，甘遂逐水，阿胶养血扶正；大黄、甘遂为峻猛逐邪之品；又因是经后或产后所患，故配阿胶使邪去而不伤正。本方"顿服之，其血当下"，即一次服下，更能增强破血逐水之力。

2. 调肝补脾，血水同治

张仲景辨治妇人病在脏腑上重视肝脾两脏，在遣方用药治疗上重视调肝补脾、血水同治。肝主藏血，主疏泄，以血为体，以气为用，肝虚病理变化易出现阴血亏损，肝失条达又易形成肝气郁滞。脾主统血，主运化，运化食物和水液，为气血生化之源，脾虚不健，病理变化易内生痰饮水湿，又易气血亏虚。血水同源，赖气而生而行，并行而不悖。《金匮要略·水气病脉证并治》云"经为血，血不利则为水"，唐容川在《血证论》又提出了"血病不离乎水""水病不离乎血"的病理关系。张仲景所论妇人病多属肝脾失和，如《金匮要略·妇人妊娠病脉证并治》第 5 条的妊娠腹痛、《金匮要略·妇人杂病脉证并治》第 17 条的杂病腹痛均由肝郁脾虚所致，气血不行，血源不足，胞宫失养，肝郁血滞，脾虚湿生，故用当归芍药散养血疏肝，健脾利湿，以芍药、当归、川芎养肝补血，以茯苓、白术、泽泻健脾利水，使肝血足气条达，脾健运水湿利，肝脾调和，水血同治，诸症得除。又如《金匮要略·妇人妊娠病脉证并治》第 2 条论述的妇人癥病多与气机阻遏，水湿停聚有关，故用桂枝茯苓丸消瘀化癥、健脾利水，方中芍药、牡丹皮、桃仁调肝化瘀消癥，桂枝辛温化气散结，茯苓健脾利水，诸药合用，肝脾同调，血水同治，祛瘀消癥。又有《金匮要略·妇人产后病脉证并治》第 5 条治疗产后腹痛的枳实芍药散，以枳实入脾胃，理气化痰，配芍药入肝脾，养血止痛，柔肝泻木，补脾敛阴，和营缓痛，治疗阴血不足、气机郁滞的产后腹痛。

3. 一方多用，异病同治

妇人病的病机虽多有不同，但整体体质特点为多虚多郁，虽有不同疾病，但病机相同，其治疗用方可相同。如《金匮要略·妇人妊娠病脉证并治》第 4 条所论述的治疗因冲任虚寒所致胞阻的芎归胶艾汤。妇人下血之证常见 3 种病证：一为经水淋漓不断之漏下；二为半产后下血不止；三为妊娠胞阻下血。虽症状有所不同，但其病机均属冲任脉虚，阴气不能内守，故均用胶艾汤以调补冲任、固经养血，气血并治。又如《金匮要略·妇人妊娠病脉证并治》第 1 条所论述的桂枝汤，既可以治疗气血不足、阴阳不和而致冲脉上逆的妊娠恶阻轻症，又可用于气血亏虚、阴阳失调、营卫不和的产后中风病。另有《金匮要略·妇人妊娠病脉证并治》第 5 条的当归芍药散，用于治疗由肝郁脾虚所致的妊娠腹痛和杂病腹痛；《金匮要略·妇人产后病脉证并治》第 2 条所论的产后津血亏虚复感外邪诱发的郁冒、《金匮要略·妇人杂病脉证并治》第 1 条所论的经期感受外邪热入血室所致的寒热如疟病，均属血虚邪入少阳的病症，可用小柴胡汤和解少阳、透邪于外治疗。

4. 当药则药，有故无殒

妇人妊娠病在用药上有诸多禁忌，历代医家均认为，凡滑利、攻下和破瘀之品，皆对胞胎不利，当慎用之。但仲景治疗妊娠病紧扣病机，当药则药，在运用妊娠慎用药的同时注意配伍、剂型和服药剂量，防止过用伤胎。如《金匮要略·妇人妊娠病脉证并治》第 6 条的寒饮内停所致重证呕吐，虽半夏、干姜有伤胎之嫌，但考虑呕吐较为顽固，不治将影响胎儿的生长，按照"有病而病当之"，用半夏、生姜汁涤饮和胃、降逆止呕，干姜温中散寒，配伍人参扶正益气，避免损伤胎儿。张仲景妊娠病用方共计 10 首，所用药物中被后世认为堕胎、碍胎禁用药的有半夏、桃仁、贝母、葵子、蜀椒等，但仲景遵从"有故无殒，亦无殒也"的原则，当药则药，去病安胎进行治疗，并提出若病情严重危及母子生命时亦可下胎安母。

二、《金匮要略》妇人病方药的剂型、煎服方法和调护

（一）剂型多样

妇人病三篇所用 35 首方剂中包含内服方剂 32 首，外用方剂 3 首，有汤剂、丸剂、散（粉）剂、栓剂、洗剂等多种剂型。

1. 善用丸散，缓其药势

根据不同病情内服方剂创出各种剂型，有汤剂 19 首，丸剂 6 首，散（粉）剂 7 首；结合妇人病妊娠多需固胎、产后多虚多瘀、杂病多虚多郁的病机特点，张仲景辨治妇人病所用方剂丸、散剂最多，占 2/5，充分体现其用方顾护人体正气的特点。如《金匮要略·妇人妊娠病脉证并治》中 10 首方剂，丸散剂 7 首，汤剂 3 首，体现张仲景治疗妊娠病所用方剂多用丸、散，且服用剂量少的特点。散剂服用"方寸匕"，丸剂服用 3～10 丸，正如徐彬《金匮要略论注》云"盖汤，荡也，妊娠当以安胎为主，则攻补皆不宜骤，故缓以图之身"，在祛病的同时考虑到药物对妊娠孕妇及胎儿的影响，故用丸、散剂以缓其药势。

2. 首创栓剂，开创外治之先河

根据妇人病的病位特点，张仲景首创栓剂，使用洗剂，采用局部外用的方法，增强治疗效果，开创妇科外治法之先河。如治疗内有干血，郁为湿热所致带下的矾石丸，炼蜜和丸，做成枣核大，纳入阴道中；治疗寒湿带下的蛇床子散，白粉和丸，做成枣大小，绵裹，纳入阴道中。两方均为栓剂，纳入阴中治疗带下病，局部直接用药，使药直达病所，是栓剂治疗妇科疾病的最早记载。又如治疗下焦湿热阴中生疮的狼牙汤，方后注云"以绵缠箸如茧，浸汤沥阴中"，煎水洗涤阴中，是局部外洗治疗妇科病症的最早用法。

（二）重视煎服方法

1. 善用酒剂，增强疗效

张仲景辨治妇人病善用酒剂。《金匮要略》妇人病三篇中汤剂的煎煮除水煎煮之外，多加酒同煎，丸、散剂服用亦多用酒服。"酒为百药之长"，乃水谷之气，味辛、甘，性大热，可以引药迅速到达全身经脉，增强活血通络、散寒通经的功效，因妇人病常需养血通经、活血通络，故多用酒煎或酒服。如治疗冲任虚损所致崩漏下血的芎归胶艾汤，加"清酒三升"合煮，借酒温散之力，既可暖宫又可行其药力，增强温通经脉的疗效；治疗"妇人六十二种风，及腹中血气刺痛"或"产后血晕"的红蓝花酒，"以酒一大升，煎减半"，以酒助红蓝花的活血行瘀之效；又如当归芍药散、当归散、白术散、下瘀血汤、土瓜根散、肾气丸等丸、散剂皆以"酒服"，以酒行药势而增强养血活血之疗效。同时，酒剂的使用也为后世酊剂的发展奠定了基础。

2. 服法考究，顾护正气

妇人病内服方剂服用方法十分考究，根据病情不同，有"顿服""日再服（常服）""顿服一半，未止再服""分温三服""日三夜一服"等多种服用频次，除酒服外，还有食前服、饮服、麦粥同服等多种服用方法。如治疗妇人癥瘕的桂枝茯苓丸："每日食前服一丸，不知，加至三丸"，先药后食，使药力易向下到达病所。又如干姜人参半夏丸、当归贝母苦参丸、葵子茯苓散、竹皮大丸皆以"饮服"，枳实芍药散以"麦粥下之"，借助饮汤和麦粥顾护胃气，扶助人体正气，体现仲景顾护脾胃的思想，也体现了仲景以病人为中心之理念。

3. 制作丸剂，峻药缓服

《金匮要略》妇人病三篇中丸剂制作有炼蜜和丸、枣肉和丸、姜汁制丸 3 种方法，帮助顾护人体之正气或增强疗效。如治疗妇人癥瘕的桂枝茯苓丸、治疗妇人妊娠小便难的当归贝母苦参丸、治疗产后恶露不下所致腹痛的下瘀血汤等皆为祛邪峻剂，炼蜜和丸，防止峻药祛邪伤及人体正气。又如治妇人产后虚热、心烦不安、恶心呕吐的竹皮大丸，以"枣肉和丸，弹子大"，意在安中益气、缓调诸药；治疗妊娠恶阻重证的干姜人参半夏丸，"以生姜汁糊为丸"，以生姜汁助半夏涤饮降逆、温中止呕。

（三）注重服药后调护

在妇人病的治疗中，张仲景对于服药后饮食调护亦颇为重视。如白术散方后注"心烦吐痛，不能食饮，加细辛一两，半夏大者二十枚，服之后，更以醋浆水服之，若呕，以醋浆水服之；复不解者，小麦汁服之；已后渴者，大麦粥服之。病虽愈，服之勿置"，描述服用白术散后，再服用酸浆水可和胃止呕以治妊娠恶阻呕吐；若呕吐较重，胃气受损者，可服用小麦汁以扶胃气；若服白术散后口渴者，可服大麦粥养胃生津。又有治疗产后中风，虚阳上浮证的竹叶汤，既要补里扶正，又要解表散邪，服药后当"温覆使汗出"，温覆助发汗祛邪。另有服药后反应的描述，如葵子茯苓散健脾利水治疗妊娠子肿小便难，方后注"小便利则愈"；下瘀血汤活血化瘀治疗瘀血内阻之产后腹痛，方后注"新血下如豚肝"；大黄甘遂汤攻下瘀血治疗水与血结于血室而致的月经不利，方后注"其血当下"。此三方均为祛邪峻剂，药后反应点明了其停药时间，防止过用损伤正气，亦对后世医家应用该方给予指导，体现了张仲景细致严谨的学术精神。

三、仲景辨治妇人病用药特点的应用指导

《金匮要略》妇人篇是研究和治疗妇产科疾病的专篇，包含妊娠病、产后病，以及各种妇人杂病的治疗，所列方剂 35 首，涉及药物约 70 种，其中辨治妇人病的方药的制方思维、遣方用药，以及剂型、煎服和调护方法均对后世妇科临床应用有指导意义。

张仲景辨治妇人病用立法严谨，用药精专，组方灵活运用《黄帝内经》《汤液经法》的五味化合理论，将不同性味的中药合理配伍，产生新的治疗作用，发挥更好的疗效。在组方上，仲景常根据妇人病病机特点，用补中有行、消中有补的制方思维，起到补泻兼施的作用。妇人病易因虚夹实，此组方规律对虚实夹杂的妇人病治疗的配伍思维提供了参考。若使用峻剂，张仲景常用药物配伍，或制作丸药缓服，制约或减轻药物毒副作用。

妇人妊娠病、产后病和杂病的病理特点不同，张仲景根据疾病特点选方，同一疾病仍需辨证用药，强调同病异治。妊娠病多因孕育胎儿的影响，加之冲任气血损伤所致，治疗以治病与安胎并举为选方总则，用药强调辨轻重寒热之病机，随证治之。妇人产后病具有"多虚多瘀"特点，故产后病治疗选方用药应照顾到产后，却不拘泥于产后，张仲景更侧重于对疾病全面辨证，药随证变。张仲景治疗产后病以养血益阴为先，又随证灵活运用散寒、理气、攻下、化瘀等药物祛邪治病。妇人杂病治疗张仲景以"虚""积冷""结气"三大病因为基础，强调详审阴阳、分辨寒热虚实，根据不

同病证特点，依法选方用药，紧扣病机，针药并用，内外同治。妇人病的病机虽多有不同，但整体体质特点为多虚多郁，虽有不同疾病，但紧扣相同的病机，张仲景一方多用，异病同治进行治疗。张仲景对妊娠病、产后病和杂病的选方原则，对后世临床妇科病症的治疗原则和遣方用药有一定的指导意义。与此同时，张仲景辨治妇人病在遣方用药上重视调肝补脾，血水同治。妇人病多属肝郁脾虚、水血互阻所致，故张仲景以养血疏肝、健脾祛湿、活血利水之药治疗。

《金匮要略》妇人病方药的剂型多样，善用丸散，占据2/5，其中妊娠病辨治所用方剂丸散剂十居其七，且服用量少，散剂服用"方寸匕"，丸剂服用3～10丸，在祛病的同时充分考虑到药物对妊娠孕妇及胎儿的影响，充分体现仲景用方顾护人体正气的特点。张仲景首创栓剂，使用洗剂，开创妇科外治法之先河，推动后世局部外洗治疗妇科病症的发展。煎服方法上张仲景善用酒剂，汤剂加酒同煎，丸、散剂服用亦多用酒服，以酒行药势，增强活血通络之效，亦为后世酊剂的发展奠定了基础。张仲景辨治妇人病注重服药用法和药后调护，如汤剂有食前服、酒服、饮服、麦粥同服等多种服用方法，丸剂制作有炼蜜和丸、枣肉和丸、姜汁制丸3种方法，并提出服药后可服用醋浆水、小麦汁、大麦粥等，以顾护正气或增强疗效。对于祛邪峻剂，张仲景描述药后反应如"小便利则愈""新血下如豚肝""其血当下"等，点明了其停药时间，避免过服伤正。

妇人病所用方剂的方药特点、剂型、煎服和调护，为后世妇科临床应用树立了典范，其学术思想有待进一步继承和发展，当深究其理，传承其精华，在妇科临床中不断发扬光大。

参 考 文 献

冯瑶，吴松，2024.《金匮要略》妇人病的探析 [J]. 中国中医药现代远程教育，22（2）：38-40.

姜德友，于琨，温馨，2022. 妇人腹痛病因病机源流考 [J]. 河北中医，44（9）：1552-1557.

孙达，陈烨文，2020. 以仲景学说为中心探讨妇科病病因病机 [J]. 中医临床研究，12（17）：15-18.

第二章 《金匮要略》妇人病的辨治规律研究

第一节 妇人妊娠病脉证并治

妇人妊娠病是指妇人在妊娠期间因生理的特殊改变而出现的特有或常见的疾病,见于《金匮要略·妇人妊娠病脉证并治》,涉及妊娠恶阻、妊娠腹痛、妇人癥病、胎动不安、妊娠胞阻、妊娠小便难、妊娠水肿、妊娠伤胎等病证的诊断和治疗,以及祛病安胎养胎的方法。

一、妊 娠 恶 阻

妊娠恶阻,指妊娠期间反复出现恶心呕吐,或进食受阻,甚则食入即吐者,因"恶心而阻其饮食"得名,又称"妊娠呕吐""阻病""子病""病儿"等。妊娠恶阻大多数发生在妊娠早期,少数会持续至妊娠晚期,多因脾胃虚弱、痰湿阻滞或肝胃不和,孕后血聚胞宫养胎,冲气上逆,胃失和降所致。

【病证特点】

1. 胃虚气逆为基本病机

《金匮要略·妇人妊娠病脉证并治》第1条、第6条均围绕脾胃虚弱、冲气上逆论述妊娠恶阻的病机和脉证。第1条论述妊娠恶阻的脉象"妇人得平脉,阴脉小弱",妇人妊娠初期,胎元初结,气血逐渐归胞养胎,冲任之血相对不足,导致冲脉之气偏盛,体内阴阳气血暂时失调,胎气上冲,胃失和降,为恶阻轻症。第6条论述妊娠"呕吐不止",是脾胃虚寒、痰湿内生,寒饮中阻上逆犯胃所致,呕吐物当以清水或涎沫为主,呕吐频繁剧烈,且持续时间较长,一般药物治疗达不到效果者,为恶阻重症。

2. 与肝脾两脏关系密切

妊娠期间,胎元赖以母体气血濡养,而母体气血来源于肝脾两脏。脾为气血生化之源,肝藏血,主疏泄,推动气血运行。若母体脾虚不运,气血化生无源,肝血贮藏不足,则冲任阴血失养,冲脉之气偏盛,冲气上逆;若肝血不足,疏泄失司,致肝气犯胃,胃失和降;或脾失健运,肝失疏泄,血虚湿滞,致痰饮凝聚,阻滞气机,胃气上逆而致病。

【辨治思路】

1. 重视鉴别诊断

本病首先根据病史、症状及现代检查确诊患者有孕为前提。凡生育年龄妇女有停经史,寸脉平和,尺脉较关脉稍弱,或尺脉见滑象,伴随干呕,不欲食或恶闻食气,食入即吐,头晕乏力,嗜食酸咸,且身无外感寒热之象,称为妊娠反应。呕吐重者称为妊娠恶阻,又称妊娠剧吐。本病当与由妇科癥瘕及痰湿等原因引起的闭经,而出现的呕吐进行鉴别;亦与妊娠合并其他原因引起的胃肠肝胆病证出现的呕吐相鉴别。

2. 当分轻重辨证

妊娠呕吐为孕期生理表现,多出现于孕2~12周,一般自行缓解,不需要特殊治疗,以饮食调护休息为主,即轻者、缓者调之。

呕吐较为剧烈,非药物难以疗愈,影响胎儿生长发育者,即为恶阻,应依据呕吐物的性状(色、质、味)及呕吐时间,脉证合参,辨别虚实寒热,依法施治。如明·朱橚在《普济方·妊娠诸疾门·恶阻》指出了"轻者不服药亦不妨,重者须以药疗之"。症仅见干呕或吐涎、头晕、不欲食、苔白、脉缓滑者,属恶阻轻症,为阴阳失调、胃气上逆所致,可用桂枝汤调和阴阳、调和脾胃、平冲降逆治疗。若呕吐频繁剧烈、持续不止、呕吐物多为清稀痰涎或清水、头眩、精神萎靡、溲清便溏、苔白润、脉缓滑无力者,严重影响孕妇和胎儿,属恶阻重症,多为胃虚寒饮、浊邪上逆所致,可用干姜人参半夏丸温中补虚、蠲饮降逆。

如呕吐剧烈,持续日久,出现精神萎靡,唇舌干燥,尿少便秘,或出现水浆不进的状态,由重症继而导致各种变证,甚至坏证,伤及母体或胎儿,可参考张仲景"则绝之"下胎安母。

3. 治病安胎并举

妊娠病治疗当以治病与安胎并举。历代医家认为,凡滑利、攻下、破血之品,皆有伤胎之弊,慎用禁用,后世医家更将半夏列为妊娠禁忌药。张仲景不为此说所拘泥,紧扣胃虚寒饮、浊邪上逆的病机,借半夏化湿止呕之理,遵《素问·六元正纪大论》"有故无殒,亦无殒也"之意,但需要注意使用制半夏,与干姜、人参、生姜、甘草、白术等配伍使用,且严格按照药典规定剂量使用。

【护理与禁忌】

(1)常规围产期护理。观察孕妇症状,监测胎儿生命体征。

(2)鼓励进食,少食多餐,以易消化的清淡饮食为主,避免辛辣刺激、油腻、肥甘等食物,避免异味刺激。若呕吐剧烈,汤丸难下者,可碾为细末,频频用舌舔服。

(3)注意劳逸结合,避免劳累。针对妊娠期的生理和心理特点与患者有效沟通,以消除孕妇紧张、焦虑的情绪,保持心情平静舒畅。

【后世发挥】

1. 病名

本病首载于《金匮要略·妇人妊娠病脉证并治》,第 6 条称为"妊娠呕吐不止"。恶阻之名,始见于隋·巢元方《诸病源候论》。唐·咎殷《经效产宝》称为"子病",孙思邈《备急千金要方》谓之"阻病"。宋·薛轩《坤元是宝》称其"食病"。明·戴思恭《证治要诀》称之"病儿"。明清之后病名变化不大,重在论述辨证论治。

2. 病因病机

对病因病机的认识,《金匮要略》提出早期妊娠脉象"妇人得平脉,阴脉小弱",为阴阳失调、冲气上逆;"呕吐不止"为脾胃虚寒、寒饮中阻,胃气上逆。唐宋以前医家多遵从隋·巢元方《诸病源候论》,认为"元本虚羸"和"风冷痰饮"两大立论为主要病机。宋《圣济总录·妊娠门·妊娠恶阻》认为"在胚之时,血气未用,五味不化,中气壅实,所以脾胃不思谷味,闻见于物,故恶心有所阻也"。宋·罗太无认为"有孕妇三月,呕吐痰,并饮食,每寅卯时作。作时觉少腹有气上冲,然后膈满而吐。此肝脉挟冲脉之火冲上也。"明清时期,对本病的病因病机认识日趋完善,后世医家认为妊娠恶阻的病因病机主要为脾胃虚弱、痰湿中阻、肝胃不和、肝肾阴虚等而致冲气上逆、胃失和降。

3. 治则治法

在治法方面,张仲景指出:"妇人得平脉……桂枝汤主之。于法六十日当有此证,设有医治逆者,却一月加吐下者,则绝之。"后世医家对此条文见解不尽相同,但通过其释义,可知囊括了妊娠恶阻的治则:一是轻者不服药亦不妨,绝止医治,待其自愈,即"绝其医药";二是重者须服药,辨证论治为纲,知病所起,绝其病根,即"绝其病根";三是恶阻重症,妨碍母体,或胎动难留者,则需下胎益母,即"绝其妊娠"。

绝其医药者,重在调护。清·陈自明《妇人大全良方·妊娠门·妊娠恶阻方论》提出治疗"不拘初妊，但疾苦有轻重耳。轻者，不服药亦不妨；重者，须以药疗之。"宋代《太平惠民和剂局方·宝庆新增方·安胎饮》云："如或恶食，但以所思之物任意与之，必愈。"指出妊娠恶阻，不欲食，必有偏嗜一物，或为酸辛，或为咸辣，任意食之，其病自愈。元·程杏轩《医述·女科原旨·胎前》中提到："恶阻者，谓呕吐……予尝治一、二妊妇恶阻，病呕吐，愈治愈逆，因思仲景绝之之旨，以炒糯米汤代茶，止药月余，渐安。"

绝其病根者，重在辨证。《金匮要略·妇人妊娠病脉证并治》第 1 条、第 6 条针对妊娠恶阻轻症和脾胃虚寒所致的妊娠呕吐不止，提出了调和阴阳和温补脾胃、蠲饮降逆两大治法，方拟桂枝汤和干姜人参半夏汤。唐·孙思邈《备急千金要方·妇人方上》提出"半夏茯苓汤""茯苓丸""橘皮汤""青竹茹汤"四方可治疗本病，以燥湿化痰、健脾化痰、健脾行气、除烦止呕为治法。宋·严用和《严氏济生方·妇人门·恶阻论治》总结治疗之法为顺气、理血、豁痰、导水，首次针对妊娠恶阻提出具体的治法，但该书中没有列出具体方药。至清·鲍相璈《验方新编·妇科胎前门·胎前症治》中阐述了该法的方剂以及配伍用药："法当顺气理血，豁痰导水，而诸症自除。以加味参橘饮治之。加味参橘饮：人参一钱，白术二钱，砂仁三分，浓朴一钱，橘红四分，当归一钱，香附五分，甘草三分，姜三片，竹茹一丸。"元·朱丹溪《丹溪治法心要·妇人科》中记载用抑青丸清泻肝火治疗肝气上逆犯胃之妊娠恶阻。明清时期本病治法逐渐完善，其中健运脾胃、和胃降逆、平肝健脾、健脾化痰、顺气豁痰、养血降火、清火平逆、滋肾平肝等是妊娠恶阻的主要治法。

绝其妊娠者，重在保母。宋·陈自明在《妇人大全良方·妊娠门·妊娠痰逆不思食方论》里描述了恶阻重症的临床表现，亦指出其可能引起胎孕不牢："妊娠之病，若呕逆甚者，伤胎也。"妊娠恶阻有轻重之别，大多可以通过辨证论治予以治疗，但如果呕吐剧烈，持续日久，可伤及母体或胎儿，甚至导致变证，危及孕妇生命，则急当下胎安母。

【注释选录】

《金匮方论衍义》：妇人平脉者，言其无病脉也。阴脉小弱，以其荣气不足耳。凡感邪而荣气不足者，则必恶寒发热，不妨于食。今无寒热，妨于食，是知妊娠矣。妊娠者，血聚气搏，经水不行，至六十日始凝成胚，斯时也。气血化于下，荣气不足，卫不独行，壅实中焦而不能食，津液少布，其人渴，用桂枝汤益荣和卫……此即后世所谓恶阻病也。先因脾胃虚弱，津液留滞，蓄为痰饮。至妊二月之后，胚化为胎，浊气上冲，中焦不胜其逆，痰饮遂涌，呕吐而出不已，中寒乃起。故用干姜止寒，人参补虚，半夏、生姜治痰散逆也。

《金匮要略心典》：绝之，谓禁绝其医药也。楼全善云：尝治一二妇恶阻病吐，前医愈治愈吐，因思仲景"绝之"之旨，以炒糯米汤代茶，止药月余渐安。

《金匮要略直解》：寒在胃脘则令呕吐不止，故用干姜散寒，半夏生姜止呕，人参和胃。半夏干姜能下胎？娄全善曰：余治妊阻病，累用半夏未当动胎，亦有故无殒之义，临病之工，何必拘泥。

《金匮要略方论本义》：妊娠呕吐不止者，下实上必虚。上虚胸胃必痰饮凝滞而作呕吐，且下实气必逆而上冲，亦能动痰饮而为呕吐。主之以干姜人参半夏丸，方用干姜温益脾胃，半夏开降逆气，人参补中益气。为丸缓以收补益之功。用治虚寒之妊娠家至善之法也。

【医案举例】

案一 脾胃虚弱，阴阳不和。患者，25 岁，孕 2 月余，妊娠反应加重 10 余天，彩超检查示胚胎发育正常，当地诊所服中西药物疗效差。刻诊：口淡无味，不思饮食，热凉酸辣饮食均不思，强迫食下则恶心呕吐，自觉有气上冲心口，口渴但不欲饮水，四肢倦怠乏力，嗜睡头晕，面色不华，语声无力，舌淡苔薄白，脉略滑。诊为妊娠恶阻，属脾胃虚弱、阴阳不和证。方用桂枝汤：桂枝 12克，白芍 12 克，生姜 12 克，甘草 6 克，大枣 6 枚。3 剂，日 1 剂，水煎服。3 天后复诊，服药后纳食增加，有气上冲感明显减轻，守上方继服 5 剂，告愈。

按语 《金匮要略·妇人妊娠病脉证并治》云："师曰：妇人得平脉，阴脉小弱，其渴，不能食，无寒热，名妊娠，桂枝汤主之。"本案患者孕 2 月余，胎元初聚，经血渐结，归胞养胎，经血不泻，冲脉气盛，上逆犯胃，故不思饮食。脾胃虚弱、胃气上逆则呕吐；阴血不足，不能上荣故觉口渴，所以用桂枝汤调阴阳、和脾胃、平冲逆而获良效。（李耀清，2016. 桂枝汤妇科临床应用举隅 [J]. 山东中医杂志，35（5）：468-469.）

案二 寒饮内停，胃失和降。陈某，女，24岁，2001年3月22日就诊。患者自述停经2月余，开始胃纳不佳，饮食无味，倦怠嗜卧，晨起头晕恶心，干呕吐逆，口涎增多，时或吐出痰涎宿食。自以为属妊娠反应，未加治疗。近1周来，食入即吐，所吐皆痰涎清水，头晕，心烦胸满不思食，膈间有水，心悸气短，面色苍白，喜热畏寒，四肢发凉，舌淡苔白而滑，脉迟。此乃脾胃阳虚，胃有寒饮所致。治宜：温中健脾，和胃降逆。药用：干姜10克，半夏9克，人参12克，茯苓12克，炒白术12克，陈皮10克，砂仁10克，甘草6克，生姜3片。水煎分2次频服。服3剂后，呕吐已止，唯饮食欠佳，继以异功散5剂调理善后，诸证消失。后随访顺产一女婴。

按语 患者素体虚弱，脾胃阳虚，寒饮内停，而致痰湿内生，加之受孕之后，经血不泻，冲脉之气上逆而犯胃，胃虚则失于和降，反随冲气上逆而作呕恶。运用本方必须掌握其呕吐因胃虚有寒饮所致，以呕吐物稀薄澄清或口内清涎上泛，唾液津津，苔白滑、舌质淡白为应用主症。（周步君，2002. 干姜人参半夏汤加味的临床运用 [J]. 北京中医药，21（6）：358-359.）

二、妊娠腹痛

妊娠腹痛是指妊娠期间因胞脉、胞络阻滞或失养，气血运行不畅而出现以小腹疼痛、反复发作为主症的疾病。以程度不甚或病势较缓的小腹部绵绵作痛，或冷痛不适，或小腹连及胁肋胀痛等为特征，亦称"痛胎""胎痛""妊娠小腹痛"者。张仲景认为因脾胃阳虚、肝脾失调，或冲任虚寒，阴血不能内守所致。

【病证特点】

1. 冲任阳虚、气血不足为病机关键

妇人妊娠养胎期间气血相对不足，胎儿渐大，更需母体气血的荣养温煦，故冲任阳虚、气血不足是妊娠腹痛的病机关键。本篇第3条论述"妇人怀妊六七月，脉弦发热……腹痛恶寒，少腹如扇……"提示肾阳虚弱，阴寒内盛。第5条论述肝郁脾虚，气机不畅，血气不行，血源不足，胞宫失养，故见腹中拘急，绵绵作痛，小便不利，足跗浮肿。冲为血海，任主胞胎，第4条论述冲任亏虚，血虚胎失所养，寒气凝滞所致的妊娠下血，胎动不安，腹中疼痛。可见妊娠期冲任气血不足，阳虚寒盛，胎失所养，故腹痛绵绵。

2. 以肝脾为脏腑辨证核心

妇人怀妊，以血为本，肝脾为脏腑辨证的核心。因肝主藏血，血以养胎；脾主健运，乃气血生化之源。本篇第5条所论述妇人腹痛为妊娠肝脾不和所致，若孕妇气血不足，养胎之血不藏于肝，则肝气不舒，肝失条畅则气郁血滞；若脾胃虚弱，养胎之气不运，则湿浊内生；肝脾不和，血虚湿生，胎失所养，故见腹痛，治疗用当归芍药散，养血疏肝，健脾利湿。

本篇第9、10条，分别论述了妊娠期间调养胎元，亦从肝血不足，脾气虚弱，湿生化热，致胎元不稳，胎动不安（9条）；脾虚寒湿伤胎致胎动不安（10条），张仲景在治疗时着重以调肝和脾为辨证的核心。

【辨治思路】

1. 谨守病机，温阳散寒

妊娠腹痛，由多种原因引起，当审因论治。因妊娠阳虚寒盛腹痛，少阴阳衰，阴寒内盛，症见妊娠六七个月，胎儿已长大成形，忽然出现脉弦发热，腹痛恶寒，少腹发凉，如有被扇之状，显著的胎胀欲坠感，此阳虚不能温煦胞宫，子脏不能司闭藏之职所致，阳虚阴寒之气内盛，寒凝气滞，故自觉胎胀，弦脉主寒、主痛，与妊娠腹痛主症相近，所以"当以附子汤温其脏"，以奏温阳散寒、

暖宫安胎之功。附子虽有堕胎之弊，张仲景用以扶阳散寒是去病安胎的方法，秉"有故无殒"之旨而用之，故能无殒。

2. 化瘀利水，血水同治

中医学认为，生理上，水血同源；病理上，互为病因。《金匮要略·水气病脉证并治》提出妇人病有血分、水分之不同，其病机为血与水阻滞所致，云："经为血，血不利则为水"，指出血分、水分的先后辨证关系。唐容川在《血证论》中根据"血积既久，其水乃成""水虚则血竭"的病理基础，强调"血病不离乎水""水病不离乎血"的病理关系。因此张仲景创水血共治、肝脾同调之当归芍药散。方中芍药、当归、川芎养血活血，茯苓、白术、泽泻健脾利水，六味药调经又利水，血水同治，使肝血足而气条达，脾运健而水湿除，肝脾调和则诸证自愈。

【护理与禁忌】

（1）孕期应注意避免过于劳累、持重、登高、剧烈活动，保持心情舒畅，加强心理疏导，避免焦躁情绪。

（2）注意饮食调节，宜食易于消化又营养丰富之品。

（3）孕后应注意阴部卫生，预防感染。

（4）患病后应积极治疗，卧床休息，禁止性生活、灌肠等，减少各种刺激，以免病情加重，促进及早康复。

【后世发挥】

1. 病名

妊娠腹痛是由症状逐渐发展为独立病名，也可作为一个主症见于多种妊娠病。《金匮要略》最早记录妊娠腹痛是作为一个症状，亦称为"胞阻"。而最早将妊娠腹痛作为病名提出的是《诸病源候论》，巢元方在"妊娠诸病候"中单列"妊娠腹痛候"。西晋·王叔和《脉经》载"胎腹痛"。唐·孙思邈《备急千金要方》中提到"妊娠腹中痛""胎动不安"。《太平圣惠方》称为"胎动""阻病""惊胎"。《医心方》载有"妊身腹痛""孕妇腹疼"。《素问·病机气宜保命集》称之"胎痛"。《丹溪治法心要》称之"子悬"。《三因极一病证方论》中有"怀妊腹痛"之名。《女科百问》称"胎气不安""胎冷腹胀虚痛"。《严氏济生方》称"胎惊"。《邯郸遗稿》记录"胎气""痛胎"。《女科经纶》中言"妊娠腹痛属胞阻"。《彤园妇科》《资生集》《沈氏女科辑要》《盘珠集胎产症治》等书中亦将其称为"胞阻"。

2. 病因病机

张仲景认为本病的病因病机是阳虚寒盛，肝脾失调，冲任虚寒、阴血不能内守等。后世医家多以脾胃气血亏虚论述，如《济阴纲目》记载妊娠腹痛"或因脾气虚……气血虚"。清·萧埙《女科经纶·胎前证上·妊娠腹痛属脾胃气虚》曰："胎或作胀，或腹作痛，此是脾胃气虚，不能承载。"朱丹溪进一步明确胎痛的因由是气虚血少，治疗用四物加香附、紫苏。薛古愚《薛氏济阴万金书·逐月养胎法》指出"孕妇腹中不时作痛，小腹重坠，多是血虚气陷，间有兼寒"。

外感风寒导致妊娠腹痛的观点主要是秉承巢元方，《诸病源候论·妇人妊娠病诸候·妊娠腹痛候》说："腹痛皆由风邪入于腑脏，与血气相击搏所为。"《妇人大全良方》认为妊娠心腹痛的病机是"风寒湿冷、痰饮与脏气相击"。《校注妇人良方》中论妊娠小腹痛的病机是以"胞络虚"为基础，以"风寒相搏"为发病条件。《本草纲目》引《子母秘录》曰："妊娠感寒腹痛。"

气滞血瘀亦是本病的重要因素。血瘀型妊娠腹痛最早载于东晋·陈延之《小品方》。孙思邈记载"伤胎血结腹痛"。明·皇甫中《明医指掌·妇人科·胎前》中言："妊娠腹痛，须辨其寒热虚实……虚者，乃血滞不能养胎，脉无力。"清·周贻观《秘诊济阴》载气机逆乱可导致胎不安腹痛。

《明医指掌》中亦指出妇人素体有热，受孕以后导致"内火旺甚"，导致胎气不安腹痛。陈士铎认为胃火过旺则烁肾水，肾水干则无以分润胞胎，故而胎不安腹痛。可见火为阳邪，能扰胎动胎亦是该病的原因之一。此外，痰湿水饮等有形邪气重着下行，阻滞经络胞宫，亦是妊娠腹痛的病机之一。如《太平圣惠方》中首次提到"痰逆"导致妊娠心腹痛。清·郑玉坛《彤园妇科》指出房劳伤肾，亦是胎动腹痛的重要原因。可见，妊娠期间，房劳扰胎和房劳伤肾是妊娠腹痛的病因之一。

后世论妊娠腹痛水分血分的病位首见于《血证论·胎气》："孕妇少腹痛，仍分水分、血分两端。在水分者，膀胱之气不能化水……在血分者，胞为肝肾所司，肝阳不达于胞中，则胞血凝滞而痛……肾阳不达于胞室，则胎冷痛……此名胞阻。谓胞中阴血与阳气阻隔也。"

3. 治则治法

本病治法根据病因病机不同，分别采用温阳散寒、气血同调、肝脾共治、有故无殒等治法。

历代中医古籍对妊娠腹痛的诊疗记载，不外乎安胎和祛邪两端。祛邪主要包括祛除致病因素，邪有外感风寒、气滞血瘀、肝脾失调、阴虚火旺、痰湿水饮等。如清·阎纯玺《胎产心法》中用尊生定痛延胡散治疗气滞血瘀腹痛。《傅青主女科》中救损安胎汤化瘀安胎。《妇科玉尺》中治疗则以理气为主，用白汤送服"香附、枳壳等分为末"。扶正主要涉及扶补气血阴阳，以补肝血、补脾气、补肾阳达到安胎目的。如宋·朱肱在《类证活人书》中首次运用了四物汤来治疗妊娠腹痛。清·阎纯玺《胎产心法·诸痛论》曰："若痛而重坠，因中气虚陷，用补中益气汤。"元·王好古在《医垒元戎》提到用附子六合汤治疗妊娠伤寒入少阴。《小品方》载安胎止痛汤，具有滋阴养血清热之效。《备急千金要方》提出了葱白汤治疗胎动不宁而腹痛。《傅青主女科·女科下卷·妊娠少腹疼》曰"脾肾亏则带脉急，胞胎所以有下坠之状也……方用安奠二天汤。"强调补肾以安胎。

【注释选录】

《圣济总录》：妊娠脏腑虚弱，冒寒湿之气，邪气与正气相击，故令腹痛。痛不已，则伤胞络，令胎不安。治法宜祛散寒湿，安和胎气，则痛自愈。

《金匮要略方论本义》：妇人怀妊六七月矣，脉弦发热，其胎愈暴胀大，而里腹痛，表恶寒，无乃类于内怀胎孕，外感风寒乎？但外感风寒之为病，脉或浮缓浮紧而不弦，即内伤冷湿之为病，腹痛满而胎不致暴胀；且外感风寒之恶寒，在背而不在少腹，今恶寒乃在少腹，少腹如扇，畏憎风寒极矣。师为明其所以然者，子脏开也。肾主开合，命门火衰，气散能开而不能合，在二便则为下脱，妇人子脏之开，亦此理也。急温脏回阳以救胎，法当附子……用附子而佐以参、术，固气安胎，洵善治也。

《金匮要略心典》：脉弦发热，有似表邪；而乃身不痛而腹反痛，背不恶寒而腹反恶寒，甚至少腹阵阵作冷，若或扇之者然。所以然者，子脏开不能合，而风冷之气乘之也。夫脏开风入，其阴内胜，则其脉弦为阴气，而发热且为格阳矣。胎胀者，胎热则消，寒则胀也。附子汤方未见，然温里散寒之意，概可推矣。

《金匮方论衍义》：此与胞阻痛者不同，因脾土为木邪所克，谷气不举，浊淫下流，以塞搏阴血而痛也，用芍药多他药数倍以泻肝木，利阴塞，以与芎、归补血止痛；又佐茯苓渗湿以降于小便也；白术益脾燥湿；茯泽行其所积，从小便出。盖内外六淫，皆能伤胎成痛，不但湿而已也。

【医案举例】

案一 肾阳衰微，胞宫失养。张某，女，22岁，于1963年3月8日诊治。妊娠6月，经常少腹冷痛，又感受寒邪，引起剧痛，腹胀如鼓，不能入眠，微觉恶寒，小便清长，大便溏薄，剧痛眉皱，舌白多津，四肢常冷，痛时尤甚，脉弦有力。此乃肾寒阳微，胞宫失于温煦，治以温经散寒，扶阳抑阴。方用：炮附子、茯苓、白芍、白术各30克、潞参15克。上方服后，疼痛止，腹满减，少腹仍冷。继服上方10余剂，诸证悉除，至足月顺产一男婴，健在。

按语 此案由于肾阳衰微，胞宫失于温养，可见少腹冷痛，腹胀如鼓剧痛，小便清长，大便溏薄等主症，均为阳虚失于温摄，符合附子汤温经散寒，益气止痛辨证。治投病机，故能获效。本案用附子乃遵《黄帝内经》"有故无殒，亦无殒也"之旨，辨证正确，有祛邪之功，而无坠胎之弊。（周连三，1979. 医案二则 [J]. 河南中医学院学报，4：11.）

案二 肝脾两虚，失于固摄。王某，34岁，2021年4月23日因"停经47天，间断下腹疼痛3

天"首诊。患者自诉 3 天前无明显诱因出现下腹部疼痛不适，为胀痛，以两侧明显，劳累后加重，休息后稍好转，伴腰酸，间断有少许阴道出血，色暗红，无头晕心慌气短等不适，食欲正常，无恶心呕吐，大便不成形，1～2 天一行，小便正常。2021 年 4 月 21 日查人绒毛膜促性腺激素（β-HCG）23 093mU/ml，孕酮（P）35.19ng/ml，雌二醇（E$_2$）470pg/ml；妇科 B 超提示宫内妊娠，胚胎存活，胚芽长 0.30cm。察患者舌暗红，苔薄白，脉沉滑。诊断为胎动不安，证属肝气不舒，脾肾虚弱证；治宜疏肝健脾，补肾安胎；方投当归芍药散合寿胎丸加减：当归 15 克，川芎 10 克，炒白芍 20 克，茯苓 15 克，泽泻 10 克，炒白术 10 克，甘草 10 克，枳壳 10 克，陈皮 10 克，砂仁 10 克，川续断 15 克，桑寄生 15 克，菟丝子 15 克，杜仲 10 克，仙鹤草 10 克，苎麻根 10 克，5 剂颗粒剂，开水冲服，日 1 剂，分 2 次口服。2021 年 4 月 30 日二诊：患者服上述中药后下腹疼痛减轻，腰酸较前好转，无阴道出血，自觉口干，大便成形，1～2 天一行，小便正常，睡眠饮食正常。2021 年 4 月 30 日查血 β-HCG 51 730mU/ml，P 28.43ng/ml，E$_2$ 1451.2pg/ml；妇科 B 超提示宫内妊娠，胚胎存活，胚芽长 1.5cm。察患者舌暗红，苔白，脉细滑。考虑患者有阴伤症状，遂守上方去茯苓、泽泻，加葛根 15 克，女贞子 10 克，墨旱莲 10 克，用法同上。后随访患者孕期无特殊不适，于 2021 年 12 月 26 日行剖宫产 1 胎。

按语 肾藏精，主生殖系胞胎，妊娠期肾精以养胎，肾气以载胎则胎元得安；脾主运化，能化生气、血、精、液以营养五脏六腑，滋养胞宫。若脾肾虚弱，气血不足，则胞脉失养，不荣则痛；肝主疏泄，能调畅全身气机，若肝失所养，则气机郁滞，抑或形成血瘀，局部脉络不通而致痛。此案系肝郁脾虚、气机郁滞而发胀痛，劳累后脾虚甚则疼痛加重；先后天互相资生，脾虚生化无源而致肾亦虚，肾虚腰府失养则发腰酸，冲任失固，蓄以养胎之阴血下泄则见阴道出血。治疗当以疏肝健脾补肾并用，以当归芍药散疏肝健脾，寿胎丸补肾安胎，加枳壳、陈皮、砂仁以加强疏肝健脾之效，仙鹤草、苎麻根以固涩止血安胎，两方合用，使气血条达，冲脉之气调和，胞脉通，腹痛除，胎孕乃安。（梅如冰，张迎春，2023.张迎春运用当归芍药散治疗妊娠病经验探析 [J].湖北中医杂志，45（6）：29-32.）

三、妇 人 癥 病

妇人癥病是指腹内有瘀阻积块之病，即妇人素有癥积，以月经失调或前后无定期，漏下不止，多夹瘀块，腹中刺痛，血色紫黯，舌紫瘀斑，脉沉弦，并觉脐上似有胎动，按之痛为主症。病因素有癥积，瘀血阻滞，导致血不归经。癥病亦称"石瘕""癥瘕""积聚""癥瘕积聚""肠覃"。

【病证特点】

1. 癥瘕为害，血瘀气滞为基本病机

妇人癥病，乃素有癥积，瘀血阻络为害；或癥病受孕，阴血不能归经入胞养胎所致，其病机为血瘀气滞，离经之血即为瘀血，瘀血阻滞，影响气的运行，或素有瘀血，因瘀血导致气滞。故《金匮要略·妇人妊娠病脉证并治》第 2 条云："妇人宿有癥病，经断未及三月，而得漏下不止，胎动在脐上者，为癥痼害。"今觉脐上似有胎动，漏下者，此乃癥病阻碍气机，气行不畅而悸动，血不归经所致。

2. 紧扣妇人癥病特点，注重鉴别

妇人癥病辨证要点为"妇人宿有癥病，经断未及三月，而得漏下不止，胎动在脐上者"，即见有停经史，停经 2 个多月又见忽然漏下不止，并觉脐上似有胎动，此乃癥病影响所致，不属真正胎动，此病应与真正的胎动相鉴别。因一般胎动俱在受孕后四个半月才出现，部位多在小腹或脐下，并非本条述脐上者，且胞宫与妊娠月份不符。

关于癥病与妊娠的鉴别，除原文明确提到的两点外，结合临床实践，尚应注意以下几个方面。一是癥病经断时，小腹按之硬而痛。正常妊娠经断后，腹大随停经月份而渐增，且小腹按之柔软、不痛。二是癥病漏下时，血色多黯有块，其小腹痛常随块去而减。

【辨治思路】

1. 谨守病机，化瘀止血

妇人素有癥病，现停经未及三月，而得漏下不止，并觉脐上似有胎动，这是因为素有癥积，瘀血阻络为害；或癥病受孕，阴血不能归经入胞养胎所致。正如《金匮要略》说："所以血不止者，其癥不去故也。"治疗"当下其癥"，癥积不去，漏下不止，只有去癥，才能使新血得以养胎，故用桂枝茯苓丸消瘀化癥，使瘀去血止。丸剂缓攻其癥，不伤胎气，攻邪而不伤正。

2. 血水同治，化瘀利水

中医学理论认为，水、血在生理上同源，病理上互为因果。《金匮要略·水气病脉证并治》曰："经为血，血不利则为水。"提出二者互为因果的理论，"经水前断，后病水，名曰血分，此病难治；先病水，后经水断，名曰水分，此病易治"，释明水血并病先后辨证的关系。唐容川根据"血积既久，其水乃成""水虚则血竭"的病理基础，强调"血病不离乎水""水病不离乎血"的病理关系。

水血生理同源，病理互为因果，治疗应水血同治，祛瘀祛湿。桂枝茯苓丸体现了治瘀兼治湿的精神，即化瘀利水法。因素有癥积，为瘀积日久，必致气滞湿阻。桂枝茯苓丸本为癥病下血而设，意在化瘀止血，配伍一味渗湿利水的茯苓，意在治血治水。本方提示临证时，对于瘀阻日久的病证，应注意"血不利则为水"，故当血水同治，方可获效。

【护理与禁忌】

（1）调畅情绪，保持良好的心态。因瘀血内结，似现代之肌瘤等疾病，易致贫血，故加强营养，可适量多吃含铁蛋白的食物，如动物肝脏、鱼肉、豆类、绿叶蔬菜、黑木耳等，促进血红蛋白的增加，增强抵抗力。避免辛辣刺激或重油重盐，以免痰涎聚集成病。

（2）了解疾病病情发展的指征，如出血增多、腹痛加剧、肛门重坠感明显，应及时就医。如胎癥共见，应卧床休息，避免腹部压力增大，减少破裂风险。

【后世发挥】

1. 病名

妇人癥病并未独立成名，属于中医学"癥瘕"范畴。"瘕"的记载最早见于《黄帝内经》，有"疝瘕""瘕聚""石瘕"等病名；"癥"之名始见于汉代，《史记·扁鹊仓公列传》云："扁鹊以其言饮药三十日，视见垣一方人。以此视病，尽见五藏症结，特以诊脉为名耳。"这里"症"泛指一切疾病。

"妇人癥病""癥痼"之名，始见于《金匮要略·妇人妊娠病脉证治》，"妇人宿有癥病，经断未及三月，而得漏下不止，胎动在脐上者，此为癥痼害……所以血不止者，其癥不去故也，当下其癥，桂枝茯苓丸主之"。《诸病源候论》单独论述妇人癥瘕。如妇人杂病中有"积聚候""癖病候""疝瘕候""癥瘕候""八瘕候"等，妇人产后诸病中有"产后血瘕痛候""产后癥候"等。陈无择在《三因极一病证方论·癥瘕证治》云："癥瘕积聚，随气血以分门。"认为二者区别在气在血，"妇人癥瘕，并属血病"。宋·陈自明《妇人大全良方》中虽列有"妇人疝瘕诸气""妇人疝瘕""妇人八瘕""妇人癥痞""妇人食癥""妇人积年血癥块""产后积聚癥块""产后血瘕"等方论，仍从气血来分治。另一些医家认为瘕多见于女子。如王肯堂《证治准绳·女科》云："若夫七八瘕，则妇人居多。"《景岳全书·妇人规·瘕类》云："瘀血留滞作癥，惟妇人有之。"

亦有医家从"癥病伤胎"理解，认为妇女受孕后，受原有癥病的影响，发生胎动下血等现象，此病类似西医学的"异位妊娠"。中医学文献中没有"异位妊娠"的病名，但在"停经腹痛""少腹瘀血""经漏""经闭""癥瘕"等病证中有类似症状的描述。

2. 病因病机

妇人癥病的形成，因经行不慎，风寒湿热诸邪内侵，或产后恶露不尽，留滞而成血瘕，或寒温不适，饮食不节，邪气与脏腑搏结，或情志内伤，气逆而血留，致气机阻滞，或血瘀不行，而气血、痰浊之邪胶结而不解,停积于少腹、胞宫,渐成癥瘕。如《景岳全书·妇人规·癥类》云:"其证或由经期,或由产后,凡内伤生冷,或外受风寒,或患怒伤肝,气逆而血留,或忧思伤脾,气虚而血滞,或积劳积弱,气弱而不行,总由血动之时,余血未净,而一有所逆,则留滞日积而渐以成症矣。"

《金匮要略》中虽未明言瘀湿互结之说,但从桂枝茯苓丸治疗癥病不难推测张仲景之意。清·萧埙《女科经纶·杂证门·瘕癖症》中明确指出妇人癥瘕与男子不同,认为其发病与经产不调有关,云:"妇人之病有异于丈夫者,或因产后血虚受寒,或因经水往来,取冷过度,非独因饮食失节,多挟血气所成也。"南宋·陈自明《妇人大全良方·妇人腹中瘀血方论》云:"夫妇人腹中瘀血者,由月经否涩不通,或产后余秽不尽……瘀久不消则变成积聚癥瘕也。"《诸病源候论·妇人杂病诸候》:"若经血未尽,而合阴阳……因生积聚,如怀胎状。"提出经水未尽而男女交媾也是原因之一。后世医籍提到脏腑虚弱是妇人癥瘕产生的重要因素之一,如北宋·王怀隐《太平圣惠方·治妇人积年血癥块诸方》指出:"夫妇人积年血癥块者,由寒温失节,脏腑气虚,风冷在内,饮食不消,与血气相结,渐生块癥,盘牢不移者是也。"张锡纯《医学衷中参西录·医论·论女子癥瘕治法》云:"女子癥瘕,多因产后恶露未净,凝结于冲任之中,而流走之新血,又曰凝滞其上以附益之,遂渐积而为癥瘕矣。"认为瘀血内结是其根本。

现代认为本病的病因病机与少腹宿有瘀滞,冲任不畅,或先天肾气不足等有关。气虚血瘀:素禀肾气不足,或早婚,房事不节,损伤肾气,或素体虚弱,饮食劳倦伤脾,中气不足,气虚运血无力,血行瘀滞,以致孕卵不能及时运达胞宫,而成异位妊娠。气滞血瘀:素性抑郁,或愤怒过度,气滞而致血瘀,或经期产后,余血未尽,不禁房事;或感染邪毒,以致血瘀气滞,气滞血瘀,渐成积块,如子宫肌瘤等。

3. 治则治法

妇人宿有癥病,张仲景采用桂枝茯苓丸,以缓消癥结的治法,符合"结者散之""留者攻之"等针对有形之邪的治疗原则。

《医宗金鉴·妇科心法要诀·癥瘕积聚疝癖疝诸证》提出治疗癥瘕时,应当根据病人体质的强弱、邪正的盛衰、病程的久暂分期论治。云:"凡治诸癥积,宜先审身形之壮弱,病势之缓急而治之,如人虚,则气血衰弱,不任攻伐,病势虽盛,当先扶正,而后治其病;若形证俱实,宜先攻其病也。"《备急千金要方·妇人方下》和《千金翼方·妇人一》中共收载治疗癥瘕积聚方剂30余首,包括当归丸、鳖甲丸、禹余粮丸、牡蒙丸、大虻虫丸、桂心酒、虎杖煎、五京丸、鸡鸣紫丸、乌头丸、干姜丸等。清·董西园《医级·卷之六女科·癥瘕》云:"癥病虽云血病,而亦有痰食之殊,未可全作血病治。"其强调行气消痰的重要性。明·薛己《校注妇人良方·妇人疝癖诸气方论》认为"必先调养,使荣卫充实。若不消散,方可议下。"提出"前症若脾胃虚弱,用六君子加芎、归;若肝脾虚弱,用补中益气汤及归脾汤;若肝火郁滞,佐以芦荟、地黄二丸,外贴阿魏膏……"《景岳全书》提出:"妇人癥瘕当从气血分治。"此外,还有运用针灸、熨法、导引法等外治法治疗。

【注释选录】

《金匮要略方论本义》:此误以妊娠为疾病,而又误治之过也,虽有妊娠自妊娠,而疾病自疾病,俱在其人腹中难辨者,又何以明之?如妇人宿有癥病,旧血积聚之邪也,忽而经断未及三月,即上条六十日以上,见渴不能食证之候。又忽尔经血至,且得漏下不止之证,以为胎堕乎?胎固在腹中,但动而不安,有欲堕之机矣,是癥之为病,而累及于胎者。如癥在脐下,邪居于下,可以随血漏而癥散,止漏安胎,病去胎全矣。如癥在脐上,邪居于上,虽血漏不止,而癥自沉痼,名为癥痼。势必令胎中之气血先随血漏而坠,所以可决其害将及于妊娠也。此就宿血积聚居于胎之上下,以下血漏不止,有无干碍妊娠之义也。再或妊娠六月矣,胎忽动者,此亦宿血癥痼所致,又当明辨其孰为正胎,孰为癥邪而治之。前三月之间经水顺利,得其正道,无胎应行即行,有胎应止即止,此胎之正也。至三月以后,邪癥为患,忽而漏血不止,此血非关胎血,乃断经之后,三月之血闭而未行,于邪癥之所在，必加添积聚，成为血瘀，所以漏下不止，而自与胎不相涉也；惟久久不止，方害及于胎耳。血不止而瘤癥不去，必累害于胎……师故曰当下其癥。癥自下而胎自存，所谓有故无殒者，即此义也。主之以桂枝茯苓丸……下癥，全无猛厉之品。

《金匮要略心典》：癥，旧血所积，为宿病也。癥瘤害者，宿病之气，害其胎气也。于法妊娠六月，其胎当动，今未三月，胎不当动而忽动者，特以癥瘤害之之故。是六月动者胎之常，三月动者胎之变也。夫癥病之人，其经月当不利，经不利，则不能受胎；兹前三月经水适利，胞宫净而胎可结矣。胎结故经断不复下，乃未三月而瘀血仍下，亦以癥瘤害之之故，是血留养胎者其常，血下不止者其变也。要之，其癥不去，则血必不守，血不守则胎终不安，故曰当下其癥。桂枝茯苓丸下癥之力颇轻且缓，盖恐峻厉之药，将并伤其胎气也。

《医宗金鉴·订正仲景全书金匮要略注》：经断有孕，名曰妊娠。妊娠下血，则为漏下，妇人宿有癥瘤之疾而育胎者，未及三月而得漏下，下血不止，胎动不安者，此为癥瘤害之也；已及六月而得漏下，下血胎动不安者，此亦癥瘤害之也。然有血瘀成块者，以前三月经虽断，血未盛，胎尚弱，未可下其癥瘤也。后三月血成瘀，胎已强，故主之桂枝茯苓丸，当下其癥瘤也。此示人妊娠有病当攻病之义也。此条文义不纯，其中必有阙文，姑存其理可也。

《血证论》：癥者，常聚不散，血多气少，气不胜血故不散。或纯是血质，或血中裹水，或血积既久，亦能化为痰水，水即气也。癥之为病，总是气与血相轕而成，须破血行气，以推除之。元恶大憝，万无姑容。即虚人久积，不便攻治者，亦宜攻补兼施，以求克敌。攻血质宜抵当汤、下瘀血汤、代抵当汤。攻痰水宜十枣汤。若水血兼攻，则宜大黄甘遂汤，或秘方化气丸。

《金匮要略论注》：药用桂枝茯苓丸者，桂枝芍药一阴一阳，茯苓丹皮一气一血，调其寒温，扶其正气。桃仁以之破恶血，消癥癖，而不嫌伤胎血者，所谓有病则病当之也。且癥之初，必因寒，桂能化气而消本寒，癥之成，必挟湿热为窠囊，苓渗湿气，丹清血热，芍药敛肝血而扶脾，使能统血，则养正即所以去邪耳……每服甚少而频，更巧，要知癥不碍胎，其结原微，故以渐磨之。

【医案举例】

案一 瘀血内结，癥瘕肌瘤。张某，女，45 岁。半年前发现腹部有一体积渐增之肿块，并伴有腹痛月经不调、白带多等症。近来肿块日益增大，约有 8cm×8cm×10cm 大小，曾经妇科检查，确诊为子宫肌瘤，建议手术治疗。患者拟到医院手术，但因床位太紧，故先试以中药治疗，以桂枝茯苓丸当归芍药散制丸药 1 剂，服用 1 个月。服完后，又到妇科检查，肿块缩小到 3cm×3cm×5cm，已无手术之必要，又照前方继服 2 剂丸药，肿块消失，诸症痊愈。

按语 本案患者肌瘤诊断明确，瘀血内结致月经不调等系列症状，符合张仲景癥病瘀血内结、阻遏气机的病理特征，故破其癥瘕，用桂枝茯苓丸，以桂枝通脉，芍药调营，茯苓安正气，牡丹皮、桃仁活血化瘀。（赵明锐，2009. 经方发挥 [M]. 北京：人民卫生出版社：71.）

案二 瘀血内结，癥瘕成块。刘某，女，30 岁，已婚，农民，1998 年 12 月 16 日初诊。右下腹疼痛反复半年余，加重 10 余天，疼痛拒按，面色晦黯，肌肤乏润，头昏乏力，月经淋漓不净，舌质淡红、边有瘀点，脉沉涩。B 超示右侧输卵管炎性包块 8.0cm×3.3cm。治拟活血散结、破瘀消癥，佐以益气，予桂枝茯苓丸加味。处方：桂枝 10 克，云苓 15 克，牡丹皮 6 克，桃仁 6 克，赤芍 10 克，红藤 20 克，黄芪 20 克，刘寄奴 10 克，延胡索 6 克，山甲珠 5 克。每日 1 剂，连服 1 个月后，自觉右侧下腹疼痛明显减轻，精神较佳，面转红润，于 1999 年 1 月 25 日经净后复查 B 超示右侧附件炎性包块，约 4.2cm×2.8cm。续守原方服用 1 个月，右下腹痛完全消失，经期正常，神清气爽。于 1999 年 2 月 23 日经净后复查 B 超，提示子宫附件正常。

按语 《金匮要略·妇人妊娠病脉证并治》第 2 条云："妇人宿有癥病，经断未及三月，而得漏下不止，胎动在脐上者，为癥瘤害。"患者以腹部疼痛、月经淋漓不净、舌边有瘀点，脉沉涩为主诉，乃瘀血内结，致血不归经，包块为有形实邪，故拒按。缓消其癥，在桂枝茯苓丸的基础上加红藤、黄芪、刘寄奴、延胡索、山甲珠等消散瘀结，益气补血，使瘀血去，新血生，包块消散。（江南，2000. 桂枝茯苓丸加味治附件炎性包块 98 例 [J]. 江西中医药，31（4）：25.）

四、胎 动 不 安

胎动不安指妊娠期间有腰酸腹痛，小腹胀坠，或伴有少量阴道出血者，又称"胎气不安"或简称"胎动"。导致胎动不安的原因多为平素体弱，屡为半产漏下、小产、滑胎，或难产，或已见胎动不安而漏红者，或因故伤胎，致胎动不安、胎萎不长，影响胎孕。

【病证特点】

1. 重视肝脾

妇人妊娠，尤重肝脾。因胎在母腹，全赖气血养之。肝血足则胎得养，脾运健则气血充。若肝血不足，脾失健运，肝血虚而生内热，脾不健运蕴生湿，湿热内阻而致血虚湿热型胎动不安；若脾虚寒湿中阻，影响胎儿则胎动不安。《金匮要略》中的白术散、当归散，一温一凉，处方中均含有白术、川芎、芍药（方后注：苦痛，加芍药），可见张仲景注重时时顾及肝脾两脏。

2. 开创养胎、安胎法之先河

妊娠病重在治病以安胎，祛其病使胎儿自然发育正常。本篇第 9 条"妇人妊娠，宜常服当归散主之"，第 10 条"妊娠养胎，白术散主之"，其中"常服"与"养胎"两词明确了安胎、养胎是治妊娠病之根本目的。朱丹溪谓白术、黄芩为安胎之圣药，尤在泾"白术主安胎为君"，即源于此。

【辨治思路】

详辨气血，重视体质

张仲景治病安胎，有当归散、白术散之异，一气一血，一阴一阳。本篇第 9 条述妇人怀妊，气血归于胞宫养胎，若肝血不足，血虚生热，脾气虚弱，湿自内生，湿热内阻，致胎动不安，症见腰酸腹痛，或下腹坠痛，或伴少量阴道出血。用当归散养血健脾，清化湿热；方中当归、芍药、川芎补肝养血以舒血气之源，白术健脾除湿，黄芩坚阴清热，合而用之，使血虚得补，湿热可除，共奏养胎安胎之效。方后"妊娠常服即易产，胎无疾苦。产后百病悉主之"，亦从肝虚脾弱，气血湿热着眼，皆可用当归散治疗。

本篇第 10 条论若孕妇阳虚体质，脾虚生湿，湿从寒化，寒湿中阻者，常见脘腹疼痛，呕吐清涎，不思饮食，带下稀多，治以白术散健脾温中，除寒湿以安胎；方中以白术健脾燥湿，川芎和肝舒气，蜀椒温中散寒，牡蛎除湿利水；且白术伍川芎，功能健脾温血养胎，蜀椒配牡蛎则有镇逆固胎的作用，诸药配伍具有健脾除湿、温中安胎之功。

当归散与白术散均为去病安胎之剂，当归散重在调补肝血，多用于血虚湿热之证；白术散重在温中健脾，多用于寒湿偏盛之征。临症时，除细审病证外，还应考虑患者平素体质，方能确保无虞。

【护理与禁忌】

（1）注意休息，避免劳累；禁止性生活，禁灌肠等，寒温适宜，避免感冒。

（2）多吃蔬菜水果，保持大便通畅，尽可能防止便秘或者腹泻的发生；不要擅自吃一些滋补品或者一些辛辣刺激的食物。

（3）保持外阴清洁，防止感染的发生；避免长时间站立，减少下蹲动作或突然起身这种增加腹压的大动作。

（4）保持心态平和，树立信心，建立良好的、积极的情绪，可以促使保胎成功和胎儿的发育。

【后世发挥】

1. 病名

本病最早记载于《金匮要略》，虽尚未明确胎动不安之名，但对"妇人妊娠，宜常服当归散主之"及"妊娠养胎，白术散主之"，后世医家多以"胎动不安"进行注释。而最早提出胎动不安的是东晋·陈延之，其所著《小品方·治妊胎诸方》阐述："治妊娠五月日，举动惊愕，动胎不安，下在小腹，痛引腰胁，小便疼，下血。"《景岳全书·妇人规·胎孕类》称之"妊娠胎气不安"。部分医家认为胎动不安与胎漏常相兼出现。如隋·巢元方《诸病源候论》，虽将"妊娠漏胞候"与"妊娠胎动候"分列，但未指出"漏胞"与"胎动不安"的症状区别。到明·武之望《济阴纲目·胎前门·胎漏下血》才明确了胎漏与胎动不安的症状异同，即"胎动胎漏皆下血，而胎动有腹痛，胎漏无腹痛为异尔"。《妇人大全良方·妊娠门》载有胎动不安方论专篇。明·岳甫嘉《妙一斋医学正印种子编·女科》有"胎动"一节。清·何松庵，浦天球《女科正宗·胎动不安》将胎动不安简称为"胎动"。清·张曜孙《产孕集·孕宜》记载"凡胎动无故而动……"

2. 病因病机

本篇第 9、10 条分别论述血虚湿热、脾虚寒湿而胎动不安。可见张仲景多以肝脾气血亏虚为本病的病因病机。后世医家均在气血亏虚的基础上，提出外感六淫、内伤七情、生活失度等不同的原因。如《诸病源候论·妇人妊娠病诸候·妊娠胎动候》中指出"胎动不安者，多因劳役气力，或触冒冷热，或饮食不适，或居处失宜。轻者止转动不安，重者便致伤堕"。唐·昝殷《经效产宝》认为导致胎动不安，最严重的病情是由于七情中"惊"导致。《圣济总录·妊娠门·妊娠胎动下血》载有"妊娠之人……及喜怒劳动之过，悉致胎动。"宋·陈素庵《陈素庵妇科补解》从内外因详细论述："妊娠胎动不安，大抵冲任二经血虚，胎门子户受胎不实也。然亦有饮酒过度，房事太多而胎动者；有登高上厕，风入阴户，冲伤子室而胎动者；有因击触而胎动者；有暴怒伤肝胎动者；有用力过度伤筋胎动者"。《景岳全书·妇人规上·胎孕类·安胎》曰："盖胎气不安者，必有所因，或虚或实，或寒或热，皆能为胎气之病"，提出"跌仆""怒气""虚弱""劳逸""房室不慎"等病因。《诸病源候论·妇人妊娠诸病上·妊娠腹痛候》曰："其腹痛不已，邪正相干，血气相乱，致伤损胞络，则令动胎也。"指出气血失和乃病机关键。清·叶桂《叶氏女科证治》据虚实寒热提出"胎寒不安""胎热不安""胎虚不安"的病因及治则。清·沈金鳌《妇科玉尺·胎前》提到肝火上炎导致胎动不安。清·萧埙《女科经纶·胎前证下·妊娠胎动不安由冲任经虚诸因所感》在诸家经验的基础上，对胎动不安的病因进行了概况总结，认为"妊娠胎动不安者，由冲任经虚，受胎不实也；有饮酒房事过度，损动不安；有忤触伤仆，而动不安；有怒气伤肝，或郁结不舒，触动血脉不安；有过服暖药，并犯禁之药，动而不安；有因母病而胎动者。"由此可见，病因病机主要是冲任气血失调，胎元不固。

3. 治则治法

《金匮要略》载当归散和白术散分别代表一寒一热，一脾一肝之安胎代表经方，至此胎动不安治疗有法可循，有方可援，理法方药渐至完备。唐·昝殷《经效产宝·胎动不安方论》指出："安胎有二法，因母病以动胎，但疗母疾，其胎自安，又缘胎有不坚，故致动以病母，但疗胎则母瘥。其理甚效，不可违也。"确立了根据母先病或胎先病分别治疗的原则，一直指导临床至今。孙思邈突出强调治疗胎动不安要"预防"，防重于治的预防思想。宋·许叔微《普济本事方·妇人诸疾》载有"补虚益血""补血安胎""抑阳助阴"的不同治法。《妇人大全良方》提出以"保养补胎"为主，并收集了大量安胎方药，如寄生汤等。《女科百问·卷下》提出曾有胎动不安者，"可预服杜仲丸"，首创补肾安胎法以预防和治疗胎动不安。《丹溪心法》明确提出用药安胎，以"白术，黄芩为妙药也"。清·萧埙《女科经纶·胎前证下·妊娠胎动与胎漏之辨》："故胎动宜行气，胎漏宜清热"。《景岳全书·妇人规》提出了动态观察"腹痛、下血、腰酸、下坠"胎动不安四大症状的轻重变化，来预测胚胎存活与否，以决定安胎或下胎，完善了妊娠病"治病与安胎并举"和"下胎"两大治则，提出"盖胎气不安，必有所因……去其所病，便是安胎之法"，创制胎元饮、芍药芎归汤、泰山盘石散、千金保孕丸等名方。《傅青主女科》记载安胎治法归纳有滋肾补肾安胎法、益气安胎法、暖宫安胎法、脾肾双补安胎法、养肝安胎法、清热安胎法、活血安胎法等，理法方药齐全。尤其是脾肾双补的安奠二天汤"补先后二天之脾与肾，正所以固胞胎之气与血"，是治疗脾肾虚弱所致的胎动不安的首选方药。张锡纯《医学衷中参西录》创补肾安胎法之寿胎丸治疗滑胎和预防流产，疗效显著。

【注释选录】

《金匮方论衍义》：《内经》：阴搏阳别，谓之有子，尺脉搏击者，由子宫之气血相搏而形于脉也。……是以妊娠之血不可以静，静则凝，凝则泣，泣则亏少而虚，皆不能与化胎之火相合，要其胎孕生化，必脉动搏，故调之者，先和阴阳，利其气血。常服养胎之药，非惟安胎易产，且免产后诸病。芎、归、芍药之安胎补血，白术……益胃……养胎，……胎外之血，因寒湿滞者皆解之，黄芩减壮火而……生气，……故为常服之剂。然当以脉之迟数虚实加减，有病可服，否则不必也。

《医宗金鉴》：妊娠无病，不须服药；若其人瘦而有热，恐耗血伤胎，宜常服此以安之。……妊娠妇人，肥白有寒，恐其伤胎，宜常服此。

《金匮要略论注》：妊娠篇凡十方，而丸散居七，汤居三。盖汤，荡也。妊娠当以安胎为主，则攻补皆不宜骤，故缓以图之耳。若药品无大寒热，亦不取泥膈之药，盖安胎以养阴调气为急也。

《金匮要略心典》：妊娠伤胎，有因湿热者，亦有因湿寒者，随人脏气之阴阳而各异也。当归散正治湿热之剂；白术散，白术、牡蛎燥湿，川芎温血，蜀椒去寒，则正治寒湿之剂也。仲景并列于此，其所以昭示后人者深矣。

【医案举例】

案一 脾虚湿盛，胎动不安。孙某，女，29岁，工人。1978年3月5日初诊：妊娠4月余，3天前因饮食不慎而致上腹部隐痛不舒，泛吐清水，不思饮食，大便溏薄，日1~2次。昨起伴腰骶酸楚，小腹胀坠疼痛，虽经服药西药未见好转。形体肥胖，舌淡苔薄白微腻，脉弦滑。拟健脾温中、除湿安胎，白术散加减。药用：焦白术9克，川椒5克，牡蛎15克，制川芎3克，砂仁3克，苏梗6克，焦六曲12克，菟丝子10克，制狗脊12克，炒白芍9克，炙甘草5克，4剂。药后腹痛减，胃纳增，后继服5剂，诸证均除。

按语 本案患者素体脾虚，运化失常，胃气上逆，常表现为上腹部隐痛不舒，泛吐清水，不思饮食，大便溏薄，小腹胀坠疼痛，形体肥胖，舌淡苔薄白微腻等症。符合"妊娠养胎，白术散主之"之脾虚寒湿中阻而致的胎动不安诊断，用健脾温中、除湿安胎的白术散治疗。方中白术健脾燥湿为安胎要药，牡蛎清热除湿，制川芎、川椒、炙甘草、菟丝子、制狗脊等温阳和血，合焦六曲、苏梗健脾和胃，诸药使寒湿去，则胎自安矣。（张秀萍，周维顺，1990.浅谈《金匮要略》的安胎法及其临床应用[J].浙江中医学院学报，14（5）：6-7.）

案二 血虚湿热。朱某，25岁，护士。1975年4月26日初诊。患者孕7个月，因夜班劳累，于3天前出现阴道少量流血，妇科以"先兆流产"收住院，经西药治疗无效，特请中医会诊。刻诊：阴道出血量较前稍增多，血色鲜红，面赤唇红，口渴咽燥，心烦不安，舌红，苔薄黄燥，脉滑稍数。辨证：热扰冲任，胎漏不止。立法：清热养血安胎。处方：全当归10克，白芍20克，川芎10克，黄芩15克，炒白术10克。水煎服。服1剂药后，出血即止，服完2剂，诸症全消。出院休息10天后，正常上班，至妊娠足月顺产一女婴。

按语 患者阴虚内热，热扰冲任，阴血不固，故见阴道出血，血色鲜红，面赤唇红，口渴咽燥，心烦不安，舌红，苔薄黄燥，脉滑稍数。用当归散加减，清热养血安胎。（韩奕，1991.《金匮》妇科方治验举隅[J].北京中医杂志，（5）：50.）

五、妊娠胞阻

妊娠胞阻是指妊娠期间腹痛兼出血。因其妊娠期间出血，故与"胞漏""胎漏"等相似，多因冲任虚寒，阴血不能内守所致。

【病证特点】

冲任虚寒，阴血不守是其病机根本

《金匮要略·妇人妊娠病脉证并治》第4条："师曰：妇人有漏下者，有半产后，因续下血都不绝者；有妊娠下血者。假令妊娠腹中痛，为胞阻，胶艾汤主之。"阐明了妊娠腹痛兼下血是胞阻的主要症状特点，"胞"言其病位，"阻"言其病机，指冲任虚寒，阴血下漏，不能归胞养胎，阴道出血。因其虚寒为本，故具血色浅淡，质清晰，腹痛绵绵等虚寒特征。

【辨治思路】

固胎为本，止血养血，调补冲任

本病病变在血海，病性为虚寒，有邪着胞脉者，必以脏虚为本。如明代《普济方·妊娠诸疾门·心腹痛》曰："夫妊娠心腹痛者，或由宿有冷痰，或新触风寒，皆由脏虚而致发动也。"可见脏虚为本，合外感因素阻碍胎气血生长，故安胎、补冲任之虚是其大法。冲为血海，任主胞胎，冲任虚损，阴血不能内守，故妊娠下血；冲任不固，胎失所系，胎动不安，故腹中疼痛。用胶艾汤调补冲任，止血养血，安胎。胶艾汤由四物汤加阿胶、艾叶、甘草组成。方中四物汤补血和血，阿胶养血止血，艾叶温经暖宫止血，二药合用调经安胎，为治崩漏之要药，甘草调和诸药，清酒以药入血脉，使血止而不留瘀。诸药合用，既和血止血，又暖宫调经，亦治腹痛、胎动不安，实为妇产科中之要方，为后世治疗妇科病证重视调理气血奠定了基础。

【护理与禁忌】

（1）重视孕期的将息调理，注意生活起居，适当休息，避免过于劳累伤气血，注意气候的变化，防外邪侵袭受寒致腹痛。

（2）注意饮食，孕期应增加营养，饮食均衡。有利于孕期养胎的饮食，如红枣、山药、茯苓、莲子、扁豆、胡桃等应常吃，并保持大便通畅。

（3）注意情绪安定，孕期保持乐观心情，精神放松，消除对妊娠的恐惧、紧张情绪，增强保胎的信心。

（4）注意卧床休息，避免长时间站立或重体力劳动。避免性生活。

【后世发挥】

1. 病名与主症

胞阻，首见于《金匮要略·妇人妊娠病脉证并治》，指妊娠期阴道下血兼见腹中痛；亦主素体冲任虚寒气虚，阴血不内守，致经血淋漓不断，延引日月，渐成羸瘦。

历代医家对于胞阻病的主症，有不同见解，主要集中在以下几种：

一是承袭仲景指妊娠腹痛伴随下血。如西晋·王叔和《脉经》："有妊娠下血者，假令妊娠腹中痛，为胞漏"。明·孙一奎《赤水玄珠》和清·程林《金匮要略直解》均提到胞阻为"妊娠下血腹中痛"。清·吴仪洛《成方切用·胎产门·胶艾汤》云："若妊娠下血，因瘕者固有之。而兼腹中痛，则是因胞阻。"

二是认为"胞阻"乃妊娠下血。如巢元方认为胞阻的病机是"冲任气虚，则胞内泄漏，不能制其经血"，故临床以经水时下为主症。宋·《太平惠民和剂局方》提到"胞阻漏血"和"胞阻漏胎"。《三因极一病证方论》《女科百问》《世医得效方》等皆有同样的记载。高学山认为胞阻和陷经都是因虚致血漏，含义相同。徐灵胎也认为胞阻是胎漏的别名。清·王邦傅在《脉诀乳海》中的观点则与巢元方一致。清·周学海《脉义简摩》中亦提道："胞漏、胞阻，皆妊娠下血之名。"

三是认为"胞阻"乃妊娠腹痛。此观点主要集中在清代，如清·沈尧封《沈氏女科辑要·妊娠腹痛》认为："妊娠腹中痛为胞阻"。清·陈修园《女科要旨·胎前》载："得胎后，腹常痛，医名胞阻。"《医宗金鉴·妇人心法要诀》曰："妊娠腹痛名胞阻。""若无癥痼下血，惟腹中痛者，则为胞阻。"此外，如《女科经纶》《资生集》《盘珠集胎产症治》以及《血证论》等多部医著均持有此观点。

综上所述，秦汉至晋朝，普遍以为胞阻指腹痛并下血，而至隋唐宋元，始有胞阻是妊娠下血的观点，未提及腹痛。而明清时期，百家争鸣，3 种不同的观点同时存在。

2. 病因病机

本篇中胶艾汤主治 3 种下血证的病因是多种多样的，而病机却基本一致，为"冲任虚损，阴气不能内守"所致的虚寒下血，故而冲任封藏失司、失转固摄、经血非时而下。病性为虚寒，病位在胞宫，病变在血海，病势趋向于虚损。

历代医家对胞阻病机的认识主要分为偏实和偏虚两个方面：偏实者，主要强调不通，包括血行滞涩，气机升降失畅，或瘀浊客于冲任，胞脉阻滞，血气不和，或肝气贼脾，胞气壅滞等。如《张氏医通》认为宿有瘀浊客于冲任，则阴自结，与胎阻隔。阴阳失于抱负，坤土失于堤防；偏虚者，则主要强调脏腑经络等气血不足或阳虚有寒，包括冲任经虚，气血两虚，阻碍胞胎育化，或肝肾阳之不足，胞胎失于阳气的温煦等。如《三因极一病证方论》认为将理失宜，或因劳役，胎动不安。

隋·巢元方《诸病源候论·妇人妊娠病诸候·妊娠腹痛候》中指出"腹痛皆由风邪入于脏腑，与血气相击搏所为，妊娠之人，或宿挟冷疢，或新触风邪……邪正相干，血气相乱，致伤损胞络，则令动胎也"，认为胞阻既与风邪有关，又与胞络宿有冷疢，冷血相搏有关。明·薛己《校注妇人良方·妊娠小腹痛方论》指出"妊娠小腹痛，由胞络虚，风寒相搏，痛甚亦令胎动也"。清·单南山《盘珠集胎产症治·胎前·心腹痛》载："胞阻腹痛，血为胞所阻，不能流行，血滞则气亦滞，故腹中痛。"可见医者认为胞阻是由于胞胎本身阻滞了血液流行，血滞引起气滞而作痛。

3. 治则治法

本篇用胶艾汤治疗胞阻，体现调补冲任、固经安胎之法。后世医家推崇备用，如《女科经纶·胎前证上·妊娠腹痛属胞阻》引用徐忠可按语："胞阻者，阻其欲行之血，而气不相顺也；四物汤养阴补血。血妄行，必挟风而为痰浊。胶以骡皮为主，能去风。以济水煎成，能澄浊。艾性温而善行，能导血归经。甘草和之，使四物不偏于阴，此三味之力也。"清·张璐在《张氏医通·妇人门上·胎前》指出"凡妊娠胎气，阳精内成，阴血外养今阴血自结，与胎阻隔，不得相和，独阴在内，作腹中痛下血，皆阴阳失于抱负，坤土失于陞防，此方（胶艾汤）皆治之。"

【注释选录】

《诸病源候论》：漏胞者，谓妊娠数月而经水时下。此由冲脉、任脉虚，不能约制太阳、少阴之经血故也。冲任之脉，为经脉之海，皆起于胞内。手太阳小肠脉也，手少阴心脉也，是二经为表里，上为乳汁，下为月水，有娠之人，经水所以断者，壅之以养胎，而蓄之为乳汁。冲任气虚，则胞内泄漏，不能制其经血，故月水时下，亦名胞阻。漏血尽，则人毙也。

《金匮要略论注》：此段概言妇人下血，宜以胶艾汤温补其血，而妊娠亦其一。但致病有不同，无端漏下者，此平日血虚而加客邪；半产后续下血不绝，此因失血血虚而正气难复。若妊娠下血，如前之因癥者固有之；而兼腹中痛，则是因胞阻，阻者阻其欲行之血，而气不相顺，非癥瘤害也，故同以胶艾汤主之。盖芎、归、地、芍，此四物汤也，养阴补血，莫出其右；血妄行必挟风而为痰浊，胶以骡皮为主，能去风，以济水煎成能澄浊；艾性温而善行，能导血归经；甘草以和之，使四物不偏于阴，三味之力也，而运用之巧，实在胶艾。

《张氏医通》：行经与结胎，皆属冲任，冲任虽持乎阴阳交合，为肝肾之用事，然长养成胎，皆坤土所资。盖阴阳抱负则不泄，坤土陞防则不漏。若宿有瘀浊客于冲任，则阴自结，不得与阳交合，故有时漏下半产不绝也。

《金匮要略心典》：妇人经水淋沥，及胎产前后下血不止者，皆冲任脉虚，而阴气不能内守也。是惟胶艾汤为能补而固之。中有芎、归，能于血中行气；艾叶利阴气，止痛安胎，故亦治妊娠胞阻。胞阻者，胞脉阻滞，血少而气不行也。

【医案举例】

案一 冲任脉虚，阴血不固。房某，女，46 岁，2009 年 8 月 17 日初诊。月经 1 个月两潮，每次持续 3 天不等，经量多，无血块，先红后暗。近日因劳累过度，导致前阴下血不止，于 2009 年 8 月 15 日下血，至今未止，眼睛干涩发雾。特从外地前来求治。在门诊诊病时，患者血从裤腿流出滴至地板数滴，色鲜红，便急去卫生间换纸。腹不痛不凉，有少量白带。舌淡苔薄白，脉沉细弦。证属冲任脉虚，阴血不固。治宜养血益气，健脾止血。处方胶艾汤加减：生地黄 20 克，当归 10 克，川芎 5 克，炒白芍 15 克，阿胶 10 克（烊化），生黄芪 15 克，党参 15 克，焦白术 10 克，炙甘草 8 克，地榆炭 15 克，焦贯众 10 克，棕榈炭 15 克，茜草 10 克，仙鹤草 15 克。因患者路途遥远，要求多带中药，故取 16 剂药，嘱其水煎连服 8 剂即停药，间隔 10 日后再连续服 8 剂。逾 5 日患者来电话告诉我疗效甚为满意。半年后电话随访，已连续 4 个月月经按期来潮，经量适中。

按语 本案患者素体冲任脉虚，脾虚阴血不固，可见月经先期，量多，无血块，先红后暗。血脉不充故见沉细弦；应以胶艾汤加减，养血益气，健脾止血。方中加生黄芪、党参、焦白术健脾生血，地榆炭、焦贯众、棕榈炭、茜草、仙鹤草等止血调经补血。（张建荣，2010. 金匮证治精要（第 2 版）[M]. 北京：人民卫生出版社：406.）

案二 气血亏虚，冲任虚寒。江某，24 岁。2007 年 5 月 22 日初诊。患者妊娠 3 个月，因操劳家务，1 周前感腰酸神疲，近两天少腹堕痛，阴道漏红，色褐量少，乃来就诊。诊见：患者面色㿠白，心悸气短，神疲肢倦。舌淡、少苔，脉细滑。B 超示宫腔内可见孕囊及胎心搏动。诊为胎动不安。治宜益气安胎，养血止血。胶艾汤加味：白芍、熟地黄各 15 克，阿胶、当归、艾叶炭各 9 克，川续断、黄芪、白术各 10 克，甘草 6 克。2 剂后出血止。上方去艾叶炭，加桑寄生、茯苓各 15 克，再服 7 剂。诸证均除。于同年 12 月平安生产。

按语 本案患者劳倦伤脾，气血虚弱，冲任匮乏，不能固摄滋养胎元，致胎元不固，出现上述诸症。故以胶艾汤益气安胎、养血止血。加黄芪补脾益气，白术健脾安胎，川续断益肾安胎，故获效甚佳。（苑淑肖，2010.胶艾汤妇科应用验案举隅 [J]. 浙江中医杂志，45（8）：615.）

六、妊娠小便难

妊娠小便难指妊娠期间出现尿频、尿急、淋沥涩痛等证，又称"子淋"及"妊娠小便淋痛"。主要因血虚生郁，郁而生热，热与湿合，膀胱气化失司所致。

【病证特点】

膀胱气化失常为病机特点

《素问·灵兰秘典论》曰："膀胱者，州都之官，津液藏焉，气化则能出矣。"《素问·宣明五气》云："膀胱不利为癃。"妊娠小便难是因妊娠后精血养胎，精血不足，阴亏火炽，移热膀胱，膀胱郁热，气化失司，以致小便频数涩痛，即肾虚膀胱有热，其热有虚有实，临床治疗应分别论治。

【辨治思路】

1. 详分虚实，下病上取

导致子淋的原因很多，以热为主，其热有虚有实，实者湿热下注，虚者妊娠血虚津亏，临证当注意鉴别。张仲景所论者是因妊娠血虚津亏，气郁有热所致，妊娠阴虚火旺，气郁化燥，膀胱津液不足，导致小便黄赤不爽，或尿急尿频尿痛，伴小便灼热，小腹胀痛等；治以当归贝母苦参丸养血润燥，清热除湿，宣肺利气。方中当归养血润燥，贝母利气解郁，兼清水之上源以治热淋，苦参入阴分利尿除伏热，与贝母合用，清热而散膀胱郁热。

原方证属下焦，以膀胱为病变部位，除清热利湿治下焦外，使用贝母开郁下气从肺治，体现"下病上取"之治则，正本清源，符合"导水出高源"的证治思想。

2. 男女有别，大小便皆治

本病虽与湿热有关，但处于妊娠阴血相对不足这一特殊生理期内，若渗利太过，不仅耗血伤津，甚恐滑胎之嫌。所以方后注"男子加滑石半两",可见本方剂既治疗妊娠期间膀胱郁热,又可治疗男子湿热淋证,男女皆治,用药有别,不可拘泥。

另有主症小便难争议一说,肺为水之上源,与大肠相表里,肺热气郁,通调失职,则小便不利;如影响传导之功,可见大便难。所以妊娠血虚郁热,大小便不利,本方均可治疗。

【护理与禁忌】

(1)注意特殊部位清洁和舒适,保持环境安静和空气清新,养成良好的卫生习惯,因受孕后排汗量增加,勤沐浴和更换内衣,注意预防感冒。

(2)避免长时间站立或重体力劳动,保障足够的休息,左侧卧位。可适量做腰背部、腿部运动,减轻下肢水肿和肌肉痉挛。排尿困难时避免过度用力,增加腹部压力。

【后世发挥】

1. 病名

妊娠小便难之名始见于《金匮要略·妇人妊娠病脉证并治》,"妊娠小便难,饮食如故,当归贝母苦参丸主之"。可见张仲景以症状命名。《诸病源候论·妇人妊娠病诸候》称为"子淋"。后世多以此名称之。如《医宗金鉴·胎前诸证门·子淋证治》云:"孕妇小便频数窘涩,点滴疼痛,名曰子淋。"《妇人大全良方·妊娠子淋方论》云:"妊娠之人胞系于肾,肾间虚热而成淋,疾甚者心烦闷乱,故谓之子淋也。"现代"十四五"规划教材《中医妇科学》称"妊娠小便淋痛"。

2. 病因病机

医家多推崇仲景血虚热郁的理论,在此基础上发展为热有虚有实。虚热者亦有肾虚、子脏虚等的不同见解,如《诸病源候论·妇人妊娠病诸候·妊娠患子淋候》云:"淋者,肾虚膀胱热也。肾虚不能制水,则小便数也;膀胱热则水行涩,涩而且数,淋沥不宣。妊娠之人,胞系于肾,肾患虚热成淋,故谓子淋也。"《严氏济生方·妇人门·校正时贤胎前十八论治》提出:"本因调摄失宜,子脏气虚,盖缘酒色过度,伤其血气,致水脏闭涩"。

实热者从母热或胎热两个角度论述。如明·万全《广嗣纪要》论:"子淋之病,须分二证:一则妊母自病,一则子为母病。然妊母自病,又分二证:或服食辛热,因生内热者,或自汗自利,津液燥者。其子为母病,亦分二证:或胎气热壅者,或胎形迫塞者。"将病因分为孕妇自身和胞胎两个方面。明代《普济方·妊娠诸疾门·子淋》:"忍缩小便,或喜食煎炒,或胞胎为热所迫"认为母热迫胎。明·孙文胤《丹台玉案·胎前门》认为"娠妊受湿,渗于膀胱,积热不行,以致淋沥,腹中疼痛是也。"以母体湿热为子淋的病机。明·薛己在《校注妇人良方》中提出肝经湿热、肝经虚热等病机,发展了对子淋的病机认识。明·皇甫中《明医指掌·妇人科》:"妇人因酒色过度,内伤胞门,或饮食积热,水道秘涩,小便淋漓涩痛者,名曰子淋。"将病因主要归纳为房室、饮食与胞胎3个方面。

3. 治则治法

本病病因病机虽有虚实不同,但治则以润利通导为总原则。可根据不同病机,采用不同导利之法。主要有以下几种。

一者直接因势利导,如唐·孙思邈《备急千金要方·妇人方上·小便病》中记载治妊娠子淋方2首:"葵子一升,以水三升,煮取二升,分再服""葵根一把,以水三升,煮取二升,分再服"。唐·王焘《外台秘要》总结前人治疗子淋的方剂5首:地肤大黄汤、甘遂散、地肤饮方、葵子方、葵根方。宋·王怀隐《太平圣惠方·治妊娠小便淋涩诸方》载"治妊娠数月,小便淋涩疼痛,心烦闷乱,瞿麦散方""治妊娠胎不安,小便淋涩,小腹疼痛,冬葵子散方"。宋·陈自明《妇人大全良方·妊娠大小便不通方论》引《小品方》"疗妊娠子淋,大小便并不利,气急,已服猪苓散不瘥,宜服甘遂散下之"。宋·严用和《严氏济生方》用安荣散通利小便,后世多有引用。

二者结合脏腑辨证,如明·薛己《校注妇人良方》分肝经湿热、肝经虚热、脾肺燥、膀胱阴虚、膀胱阳虚等,后多类似论治。《张氏医通·大小府门·淋》论治甚详,可以概括为,若小便淋涩,色淡，生料六味丸加麦冬、五味、肉桂、车前；若膀胱阳虚，阴无以化，肾气丸；肺气虚而频数短少，生脉散加山药、泽泻；若小肠热，小便赤涩，导赤散；若肺虚膀胱热而气化不行，生脉合导赤散；若因肺经蕴热，黄芩清肺饮；肝经湿热，加味逍遥散；膏粱厚味，加味清胃散；若因劳役所伤，或食煎爆，小便带血，此血得热而流于脬中，补中益气加牡丹皮、栀子；若因脾胃气虚，胎压尿脬而胎胀腹痛，八珍汤倍茯苓加橘、半，空心服，服后探吐，药出气定，又服又吐，数次必安。元·朱震亨《丹溪治法心要》认为子淋"皆属热，解热利小便为主""肾虚极而淋者，当补肾精及利小便，不可独泻"。清·严洁等《盘珠集胎产证治·胎前·子淋》曰："气血养胎不及，宣通渗道，遂使膀胱郁热不化而为淋，法当养血为主，兼利小便"。清·罗国纲《罗氏会约医镜》则提出"宜滋肾以清热"。

总而言之，子淋的治则治法以清热利小便为主要治则，而其又根据不同病因病机而灵活化裁。

【注释选录】

《金匮方论衍义》：此小便难者，独膀胱热郁，气停成燥。病在下焦，不在中焦，所以饮食如故，故用当归和血润燥。贝母《本草》治热淋，以仲景陷胸汤观之，乃治肺金燥郁之剂。肺金是肾水之母，水之燥郁，由母气不化也。贝母非有大寒治热，以其郁解则热散；非有淡渗利水，以其结通则水行。苦参亦长于治热者，兼利窍逐水，遂佐贝母并行入膀胱，以除热结也。

《金匮要略方论本义》：主之以当归贝母苦参丸，当归生血，贝母清气化之源，苦参降血热之火，又为虚热之妊娠家立一法也。

《金匮要略心典》：小便难而饮食如故，则病不由中焦出，而又无腹满身重等证，则更非水气不行，知其血虚热郁而津液涩少也。《本草》当归补女子诸不足，苦参入阴利窍，除伏热，贝母能疗郁结，兼清水液之源也。

《金匮玉函要略辑义》：贝母，《本经》、甄权，并云治产难。而《外台·子痫门》《小品》葛根汤方后云：贝母令人易产，若未临月者，升麻代之，此说虽不可信，然足见其亦有利窍之功，本方所用，盖取之于利窍耳。

《妇科玉尺》：妊娠因酒色过度，内伤胞门，或饮食积热，以致水道秘塞，小便淋沥而痛者，名曰子淋，宜安荣散。亦有兼内热而淋者，宜五苓散。

【医案举例】

案一 体虚湿热，肺气不宣。樊氏，青年农妇也。劬劳家务，又常作业田间，以家贫，不如是助理，一家未能获温饱，故不敢一日告劳也。但其体素不健，疾病时罹，迭来就治，皆数药而安，信甚笃。1944年夏伤于湿热，饮食如常，而小便不利，有涩痛感。时余客零未归，求治于李医，认为湿热所致，先服五苓散去桂加滑石不应，汤服八正散亦不应，迁延半月，精神饮食减退，肢倦无力，不能再事劳作。闻吾归，邀为之治，切脉细滑，面色惨淡，气促不续，口干微咳，少腹胀痛，大便黄燥，小便不利而疼。此下焦湿热郁滞与上焦肺气不宣，上下失调，故尿闭不通。如仅着重下焦湿热，徒利何益。因师古人上通下利之旨，用宣肺开窍诸品，佐渗利清热药为引导，当可收桴鼓之效。拟用当归贝母苦参丸（改汤）加桔梗、白蔻、鸡苏散等，是以桔、贝、蔻仁开提肺窍，苦参、鸡苏散入膀胱清热利水，当归滋血，以补不足。此与头痛医头者，大相径庭。果二剂而小便通利，不咳，尿黄而多，此湿热下降之征兆。更以猪苓汤加海金砂、瞿麦滋阴利水，清除积热，数剂小便清，饮食进，略为清补即安。

按语 本案患者常年劳作，体质素弱，伤于湿热。先服五苓散、八正散等清热利湿之剂，为何无效是其关键。赵老以恢复膀胱的气化功能为着眼点，巧妙地运用了肺"通调水道，下输膀胱"，肺窍合，则下窍闭，肺窍开，则下窍利之理，即提壶揭盖，开提肺气。以当归贝母苦参丸加减作汤剂内服，用苦参、桔梗清热利窍逐湿，贝母、蔻仁开提肺气以助气化，散结清热，当归和血润燥，又防苦参苦燥伤阴，恰合病机。（赵守真，1963. 治验回忆录[M]. 北京：人民卫生出版社，75.）

案二 湿热蕴结，膀胱气化失常。张某，女，28岁，农民。孕8个月，因小便滴沥难下，小腹胀急，于1976年6月15日住院。西医诊断为妊娠尿潴留。经用抗生素、导尿等法治疗10余日，不但无效，反而出现发热等症。患者苦于导尿，故邀余会诊。证见口干苦，气短，少腹及尿道热痛，脉弦细滑数，舌质绛，苔黄腻，面赤。体温38.5℃；血常规：白细胞13 000/mm³，尿常规：脓球（+++）、红细胞（++）、白细胞（++）。诊断为妊娠癃闭。辨证：始由膀胱湿热蕴结，气化失常，分清泌浊失司，小便滞涩难下而为癃；复因反复导尿，尿路感染，终致尿路阻塞，小便点滴不下而为闭。治宜清热解毒，利尿除湿。方选导赤散加味，6剂尽，证无转机。二诊：投以当归贝母苦参丸治之。药用：当归12克，贝母12克，苦参12克，3剂，水煎服。三诊：体温37.5℃，小腹、尿道热痛减轻，脉细滑稍数，口干但不苦，气已不短，舌质红，苔黄腻，原方加金银花15克，败酱草30克，3剂。四诊：拔除导尿管一天，小便通，色微黄，便时微感不适，伴体倦，手足心热，脉滑细稍数，舌质红，苔微黄，余热未尽，气阴两伤。前方加太子参60克，生山药30克，鸡内金10克。3剂。五诊：体温、血常规检查、尿常规检查均正常，诸证悉除，出院调养。

按语 导赤散与当归贝母苦参丸，虽俱清心养阴，利尿导热之用，但导赤无宣肺降气之功。肺气不降，不能通调水道，下输膀胱，利尿之药再多，于病无济。故首用导赤散不效，后用当归贝母苦参丸见功。前者只重视心火而忽略了肺郁，知之浅而偏也；后者心肺并举，下病上取，知之深而全也。继增金银花、败酱草，清热解毒，活血排脓，后加太子参诸药，扶正祛邪。（薛璞，1990. 当归贝母苦参丸临床运用举隅 [J]. 山西中医，6（2）：14-15.）

七、妊娠水肿

在妊娠后（以中晚期多见），孕妇肢体、面目发生肿胀者，即可诊断为妊娠水肿，也称"子肿""子气""皱脚""脆脚""妊娠肿胀"等。本病多因脾肾阳虚，胎气影响，膀胱气化被阻所致。

【病证特点】

胎阻膀胱气化为主要病机

妊娠水肿是因妇人妊娠，胎气阻碍气机，影响膀胱的气化功能，膀胱气化被胎气所阻，水湿停聚，水液代谢失常，泛溢全身而致水肿。

【辨治思路】

虚实寒热，注意鉴别

妊娠期间水液代谢异常的临床表现主要为小便异常、水肿，其涉及的主要有妊娠小便不通、妊娠小便难、妊娠水肿等3种疾病，其主症相似，应注意鉴别：

妊娠小便不通，又称"转胞"，为肾气不足，压迫膀胱，水道不通，尿不得出。治疗以温肾阳为主的肾气丸，恢复膀胱的气化功能，属虚寒证。

妊娠小便难，是因妊娠血虚津亏，气郁有热所致尿频，尿急，淋沥涩痛。治以当归贝母苦参丸，养血润燥，清热除湿，宣肺利气，属虚热证。

妊娠水肿，是胎气影响，膀胱气化被阻，水湿停聚所致，表现为小便不利，周身肿胀，身重，洒淅恶寒，起即头眩等。故以葵子茯苓散利水通阳为治。方中葵子滑利通窍，茯苓淡渗利水，使小便通利而水湿去，水有去路而气化阳通，则诸证自除，故方后注云："小便利则愈。"此即叶天士"通阳不在温，而在利小便"之谓。葵子能滑胎，故用量不宜过大，应研末为散分服。本方适用于妊娠水肿之实证，且为治标的权宜之法，不可长期服用，一旦小便通利，则应停服。

以上三病，虚实不同，治疗则均以提升膀胱气化功能为主的治标之法；根据疾病的特征采用温肾阳、利湿热、温阳利水等标本同治之法。

【护理与禁忌】

（1）加强营养，合理膳食，减少脂肪和过多盐的摄入，控制体重。增加高蛋白、高钾食物的摄入，多吃蔬菜、水果，注意补钙。

（2）避免应激生活事件、焦虑情绪等刺激孕妇，要鼓励孕妇与家人沟通，使孕妇保持良好心态。

（3）自数胎动，若出现胎动减少，需立即随诊。注意监测血压等。

（4）孕妇可根据自己的身体条件变化，积极参与体育锻炼，主要运动方式以慢走为主，避免剧烈运动。

【后世发挥】

1. 病名

妊娠水肿始见于《金匮要略·妇人妊娠病脉证并治》，"妊娠有水气，身重小便不利，洒淅恶寒，起即头眩，葵子茯苓散主之"，张仲景称之为"妊娠有水气"。《诸病源候论·妇人妊娠病诸候·妊娠胎间水气子满体肿候》曰："胎间水气，子满体肿者，此由脾胃弱，脏腑之间有停水，而挟以妊娠故也。"称之"子满"。《医宗金鉴·妇科心法要诀》依据肿胀部位性质及程度不同，分别有"子气""子肿""皱脚""脆脚"等名称。清·徐大椿《女科指要·胎前门》曰："土不制水，水散皮肤，头面手足尽皆浮肿谓之子肿。指按不凹，分娩即退，此胎气壅闭，谓之子气"，进一步辨析了"子气"与"子肿"的概念，认为"子肿"侧重在于头面手足浮肿；而"子气"则由于胎气壅，故而浮肿，症见"指按不凹，且分娩后即消退"。清·程国彭《医学心悟·胎水肿满》载"娠妊胎水肿满，名曰子肿，又名曰子气"，将"胎水""子肿""子满"视为同一种疾病。清·程文囿《医述·女科原旨》中转引了《医宗金鉴》的观点，曰："遍身俱肿，腹胀而喘，在六、七个月时者，名曰子带。"说明是遍身俱肿，腹胀而喘，发生在六七个月时者，称为"子带"。

2. 病因病机

妊娠水肿的病因病机，主要分为孕妇体质和胎体两个方面。在孕妇体质方面为气血亏虚的基础上，兼有风邪、水湿。如唐·昝殷《经效产宝·治妊娠水气水肿腹胀方论》指出"脏气本弱，因产重虚，土不克水"的发病机制。张仲景在本篇阐述妊娠水肿为"有水气"。《医宗金鉴·妇科心法要诀》对于妊妇素有水气湿邪阐述。清·沈尧封《沈氏女科辑要·妊娠肿胀》认为子肿"不外有形之水病，与无形之气病而已"，将肿胀分为水病和气病。清·凌德《女科折衷纂要·子肿》：引《产乳集论》曰："妊娠自三月成胎之后，两足自脚面渐肿腿膝以来……此由妇人素有风气，或冲任经有血风，未可妄投汤药。"明确指出是妊娠期间，冲任二脉受邪所致水肿。

对于胞胎因素的阐释，明·李梴《医学入门·妇人门·胎前》认为"胎中挟水湿，与血相搏，湿气流溢，故令面目肢体遍身浮肿"。清·程国彭《医学心悟·胎水肿满》总结妊娠水肿是由于"胞胎壅遏，水饮不及通流"。朱丹溪认为"妊娠两足胫肿至膝，甚则足趾间出水。此由中气聚养胎元，壅郁不得升发而致"。

3. 治则治法

妊娠水肿的治疗方法主要为利水消肿法，张仲景在本篇以葵子茯苓散利水通阳，方后注"小便利则愈"，可见通利小便是其治法，亦是其得效的标志。宋·陈自明《妇人大全良方·妊娠胎水肿满方论》提出："妊娠气壅，身体腹胁浮肿，喘急，大便不通，小便赤涩。法当疏壅气，行水湿，泽泻散主之。"体现了"疏壅气，利水湿"之法。清代增加了"汗法"和"健脾法"的描述；亦有认为无须过度治疗，产后自消，如林佩琴在《类证治裁·胎前论治·子肿》曰："若胎至七八月，胫膝渐肿，足趾出黄水者，为胎气，非水也，至分娩方消。"《太平圣惠方》记载了治疗妊娠体肿的方剂，分别有赤茯苓散、猪苓散、槟榔丸等。明·李梴《医学入门·妇人门·胎前》曰："面目肢体遍身浮肿，名曰胎水，又曰子肿……脾虚不能制水，血化为水所致，宜五皮散。"

【注释选录】

《张氏医通》：膀胱者，内为胞室，主藏津液，气化出尿，外利经脉，上行至头，为诸阳之表，今膀胱气不化水，尿不得出，外不利经脉，所以身重洒淅恶寒，起即头眩。但利小便，则水去而经气行，表病自愈。用葵子直入膀胱，以利癃闭，佐茯苓以渗火道也。

《金匮要略心典》：妊娠小便不利，与上条同；而身重、恶寒、头眩，则全是水气为病，视虚热液少者，霄壤悬殊矣。葵子、茯苓滑窍行水，水气既行，不淫肌体，身不重矣；不侵卫阳，不恶寒矣；不犯清道，不头眩矣。经曰："有者求之，无者求之，盛虚之变，不可不审也"。

《医宗金鉴》：妊娠外有水气则浮肿，洒淅恶寒，水盛贮于肌肤，故身重；内有水气则小便不利；水湿阻遏阳气上升，故起即头眩也。用葵子茯苓者，是专以通窍利水为主也。

《金匮悬解》：妊娠内有水气，身体沉重，土湿木郁，疏泄不行，故小便不利，木郁阳陷，阴气外束，故洒淅恶寒，水湿阻隔，阳气升浮，故起即头眩，葵子茯苓散，葵子、茯苓，滑窍而泻水也。

《医宗金鉴·妇科心法要诀》：头面遍身浮肿，小水短少者，属水气为病，名曰子肿；自膝至足肿，小水长者，属湿气为病，故名曰子气……但两脚肿而肤厚者，属湿，名曰皱脚；但两脚肿，皮薄光亮者，属水，名曰脆脚。

【医案举例】

案一 肺脾气虚，膀胱气化失司。袁某，23岁。1996年5月21日诊。产后次日早晨即发现小便点滴而下，渐至闭塞不通，小腹胀急疼痛。西医拟诊为膀胱麻痹，尿路感染，经用青霉素、庆大霉素、新斯的明、乌洛托品等药，治疗5天未效，无奈放置导尿管以缓解小腹胀痛之苦。闻其语音低弱，少气懒言；观其面色少华，舌质淡、苔薄白；察其脉缓弱。处方：炒冬葵子（杵碎）、云茯苓、党参各30克，黄芪60克，焦白术12克，桔梗3克。第1剂服后，小便即畅通自如，小腹亦无胀急疼痛感。3剂服完，诸证悉除，一如常人。

按语 患者产时失血耗气过多，致肺脾气虚，不能通调水道，膀胱气化不及，故产后小便不通。取葵子茯苓散化气行水、滑利窍道。加桔梗提壶揭盖，以利通调水道；参、术、芪补益肺脾之气虚，助膀胱气化复元，故小便自通。（周德清，王乃汉，1997. 葵子茯苓散在产后病中的活用实例 [J]. 浙江中医杂志（7）：309.）

案二 气血虚弱，胎衣不下。蒋某，32岁。1996年3月18日上午9：20时，产房特邀会诊。患者系经产妇，今产后2时许，胞衣未能娩出，阴道出血量很少，有时甚至不见出血，腹部显觉增大，按压腹部或子宫部位，有大量血块或血液涌出，血色淡红，小腹微胀，面色㿠白，头晕心悸，神疲气短，汗出肢冷。舌质淡、苔薄白，脉虚弱而涩。处方：炒冬葵子（杵碎）、云茯苓各30克，红参片、明附片（先煎）各10克，炙黄芪60克，炙甘草6克。1剂，煎两服，上午11：40时服头煎，药后自觉头晕心悸、神疲气短、汗出肢冷好转，下午4：30时服二煎，下午6：10时胞衣自下，出血量约50ml。为善后起见，又继服2剂而康复。

按语 胞宫乃奇恒之府，有娩出胎儿与胞衣的生理功能。然《胎产心法·胞衣不下论》云："有因气血虚弱，产母力乏，气不转运，不能传送而停阁不下。"本案用葵子茯苓散化气行水、滑利窍道，在回阳、益气、救脱的参、芪、草、附鼎力支持之下，取得捷效。周德清，王乃汉，1997. 葵子茯苓散在产后病中的活用实例 [J]. 浙江中医杂志（7）：309.)

八、妊娠伤胎

妊娠伤胎指妊娠期间胎失所养，胎气受伤，胎儿发育不良。本篇所描述为七月伤胎，腹部胀满异常，小便不利，腰以下感觉沉重不适。多因心火亢盛，肺金为心火所乘，肺失通降，水道不利导致。

【病证特点】

逐月养胎、五行生克制化失常

妇女受孕至7个月，当是手太阴肺经养胎之时，若此阶段"心气实"，心火炽盛，火盛乘犯肺金，肺金受伤，肺失于治节，精微失于敷布，则胎失所养；而肺水之上源，若失于通调，而致水湿泛溢，腹部胀满、小便不通、腰以下沉重，故曰："如有水气状。"此乃五行生克制化失常，因肺属金，心属火，肾属水，今心火气盛，制约肺金，金气不行，一则津气不能布化，则胎失其养；二则通调肃降不畅，则肾水蓄积不利，故其治首当泻其实，祛其邪，以复肺功，以养胎气。

【辨治思路】

有故无殒，急则治标

本篇妊娠七月伤胎，是因妊娠后心火气盛，制约肺金，肺通调水道失职所致。此乃五行生克制化失常，且怀孕月份较大，金石药品易伤胎气，故不使用药品，而用针刺泻火。劳宫穴为急救要穴之一，属于手厥阴心包经穴，为心包经之"荥穴"。配五行属火，心包代心受邪，故具有清心火、安心神的作用。刺泻劳宫穴能清心泻火，减轻对肺的克制，使肺之气血能温养胞胎。关元穴属于任脉，任主胞胎，有培元固本之功，虚证多用灸法。此穴位还是小肠募穴，能导赤通淋，故亦能导心火下行，治疗小便不利。刺泻劳宫、关元两穴心火得泻，气机通利，则腹胀满、腰沉重、小便不利等症状皆愈。

【护理与禁忌】

（1）重视孕期的将息调理，注意生活起居，适当休息，避免过于劳累伤气血，注意气候的变化，防外邪侵袭受寒致腹痛。

（2）注意饮食，孕期应增加营养，饮食均衡。有利于孕期养胎的饮食，如红枣、山药、茯苓、莲子、扁豆、胡桃等应常吃，并保持大便通畅。

（3）注意情绪安定，孕期保持乐观心情，精神放松，消除对妊娠的恐惧、紧张情绪，增强保胎的信心。

（4）注意卧床休息，避免长时间站立或重体力劳动。避免性生活。

【后世发挥】

1. 病名

本病首见于《金匮要略·妇人妊娠病脉证并治》，"妇人伤胎，怀身腹满，不得小便，从腰以下重，如有水气状，怀身七月，太阴当养不养，此心气实，当刺泻劳宫及关元，小便微利则愈"。

2. 病因病机

诸位医家认识不同，有人认为是胎气受伤致使胎儿异常。如清·徐彬在《金匮要略论注·妇人妊娠病脉证》中道："伤胎者，胎气失养，实有所伤，而病流下焦，非偶感之客邪在中上焦比矣。"清·魏荔彤《金匮要略方论本义》认为"妇人胎气有伤"。清·尤在泾在《金匮要略心典》中言："伤胎，胎伤而病也。"清·高学山《高注金匮要略》道："伤胎，妇人受伤于胎也"。丹波元简在《金匮玉函要略辑义·妇人妊娠病脉证并治》云："则肺金受伤而胎失所养"。曹家达《金匮发微·妇人妊娠病脉证治》称："胎得养则安，失养则伤"。

3. 治则治法

本篇治疗体现泻心火、利水道之法。后世医家依据逐月养胎的理念，提出相应的养胎之法，不再赘述。

【注释选录】

《金匮要略直解》：七月手太阴肺经养胎。金为火乘，则肺金受伤，而胎失所养，又不能通调水道，故有腹满不得小便，从腰已下有如水气状也。劳宫穴在手心，厥阴心主穴也。泻之则火不乘金矣。关元穴在脐下，为小肠之募，泻之则小便通利矣。此穴不可妄用，刺之能落胎。

《金匮要略心典》：伤胎，胎伤而病也。腹满不得小便，从腰以下重，如有水气而实非水也。所以然者，心气实故也。心君火也，为肺所畏，而妊娠七月，肺当养胎，心气实则肺不敢降，而胎失其养，所谓太阴当养不养也。夫肺主气化者也，肺不养胎，则胞中之气化受阻，而水乃不行矣，腹满便难身重，职是故也。是不可治其肺，当刺劳宫以泻心气，刺关元以行水气，使小便微利，则心气降，心降而肺自行矣。

《金匮要略浅注补正》：尤注胎伤而病，是言胎伤之后，乃有腹满等证；然则伤胎之证，究何在哉？不知仲景是言先有腹满等证，然后伤胎，特其文法倒装，故致错注。盖其文法，言妇人所以伤胎者，多由是怀身腹满，小便不利，腰以下重如有水气，即致胎伤之证也。而所以致此证者，又由于怀身七月，太阴当养不养，肺不行水之过。夫肺又何故不行水哉？此必心气实，致胎之伤也。能将文法分段读，则义自明矣，故注仲景书，并当知汉人文法。

《脉经》：妇人怀胎，一月之时足厥阴脉养，二月足少阳脉养，三月手心主脉养，四月手少阳脉养，五月足太阴脉养，六月足阳明脉养，七月手太阴脉养，八月手阳明脉养，九月足少阴脉养，十月足太阳脉养，诸阴阳各养三十日活儿。

【医案举例】

案一 七月肺气当令。一妇女妊娠七月，咳嗽鼻衄，色红而鼻干，治以泻白散加淡芩、沙参、白茅花、茅芦根，三剂而鼻衄止，再以前方去茅芦根、花，加梨皮、款冬花调治而愈。

按语 此属肺气之实者。咳嗽治肺，本不足奇，奇在妊娠至七月而咳，说明妊娠七月是与肺气有关的。另外，据七月肺气养胎之说，若妊娠至七月而现胎气不固者，用安胎法亦当复入补养肺气之品，以加强安胎作用。（孟景春，1982. 妊娠逐月养胎说 [J]. 江苏中医，1：29.）

案二 心阴不足，心火上亢，穴位疗法。刘某，24岁，妊娠2月余。在停经40余天起有少许恶心感，近1周来，恶心、呕吐渐加剧，饮水进食均吐。曾每天补液200ml加入维生素B_6（VB_6）静脉滴注3天，呕吐反而加重。自感头晕，口苦，呕吐痰涎，嗳气则舒。舌质红，苔薄黄，脉弦滑。尿醋酮（+++）……按揉心包经之大陵穴、间使穴、内关穴以养心安神；同时按揉肝俞穴、足三里穴、脾俞穴、屋翳穴以调和肝胃，降逆止呕。按揉2天后呕吐减半，3天后能进少量流质饮食，再予黄连温胆汤加减，第4天呕吐全无。

按语 妊娠三月为厥阴心包经所养，心包为心所使，本经养胎，则心阴不足，心火上亢，引动冲任之气上逆，胃失和降，致妊娠恶阻，治疗以养心和胃，降逆止呕，因呕吐剧烈，难以服药，故采用推拿治疗。（吕伯中，1995. 逐月养胎法治疗妊娠病医案 [J]. 江苏中医，16（12）：25.）

第二节 妇人产后病脉证并治

妇人产后病是指妇人在产后因生理上的特殊改变，导致的一些与生产相关的特有或常见的疾病，见于《金匮要略·妇人产后病脉证治》，涉及产后三大证（痉病、郁冒、大便难）、产后腹痛、产后中风、产后下利和产后烦呕等病证的诊断和治疗。

一、产后痉病

产后痉病即产后出现颈项强急，四肢筋脉抽搐挛急，甚至角弓反张的疾病。本病类似后世的产后子痫，产后破伤风等，乃因亡血伤津，外受风邪，筋脉失养所致。

【病证特点】

1. 阴虚受风为其基本病机

原文中指出的"新产血虚，多汗出，喜中风，故令病痉"，揭示了产后痉病形成的三个病理环节：一是产后血虚为痉病的内因；二是产后汗出腠理开为感受外邪的条件；三是易中风为痉病形成的外因。周扬俊云："血大虚，则卫外之阳因而不固，必多汗而腠理疏也。疏则邪易入之，血既不足以养脉，乃风入又足以燥其血液，故令病痉。"产后阴血亏损，汗出津伤，筋脉失去濡养，是痉病形成的内在病理基础，加之汗出体虚，感受风邪，风邪致病，易化燥伤津动风，外因形成。内外因相互作用，使筋脉由失养发展到挛急导致病情进一步加重，四肢筋脉抽搐现象随之而起。

2. 中风有内外风分别

前人多认为产后气血亏虚，汗出腠理不固，外风趁机而入发为痉，表现多兼表证。与之不同的是，吴鞠通在《温病条辨·解产难》提道："按产后亦有不因中风，而本脏自病郁冒、痉厥、大便难三大证者"。产后病痉有内风、外风之分。产后失血过多，筋脉不得濡养，肝风内动，筋脉拘急而发为痉，是内风所发，血虚症状为主，其治疗偏于养血祛风。产后气血亏虚、腠理不固，感受风邪，加之失血过多，津液亏损致痉，其治当养阴与祛邪并举。

【辨治思路】

1. 辨内外分治

痉病是指出现颈项强直，四肢抽搐，甚至牙关紧闭、角弓反张等症状的一类疾病。《金匮要略·痉湿暍病脉证治》中，痉病有刚痉、柔痉之分，因系外邪引起，故用麻黄、桂枝、葛根之类发散药。而产后痉病（包括产后子痫，产褥破伤风，以及产后血虚之手足搐搦等病），乃因亡血伤津、筋脉失养所致。如缪希雍曰："去血过多，阴气暴虚，阴虚生内热，热极生风，故外现风证，其实阴血不足，无以养筋所致。"其与刚痉、柔痉迥然而异，医家多不主张用散风药，张仲景于此亦未出方治。故徐灵胎直言"虚者竟无治法，《金匮》诸方，见效绝少"。吴鞠通引叶天士"肝风内动"之说，并补出脉象方治，产后痉病若属阴亏肝风内动者，可用温病学家的三甲复脉汤，或大定风珠以滋阴潜阳息风止痉，后世每多沿用以治产后子痫。张景岳谓产后发痉为"元气亏极，血液枯败"，主张"察其阴阳，大补气血"，所出方剂大补元煎或理阴煎及十全大补汤之类适用于手足搐搦者。产后破伤风由产创感染风邪所致，《妇人大全良方》主以小续命汤，但仲景有亡血家不可发汗之禁，故为后世所不取，多采用华佗愈风散（荆芥略焙为末）治之。重症合止痉散（全蝎、蜈蚣、僵蚕、桑寄生）以宏其效。凡此皆足以补仲景之未备。

2. 养阴与祛邪并举

产后痉病发生之基本病理在于津液亏损与感受外邪两个方面，故治疗采用养阴与祛邪并举。程林在《金匮要略直解》提出竹叶汤是预防痉病之方，可供参考。《妇人大全良方》记载华佗愈风散（荆芥穗）能理血祛风镇痉，合止痉散（全虫、蜈蚣）加僵蚕、桑寄生可提高疗效，用于治疗产后破伤风。

【护理与禁忌】

（1）产后痉病患者居室要安静，减少噪声刺激，减少探视；避免过凉或过热，以免因冷热刺激引起发作。

（2）床要平整松软，应设床栏，以免跌落。

（3）发作时要保护舌头，避免舌头咬伤和后坠，去掉义齿，避免痰液和其他异物堵塞气道。

（4）于发作阶段宜给高热量流质饮食，必要时采用鼻饲，病情稳定后可给半流质及软食物。

【后世发挥】

1. 病名

纵观历代古籍，"产后痉病"有"产后病痉""产后发痉""产后痉风""产后类中风痉症""产后中风痉"等诸多称谓，其相关论述亦散见于"痉""瘛疭""惊风""破伤风""风痉"等病中。最早见于《金匮要略》，其曰："新产妇人有三病……一者病痉……新产血虚，多汗出，喜中风，故令病痉。"其后直至清代，医家们对本病认识常与产后中风相混，如晋代陈延之《小品方》载有"产后中风"之名，隋代巢元方《诸病源候论》沿用上说并提出"产后中风痉"。宋代陈自明《妇人大全良方》进一步发挥，以有汗、无汗将产后痉病分为"刚痉、柔痉"，明代王化贞《产鉴》载有"产后中风""产后中风痱痉""产后风痉"等名。至清代诸医家发现产后痉病虽由风邪引起，却与中风之不同，恐庸医害人故特别提出"产后类中风痉"之名，以"类"字示区别，如陈笏庵《胎产秘书》及梅启照《验方新编》均沿用此名。

2. 病机

《金匮要略》概括本病病因病机为产后血虚、汗出过多、风邪乘袭。隋·巢元方《诸病源候论》进一步丰富该理论认为产后中风痉，因"产伤动血脉""脏腑虚竭"，在"荣卫虚伤"时"风气得入五脏"，而伤太阳之经，又"复感寒湿"，寒搏于筋则发痉。至明清时期，孙一奎《赤水玄珠》及薛己《校注妇人良方》等均较为系统地总结了产后痉病之病因病机，薛己认为产后汗多变痉，因"气血亏损""肌理不密"而被"风邪所乘"。陶本学《孕育玄机》进一步补充"七情怒气""湿热内盛"之病机，认为"产后汗出多"而变痉者，或因"七情怒气"而变痉者；或因"湿热内盛而痰涎壅遏经络"以作痉者。吴鞠通引叶天士"肝风内动"之说认为产后病痉属阴亏引肝风内动。可见，气血亏虚，筋脉失养；阴血亏虚，邪客经络；厥阴虚极，虚热生风；脾胃损伤，痰湿阻络均可引起本病，然气血虚弱，筋脉失养为本病致病之关键。

3. 治则治法

本病在条文中，并未给出具体方治，总览历代重要医籍相关内容，治疗产后痉病当审机论治，对于内风、外风而致痉病分别论治，强调扶正祛邪，运用养血疏风、滋阴息风等治法。

（1）血虚受风，养血祛风：根据本条所述病机，对于外风的产后痉病多以养血祛风为法。后世提出可以四物汤配葛根汤或配栝蒌桂枝汤或配玉真散加减。清代郑玉坛《彤园医书》结合前人思路，对具体的辨治方药加以归纳，如用八珍汤或加生黄芪、桂心、防风、苍术，治刚痉；或加蜜芪、肉桂、防风、附子，治柔痉。清代周学海《读医随笔》对于产后痉病亦有"桂枝葛根主之，产后佐以养血可矣"之论。喻昌《医门法律》曰："新产妇人，血舍空虚，外风袭入，而成痉病。仲景之所明言，不肖者不顾悖圣，辄称产后惊风，妄投汤药，亦千中千死而不悟也。"可见明清诸医家辨治思路逐渐完善，多在益阴补血基础上配合祛风之品，并强调产后痉病不可一味疏风误治，当注意补益气血。故日本丹波元坚《杂病广要》总结曰："古方重外感，故用续命等药，今人禀受不同。"

（2）着重内虚，补益气血：明清时期，部分医家逐渐从祛除外风的辨治思路过渡养血息内风之治法，注重血长而虚风自灭。如明代张介宾《景岳全书》曰："产后发痉……凡遇此证，速当察其阴阳，大补气血，用大补丸煎或理阴煎及十全大补汤之类，庶保其生。"明代刘全德《考证病源》云："或因产去血太甚，筋无血养，则筋急而牵，令百节强痉者，十全大补主之。"其主要应用补益气血方剂，舒筋解痉。程钟龄《医学心悟》云："若产后汗多发痉，此内伤元气，气血大亏，筋无所养，虚极生风，借非十全大补加附子，安能敛汗液，定搐搦，而救此垂危之证乎？"汪蕴谷《杂症会心录》在前人基础上进一步完善，阴虚者用人参六味汤，阳虚者用加参生化汤或十全大补汤，并提出当大剂量应用补气养血之品，强调"大剂投之，俾真气流转，精血相通，筋脉得以滋润，而恶症始退"。

（3）内风为主，息风止痉：产后痉病从内风立论，多以滋阴息风止痉之法。明代陶本学《孕育玄机》所述"治各不同，惟宜补血降火，敦土平木清痰"。清代吴鞠通《温病条辨》多选用六味丸、复脉汤、三甲复脉三方、大小定风珠等治疗产后痉病。吴贞《伤寒指掌》主张以"滋液熄风和络"法治之，清代陈士铎《辨证录》载有"补虚而风即能出也"之论。秋田散人《医学说约》进一步完善，强调以脉象论治，其曰"伤寒脉弦急为刚，迟濡为柔。内伤脉沉细为湿，微为气血虚，数为热，滑为痰，须辨之"，并指出"补虚、降火、敦土、平木、清痰、祛湿"诸法，并提示后世医家对产后痉病"勿作风治"。

【注释选录】

《金匮玉函经二注》：阴与阳，固相资者也，故曰"阳生阴长"，又曰"阳根于阴"。夫血，阴也，汗为血液，则亦为阴，假如血去多则汗亦少矣，乃偏易出者何哉？血大虚，则卫外之阳因而不固，必多汗而腠理疏也。疏则邪易入之，血既不足以养脉，乃风入又足以燥其血液，故令病痉。

《金匮要略广注》:《经》云:阳气者,精则养神,柔则养筋。新产血虚多汗,表虚亡阳,故中风病痉,此柔不能养筋也。

《高注金匮要略》:新产以虚其血,则阴不恋阳,而阳且逼阴,故多汗出。肝藏血主筋脉,且属风木,血虚风动,喜引同类,则喜中风。风入而筋脉劲急,故令病痉。

《景岳全书》:产后发痉乃阴血大亏证也,其证则腰背反张,戴眼直视,或四肢强劲,身体抽搐。在伤寒家虽有刚痉、柔痉之辨,然总之则无非血燥、血枯之病,而实惟足太阳与少阴主之。盖膀胱与肾为表里,肾主精血,而太阳之脉络于头目项背,所以为病若此。若其所致之由,则凡如伤寒误为大汗以亡液,大下以亡阴,或溃疡、脓血、大泄之后,乃有此证。故在产后,亦惟去血过多,或大汗、大泻而然,其为元气亏极,血液枯败也。可知凡遇此证,速当察其阴阳,大补气血,用大补元煎或理阴煎及十全大补汤之类,庶保其生。若认为风痰,而用发散消导等剂,则死无疑矣。

【医案举例】

案一 血虚感寒,筋脉拘急。孙某,女,32 岁,产后 7 天病痉。患者产后失血较多,微感风寒,症见项背强几几,牙关紧,四肢微抽搐,恶风身微热,无汗,舌质淡红,脉细数。诊断:产后痉病。辨证:产后亡血伤津,复感风寒,筋脉失养。治法:育阴养血,解表止痉。方药:荆防四物汤加葛根。荆芥 10 克,防风 10 克,当归 15 克,川芎 10 克,熟地黄 15 克,白芍 15 克,葛根 15 克,甘草 6 克。水煎服,日 1 剂。服 3 剂痉止热退。

按语 产后失血血虚、风邪乘袭,客于太阳经,项背不舒。以养血祛风为法,既疏风散邪,又兼顾血虚以养血疏风。(陈英都,2021. 平阳陈氏妇科备要 [M]. 北京:中国中医药出版社.)

案二 精血不足,风阳上扰。吴某,女,27 岁,1967 年妊娠 6 个月,自觉头晕、耳鸣、四肢麻木、肌肉痉挛,以致坐立不稳数日之后,突然双目视物不明,送某医院检查,血压升高,诊断为"子痫病"。经人工流产后,其病方愈,并嘱其不可再妊,废止生育,而 1977 年患者又复怀妊,妊仅五月,果然旧病复发,症状如前,头晕耳鸣双目有胀感而视物不清,巅顶胀痛,颈项强痛,四肢麻木,小腿肚肌肉阵阵痉挛,并伴口燥咽干、五心烦热、多饮少食等症,舌质淡红而无苔,脉细而数。

方药:生地黄 30 克,生白芍 30 克,麦冬 15 克,枸杞 15 克,乌首片 15 克,生阿胶 12 克(烊化),钩藤 12 克,炒龟甲 12 克,炒鳖甲 12 克,蝉衣 5 克,煅石决明 15 克,生牡蛎 15 克。服药 10 剂之后,诸证平息,再进 20 剂,妊娠足月,顺产一男孩。

按语 细推此病,乃系一派精血不足、风阳上扰之证。盖精血同源,由肝肾所主,此人必素体肝肾阴亏,肝阳偏亢,而妊娠之后,肝肾之阴愈趋亏乏,体内精血愈觉不足,于是阴不潜阳,水不涵木,以致虚风内动而诸证生焉。治当滋阴息风,用吴鞠通三甲复脉汤加减化裁。(熊继柏,1992. 妊娠 6 个月头晕肢体麻木 [J]. 中国社区医师(2):21-22.)

二、产后郁冒

郁冒可作为症状,亦可作为疾病。广义上讲,郁冒指神昏、晕厥、郁闷等神志症状,郁冒的症状可见于厥证、厥阴病,狭义的郁冒特指妇女产后高发的一种疾病,是因产后津血亏虚,复由寒邪等邪气闭郁,致使肝气不舒、三焦不利、阴阳不交,从而出现一系列神志症状,并伴随不能食、大便坚、头汗出等症状出现。

【病证特点】

1. 阴亏阳亢挟表寒为基本病机

产后津血俱亏,津血亏则阳气失之约制而上逆,又因感受寒邪,腠理闭塞,使体内阳热之气郁遏而不得外散,势必逆而上冲致头眩昏冒,即张仲景所谓"所以然者,血虚而厥,厥而必冒"之机理。体内阳热之气亢逆，挟阴液上越外泄，故汗出，而躯体四肢由于寒邪束表则无汗。阴虚阳热之气亢逆上行，并致胃气上逆失其和降，故呕不能食。津血亏损，肠道失润，则大便坚硬。本证虽为阳气亢逆，寒邪束表，但其本为产后气血虚损，故其脉微弱无力。

2. 与三焦、肝胆关系密切

三焦为少阳的一部分，分析郁冒及其伴随症状可见，病在上焦则眩晕昏冒、头汗出，病在中焦可见呕不能食，病在下焦可见大便坚。"郁冒"乃寒闭于外而阳郁于内，三焦之枢不利使然，因此会伴随少阳的相关症状。少阳是气机升降出入的枢纽，少阳枢机不利则气机不畅，最明显的表现则是情志上的郁闷不舒。此外，女性产后津血亏虚，肝体阴藏血，故以肝体损害尤著。《灵枢·本神》云"肝悲哀动中则伤魂，魂伤则狂忘不精""肝藏血，血舍魂"，故郁冒以气血大虚为根本，神机未得充养为表现。可见，郁冒作为《金匮要略》产后病的一种，从脏腑辨证的角度来看，其属肝气不舒、三焦不利；从六经辨证的角度来看，其属少阳证，为本虚标实之证。

【辨治思路】

1. 与产后感冒、血晕鉴别

产后郁冒当有"厥"之病机、"厥"之本证，以眩晕、神志异常为主要表现，当与产后感冒相鉴别。感冒多因感受风寒邪气而起，临床上容易将妇人产后感冒等同于"产后郁冒"，实则不同。产后感冒应更倾向于产后中风一类，为产后体虚，复感风寒，或为产后阳虚，风邪袭表，成正虚邪实之候。与产后血晕亦有别，产后血晕指产妇突然出现头晕眼花，不能起坐，或泛恶欲呕，或心下满闷，痰涌气急，甚则神昏口噤不省人事，属危重症。产后血晕在中医有虚、实之分，虚者由去血过多，气随血脱所致；实者缘恶露不下，瘀血上逆引起，均与外邪无涉。

2. 产后郁冒治从少阳

产后郁冒的主要病因为血虚寒乘，参《伤寒论》第 97 条："血弱气尽，腠理开，邪气因入，与正气相搏，结于胁下……小柴胡汤主之。"小柴胡证为少阳病的代表证，病因同为气血虚弱，邪气乘虚而入。常人血弱气尽即可腠理疏松使邪气直中半表半里。新产妇人亡血，"复汗"表示产妇"腠理开"，寒邪乘虚而入，同理应及少阳。"产妇郁冒，起脉微弱，不能食，呕不能食……小柴胡汤主之"，张仲景以小柴胡汤主治郁冒，其兼症既有汗出太阳表证又有郁闷不适、呕而不能食的少阳半表半里证，还有肠燥津亏大便坚的阳明里证，三阳并病，取和解少阳之法，故产后郁冒当从少阳论治。正如尤在泾所云："邪气不可不散，而正虚不可不顾，惟此法为能解散客邪，而和利阴阳耳。"

【护理与禁忌】

（1）产后由于气血亏损，正气不足，卫外不固，最易招致外邪入侵，而产生各种病症。产妇不可当风坐卧，以避免受凉，保持室内清洁，安静，空气流通，冷暖适宜。

（2）产后饮食要有规律，饥饿适宜，以进食新鲜、清淡、易于消化、不伤脾胃且富有营养的食品为佳。禁止饮酒。

（3）产后宜重视精神情志调节，产妇宜卧床休息，静心养性。切忌大悲大怒，忧愁思虑。对于产妇应多予安慰，以消除焦虑忧郁、恐惧情绪，使产妇经常保持心情舒畅、乐观和稳定。

【后世发挥】

1. 病名

"郁""冒"两字连用最早见于《黄帝内经》，《素问·气交变大论》述"岁火不及"的病变中，有"郁冒蒙昧，心痛暴喑"之症状。《素问·至真要大论》曰："郁冒不知人，乃洒淅恶寒"。张仲景所说的"郁冒"证，当是肇源于此。《伤寒论》及《金匮要略》亦见"郁冒"之名，而其仅在《金匮要略》本篇中作为病名"产妇郁冒"。《临证指南医案》称为"新产郁冒"，《妇人大全良方》称为"产后忽冒闷"。后世有与产后血晕混淆，如《女科方萃》所论名"产后血晕"，产后血晕由去血过多，气随血脱所致或恶露不下，瘀血上逆引起，均无外邪，当予以区别。

2. 病因病机

对于本病病因病机的认识，本篇第 2 条提出"其脉微弱"，即为血虚，多因产后耗伤气血，津液不足，正气不足所致。"呕不能食，大便反坚"，亡血复汗，多寒，胃有饮逆而上冲故不能食。"大便坚"并非阳明燥热，而是血虚津液不足加之肝胆之气郁结、上焦不通所致。"以血虚下厥，孤阳上出，故头汗出"，血虚甚不达四末，手足凉而厥，孤阳反亢于上，故只头汗出。产后津血亏虚，阳气亢逆，复感寒邪，致心胸郁闷不舒，头眩昏冒，后世多以此为宗。《妇人大全良方》对于"凡产后忽冒闷"原因概括为"暴虚"，而复发者，因"产血气暴虚""风行脉中故"。《女科要旨》对于产妇郁冒与大便难，两病病因"皆因亡血伤津所致"，故其脉"俱见微弱"。《冯氏锦囊秘录》对于产后"郁冒昏迷"病因概括为"产后大血空虚"，因"汗之重"则"亡阳"。

3. 治则治法

张仲景在本篇第2条中指出"冒家欲解，必大汗出。以血虚下厥，孤阳上出，故头汗出。所以产妇喜汗出者，亡阴血虚，阳气独盛，故当汗出，阴阳乃复。大便坚，呕不能食，小柴胡汤主之"。新产妇，由于亡血阴虚，阳气独盛，宜周身漐漐微汗，以泄其气，俾阴阳相和，此乃生理之常，故曰"产妇喜汗出"。若因寒邪郁闭，阳气不得外泄，则偏盛之阳上逆，而致但头汗出。此头汗出，既是郁冒之病机，也是郁冒未解之征象，故陈修园称之为"郁冒病纲中之大眼目"。又因阳气上逆，胃气失于和降，津液不得下降，肠道因而失润，故见呕恶不食、大便反坚等兼症。因此，欲使郁冒得解，需令其大（周身）汗出，以"损阳救阴"，俾阴阳得以平复。故原文曰："当汗出，阴阳乃复。"予小柴胡汤扶正祛邪，宣通三焦，和利气机，通达内外，则汗出邪解。如《伤寒论》230 条曰："与小柴胡汤，上焦得通，津液得下，胃气因和，濈然汗出而解也"。盖上焦得通，则郁冒之邪得以外达；中焦通利，则胃气得以和降；下焦流畅，则津液得以润下。三焦既得宣通，自然周身濈然汗出，郁冒诸症可解。故《金匮要略心典》云："小柴胡主之者，以邪气不可不散，而正虚不可不顾，惟此法为能解散客邪而和利阴阳耳。"

【注释选录】

《金匮要略直解》：产妇阴阳俱虚，故令郁冒而脉微弱；上焦未和，故令呕不能食；肠胃干燥，故令大便坚；孤阳上越，故令头汗出。郁冒者何也？新产血虚，虚则与阳气不相顺接，故厥，厥而必冒。经曰：冒家汗出自愈。所以然者，汗出表和故也。是以冒家欲解必大汗出也。但头汗出者何也？以产后血虚，阴气竭于下则厥，孤阳越于上则头汗出也。所以产妇喜汗出者，以阴血消亡阳气独盛，孤阳但开其表，故喜汗出。汗出则阳虚，阴阳俱虚故令郁冒汗出阴阳乃复也。大便坚者胃中干燥，呕不能食者上焦未和，与小柴胡和其阴阳，则呕止能食。

《金匮要略心典》：郁冒，神病也；亡阴血虚，阳气遂厥，而寒复郁之，则头眩而目瞀也。郁冒虽有客邪，而其本则为里虚，故其脉微弱也。呕不能食，大便反坚，但头汗出，津气上行而不下逮之象，所以然者，亡阴血虚，孤阳上厥，而津气从之也。厥者必冒，冒家欲解，必大汗出者，阴阳乍离，故厥而冒，及阴阳复通，汗乃大出而解也。产妇新虚，不宜多汗，而此反喜汗出者，血去阴虚，阳受邪气而独盛，汗出则邪去，阳弱而后与阴相和，所谓损阳而就阴是也。小柴胡主之者，以邪气不可不散，而正虚不可不顾，惟此法为能解散客邪，而和利阴阳耳。

《金匮要略广注》：前云孤阳上出，此何以云阳气独盛？盖所谓孤阳者，《经》云：阴在内阳之守也。今阴虚阳无所丽，故为孤阳。所谓阳气独盛者，指卫气为寒邪所束，怫郁在表，不得发越，乃卫中邪气盛，非正气盛也，以邪气在表伤卫，故即为阳气，惟邪气盛，故必汗出，则邪从汗解，阴阳乃复。若果真阳气盛，安有复致郁冒之理也？

《金匮玉函要略述义》：此条文法，稍近倒装。"小柴胡汤主之"一句，本当在"但头汗出"下。其以先辨郁冒之理，故更于章末补出三句也。冒家大汗出，即小柴胡相适之效，亦犹少阳病振汗之比。且以血虚下厥三句，释头汗出之理。所以产妇喜汗出者四句，释前条亡血复汗之理，即血虚邪客之候。阴阳乃复一句，与冒家欲解，必大汗出相应。盖喜汗出，头汗、大汗三证不同，宜分别看。大便反坚，反字对呕不能食而言。盖呕不能食是少阳证，大便宜未至坚，今产后液燥，故大便反坚也。

【医案举例】

案一 产后体虚，气郁上冲。高某，女，28 岁，营业员。自述产后几天洗澡后，但觉头晕、头部汗出甚多、呕逆欲吐、纳不能下。曾就医诊治，给予"生化汤"、"生脉散"、浮小麦、麻黄根、牡蛎等，以及注射"阿托品""青霉素"之类，未效。特邀林老会诊。此时为产后第 13 天，症见面色无华、头昏、头汗甚多、剂颈而还、呕逆纳呆、口干微饮、心烦不安、寐差、腹微胀而不痛、溲短少、大便 5 天未通、乳汁减少、恶露未净、卧床忌起、动辄汗出淋漓、头昏冒及呕逆加剧、舌淡红、苔白微燥、脉微弱。病属产后郁冒；治宜扶正达郁，和利枢机；方用小柴胡汤加味。党参、柴胡、益母草各 15 克，黄芩、半夏、生姜各 10 克，甘草 6 克，红枣 12 枚。水煎服，分 3 次温服。1 剂则微汗出，脉象更弱，遂以原方加党参 15 克，以加强补气之力，再进 1 剂，头汗全消，头晕呕逆亦撤，纳增，二便通，恶露净。

按语 患者产后失血多汗，既伤津血，又损阳气，沐浴之时寒邪乘虚侵袭，使表气郁闭而里气不宣，导致偏盛之阳气上逆，故头晕与头汗并见；气血亏虚，上不能奉养心神，故心烦不安、寐差；中虚不能化生乳汁，故乳汁减少；气机郁闭，胃失和降，故呕逆纳呆；血虚肠燥，传导失职，故大便不通；但因呕逆欲吐，纳不能下，无以形成足量粪便，故仅见腹微胀而不痛；动则气耗，故卧床忌起，动辄汗出、头昏冒及呕逆加剧；面色无华、口干微饮、溲短少、舌淡红、苔白微燥、脉微弱，均为血虚津亏之象。其病机为产后体虚，寒邪乘虚侵袭，表气郁闭，里气不宣，逆而上冲。病属产后郁冒；治宜扶正达郁，和利枢机；方用小柴胡汤加味。以小柴胡汤扶正达邪，和利枢机，使外邪得去，里气宣通，阴阳调和，诸症悉去。因是新产妇人，恶露尚未得净，考虑到产后多瘀的特点，故于方中加益母草活血祛瘀。（陈静，2003. 林上卿老中医治疗产后病经验介绍 [J]. 福建中医药，34（4）：2.）

案二 邪羁少阳，肺热蕴结。杜某，女，26 岁。主诉产后发热 40 余日。自产后 5 天突然发热，开始为高热，体温在 39.5℃ 以上，经西医治疗后，转为低热，体温在 37.5℃ 左右，并反复高热 3 次。现症：往来寒热（体温 38.5℃），胸满纳差，食后恶心呕吐，头晕头痛，咳嗽，吐黄痰，口干苦，欲饮水，但饮水即吐。内科检查无阳性发现。查血：白细胞 $5.4×10^9/L$，胸透（−）。舌质淡，苔薄白，脉弦滑略数。西医诊断为上呼吸道感染或支气管感染。中医辨证为邪羁少阳，肺热蕴结。治以和解少阳，清化肺热。方药：柴胡、黄芩、半夏各三钱，甘草二钱，沙参五钱，桑皮三钱，瓜蒌五钱，前胡三钱，生姜三片，大枣五枚，荆芥穗三钱。

治疗经过：服上方 1 剂后，第 2 天热退，胸满已解，头晕恶心减轻，痰多而黄，纳食转香。上方去荆芥穗，加杏仁三钱。继服 3 剂后，热退纳香，咳嗽减轻，痰白黏，再按上方加减，方药如下：半夏三钱，橘红二钱，茯苓三钱，炙甘草二钱，生姜三片，紫菀三钱，杏仁三钱，瓜蒌八钱，黄芩三钱。服上方 3 剂后，临床症状基本消失。

按语 患者反复发热已 40 余天，抓住少阳症的主要特点，以和解少阳为主，佐以清化肺热之法，方用小柴胡汤加减。柴胡能疏解少阳半表半里之邪，使之外达，取其升阳解郁之功，解表和里；黄芩清热，使表里之邪内彻，一外一内，使少阳得以枢转；半夏降逆，和胃止呕，开豁痰饮。原方人参易沙参，养阴补肺，助柴胡升发之气；甘草佐芩、柴调内外，枣、姜调和营卫。加瓜蒌、前胡、桑白皮泻肺热，化痰止嗽；荆芥宣通肺气，助柴胡升阳透发。1 剂药后热退，胸满解，纳食香，诸症皆轻。但是痰多而黄，仍有咳嗽，实属少阳枢机已畅而肺热未除，故去荆芥穗加杏仁宣肺降逆止咳。服药后，热退纳香，咳轻，吐白黏痰，症状基本消除，按上方加减以善后。并以二陈汤为主，配合紫菀、杏仁、瓜蒌、黄芩清肺止咳而治愈。（北京中医医院，2006. 刘奉五妇科经验 [M]. 北京：人民卫生出版社：212.）

三、产后大便难

产后饮食如常，大便艰涩，或数日不解，或排便时干燥疼痛，难于解出者，称为产后大便难，又称"产后大便秘涩""产后大便秘结"，是新产三病之一。因产后失血及大量汗出，津液重伤，肠胃失之濡润，燥热内生，糟粕结滞而产生。

【病证特点】

1. 以津亏热结为主要病机

因产后失血及大量汗出，津液重伤，肠胃失之濡润，燥热内生，糟粕结滞，故出现发热，大便秘结不通。或因产后郁冒之病，服小柴胡汤解除之后，已能进饮食，但七八日后，又出现发热，是因余热未尽解，又与新进之饮食相结，转为胃肠燥实证；或由于郁冒病解后，反暴饮暴食，脾胃不及运化，加之本身有产后津血亏耗之根由，故形成胃家实证。本证即后世的"食复""食结"发热。

2. 与病位在大肠，与肺、脾、胃、肝关系密切

大肠主传化糟粕，主津液，产后失血汗出，津液耗伤，肠失濡润为本病主要病因病机。同时与肺、脾、胃、肝、肾关系密切，产后津伤胃热，胃热肠失濡润。肺脾气虚，则大肠传导无力；同时又因产后肝气郁结，气机壅滞，或气郁化火伤津，而肠腑失通利，故皆可影响大肠传导，而发为本病。

【辨治思路】

1. 虚实异治

本病虽然发生于产后，与产后失血汗出，津液耗伤有关，但临床所见并非全是虚证。大便难实证为邪滞大肠、腑气闭塞不通，虚证为肠失温润、推动无力，均可为大肠传导功能失常的基本病机。其治疗当分虚实而治，原则是实证以祛邪为主，根据热、冷、气秘之不同，分别施以泻热、温散、理气之法，辅以导滞之品，标本兼治，邪去便通；虚证以养正为先，依阴阳气血亏虚的不同，主用滋阴养血、益气温阳之法，酌用甘温润肠之药，标本兼治，正盛便通。六腑以通为用，大便干结，解便困难，可用下法，但应在辨证论治基础上以润下为基础，个别证型虽可暂用攻下之药，也以缓下为宜。根据产后多虚多瘀的生理特点，对于产后失血汗出，津液耗伤，肠失濡润的产后大便难，多予补血润肠通便之法。

2. 不限于产后，不忘于产后

产后津血亏损导致胃肠热结，显系虚中挟实无疑，而张仲景在本篇第3条用大承气汤攻其热结，不顾其虚，即兵法所谓"无粮之师，贵在速战"之术在治病用药方面的具体运用。若瞻前顾后，延误时机，热结旷日持久反可更伤其津血。故当务之急，应通腑泻热去实以救阴。产后病运用攻下法，尤须中病即止，不可过用，以避免过下伤津耗液。根据产后亡血伤津多致气血皆虚的特点，可视其情况酌用补血润肠通便法，用四物汤配五仁丸加减。

【护理与禁忌】

（1）产后戒忧思恼怒，保持心情舒畅。

（2）生活规律，起居有时，产后养成定时排便的良好习惯，产后体虚者，排便时以坐式便器为宜，勿临厕久蹲，而致虚脱跌仆。产后宜适度活动，避免久坐久卧。

（3）注意饮食调摄，产后既要注意营养，也要保持合理膳食，注意适度食用纤维丰富的粗粮、蔬菜，避免辛辣厚味。多饮暖水，以资助津液。

【后世发挥】

1. 病名

《金匮要略》在本篇称为"新产大便难"。后世历代沿用以"症"为名的方法，体现其排便不畅或不排便的病症特点。如唐代《经效产宝》称为"产后大便不通"。宋代《太平惠民和剂局方》称为"产后大便秘涩"。宋代《注解胎产大通论》称本病为"产后大便结疼"。明代《宋氏女科撮

要》谓之"产后大便闭"。明代《女科证治准绳》谓之"产后大便秘涩"。明代《万氏女科》谓之"产后大便闭涩不通"。清代《胎产心法》称"产后大便燥秘"。

2. 病因病机

汉·张仲景在《金匮要略》中指出产后津液损伤，胃肠失濡干燥，为新产大便难之病因病机，其曰："亡津液，胃燥，故大便难。"后世对此认识较为一致，多遵从此说。《诸病源候论》承张仲景之说，谓之"肠胃本挟于热"的素体内因，因产"水血俱下"，致"津液竭燥""肠胃痞涩，热结肠胃"故大便不通。宋代郭稽中《产育宝庆集》认为"产卧水血俱下，肠胃虚竭"为产后大便秘涩之病因病机。《圣济总录》认为"产后津液减耗"以致"胃中枯燥，润养不足"而"糟粕壅滞"，概括新产妇人大便难是"由去血多，内亡津液故也"。其后之多数医籍均从此说，且有相同论述，如陈迁《妇科秘兰全书》、宋太医局《太平惠民和剂局方》及陈自明《妇人大全良方》等。明代《校注妇人良方》提到的"去血过多""血虚火燥""气血俱虚"等，对本病病因病机有较全面论述。

3. 治则治法

张仲景在本篇第 1 条指出产后大便难的病因是"亡津液，胃燥"，虽然未给予方治，但为后世治疗产后血虚津少的便秘提供了基本治则指导，即润肠通便法，后世在此基础上发展出清热润肠、养血润肠、行气润肠等治法。

（1）润肠通便。宋·陈迁《妇科秘兰全书》曰："七日不通者，方可通利。宜服润肠汤。"认为产后七日以上大便不通者方可用药，且以润肠通便为治则，宜用润肠汤，后世医家多遵此法。陈自明《妇人大全良方》以麻仁丸滋润阴津、行气通便，治疗产后大便不通，为后世医家所推崇。陈氏亦在麻仁丸下评："产后不得利，利者百无一生，去血过多，脏躁大便秘涩，涩则固当滑之。大黄似难轻用，唯葱涎调蜡茶为圆，复以葱茶下之必通。"主张顾护正气，防止更伤津液。后至明·茅友芝《茅氏女科秘方》进一步完善治法，重视病情轻重，在润肠基础上辅助以行气之品，标本兼顾。清·刘常粜《济阴宝筏》亦以麻仁丸润之，汪文绮《杂症会心录》指出若日久不通者，可子参乳汤治之可见，历代医家将润肠通便作为产后大便秘涩的主要治法，并将麻仁丸作为主治方药。清·陈佳园等整理《妇科问答·产后三十四问》载有"顺燥宽中汤"集行气化瘀、养血润肠、清热养阴功效于一方，以治疗阴血亏虚生热、大肠失养、浊气结聚之复杂病证，为后世医家以润肠法治疗产后大便不通拓宽了思路。

（2）攻补兼施。《圣济总录》记载许多前人经验方药，用于治疗产后大便秘涩不通，如十圣丸、诃黎勒丸、厚朴丸、大黄丸、调胃散、郁李仁饮、升麻汤等，其功效多样，或补气养血、行气化癖，或祛风导滞、润肠通便，可谓攻补兼施诸方，为后世医家治疗本病拓展思路，可见本法在产后大便不通治疗中的广泛应用。明·张介宾《妇人规》主张以济川煎治疗产后大便闭结之证，其曰："凡病涉虚损而大便闭结不通，则硝黄攻击等剂必不可用，若势有不得不通者，宜此主之，此用通于补之剂也。"清·叶桂《叶氏女科证治》曰："产后大便闭结，由失血亡阴，津液不足，而热宜行也，宜济川煎。"何应豫《妇科备考》亦认为产后虚证便秘，且病势急剧不得不用时，可与济川煎，并谓其为"用通于补之剂"。另有以四物汤为基础，加行气通便之品，创制攻补兼施之方药，如明·庄履严《妇科百辨》载有利肠散，"治产后大便不通，四物汤多加青皮"。清·郑元良《郑氏家传女科万金方》曰："产后大便不通，玉烛散主之，或用四物汤去地黄，倍加赤茯苓等、枳壳、山楂亦可。"且郑元良指出四物汤只加青皮一味，其剂量较诸药要多增三倍，名"润肠丸"，治症同前，或再加桃仁、红花、麻仁亦可。可见无论是利肠散，还是润肠丸，二者组成相同，一为散剂，一为丸剂，均具有养血通便、标本兼顾之功。明清医家对本病理论认识多遵前说，而着重治疗方药的研究，如对大黄一药，从宋·陈无择提出不可轻用后，至明代《证治准绳·女科》再引："大黄似难轻用。"《济阴纲目·大便秘涩》进一步指出，可先攻后补，切中病情。清代《胎产心法·大便燥秘论》主张"多服生化汤则血旺气顺，自润而通"。

【注释选录】

《景岳全书》：秘结证，凡属老人、虚人、阴脏人及产后、病后、多汗后，或小水过多，或亡血失血、大吐大泻之后，多有病为燥结者，盖此非气血之亏，即津液之耗。凡此之类，皆须详察虚实，不可轻用芒硝、大黄、巴豆、牵牛、芫花、大戟等药，及承气、神芎等剂。虽今日暂得通快，而重虚其虚，以致根本日竭，则明日之结，必将更甚，愈无可用之药矣。

《金匮玉函经二注》：邪去则不归于腑，自能食也。七八日更发热，明系食滞于胃，脾虚不能运之，能不急下以救其津液乎？然大虚者，当小作汤，要在临证斟酌尔。

《金匮要略论注》：此段言大虚之后有实证，即当以实治之也。故谓病解能食，则经络脏腑之气俱平，无产后本病可疑。至七八日更发热不恶寒，又无表证可疑，明是食复之象，故曰胃实。大承气峻逐之，恐因循致虚也。属词比事，新产郁冒，大虚之后药不嫌峻如此，况他病乎。

《金匮要略心典》：病解能食，谓郁冒解而能受食也；至七八日更发热，此其病不在表而在里，不属虚而属实矣，是以大承气以下里实。

《医宗金鉴》：大便坚，七八日更发热，用大承气汤，亦必其人形气俱实，胃强能食者始可也。若气弱液干，因虚致燥，难堪攻下者，则又当内用元明粉以软坚燥，外用诸导法以润广肠，缓缓图之也。

《金匮要略编注》：此即大便坚，呕不能食，用小柴胡汤而病解能食也。病解者，谓郁冒已解。能食者，乃余邪隐伏胃中，风热炽盛而消谷。但食入于胃，助起余邪复盛，所以七八日而更发热，故为胃实。是当荡涤胃邪为主。故用大承气峻攻胃中坚垒，俾无形之邪相随有形之滞，一扫尽出，则病如失。仲景本意，发明产后气血虽虚，然有实证，即当治实，不可顾虑其虚，反致病剧也。

【医案举例】

案一 脾胃虚弱、气血两虚。某女，26岁，2019年春初诊。病史：产后8天大便难下，努责难出，便时有胸闷气短，小腹满胀，倦怠乏力，乳汁少且质地较稀，纳差，眠差，面色萎黄，舌淡，苔薄白，脉细弱。辨病为产后大便难，证为脾胃虚弱、气血两虚。治法：健脾益气，养血润燥。方药：党参20克，黄芪30克，熟地黄20克，白芍20克，当归15克，白术20克，茯苓15克，五味子15克，远志15克，枸杞子20克，郁李仁15克，火麻仁15克，炙甘草10克，10剂，水煎服，日1剂，早晚分服。二诊：患者大便已通畅，纳转香，眠转佳，但仍有胸闷气短，小腹满胀，舌淡，脉细，守原方加肉苁蓉20克，黑芝麻20克，桃仁10克，继服7剂。三诊：服上方7剂之时，患者大便已转正常，日1次，便质正常，诸症俱无，舌质淡，苔薄白，脉稍细。嘱守上方再饮10剂。四诊：患者守上方继续服用20剂，服药期间大便通，余症状消失，嘱其注意饮食起居，不再服药，病痊愈。

按语 《金匮要略方论》云："新产妇人有三病：一者病痓，二者病郁冒，三者大便难……亡津液，胃燥，故大便难。"韩氏认为妇女产后亡血伤津，营阴不足，肠道失于濡润，故而大便干燥，数日不解；产时用力耗气，其气益虚，大肠传导无力，则努责难出。其病机为虚，治疗时应以补气健脾、养血润燥为主；又产后气血大虚之时不可过用补剂，故以人参养荣汤为主方。方中以益气补血之品配伍行气和中之药，使补而不滞；又酌加宁心安神之品，兼具养心宁神之效；且与常用于大补气血之十全大补汤、八珍汤相比，本方无行气动血之川芎，药性更为平和。薛立斋言："产后大便不通，因去血过多，大肠干涸，或血虚火燥干涸，不可计其日期饮食数，多以药通之润之……若服苦寒药润通，反伤中焦元气，或愈加难通，或通而泻不能止，必成败症。"故治疗产后便秘不可用承气汤等泻下、寒下之剂。《傅青主女科》言："去血过多而大便燥结，肉苁蓉加于生化。"故又于患者二诊大便见通之时，未用攻逐泻下之品，而是以补而不峻、性质更为温和的肉苁蓉补益精血、润肠通便。此后继服本方，巩固疗效，以扶正善后。（韩延华，钱莹莹，王思雨，2021. 龙江韩氏妇科人参养荣汤之古方今用 [J]. 山东中医杂志，40（10）：1144-1147.）

案二 阴血亏虚、肠道失润。姚某，女，22岁。新产血虚，营阴内伤，迄今近旬，恶露未净，大便秘结，少腹作胀，舌淡红，苔薄白，脉细涩。治拟养血润肠。炒柏子仁（杵）12 克，火麻仁 9 克，炒枣仁（杵）9 克，炒桃仁（杵）6 克，全瓜蒌（打）12 克，松子仁（打）9 克，紫丹参 12 克，炙当归 12 克，蜜炙枳壳 5 克，益母草 9 克，蜂蜜（分冲）30 克。二诊：服后肠道得润，大便自通，少腹之胀亦宽，脉细缓。原意出入续进。炙当归 12 克，紫丹参 15 克，炒柏子仁（杵）9 克，枸杞子 9 克，炒玉竹 9 克，茺蔚子（杵）9 克，新会陈皮 5 克，砂仁 1.5 克，熟地黄（包）15 克，松子仁（杵）9 克，甘草 2.4 克。

按语 新产失血、阴血亏虚、肠道失润是本病的主要原因。治宜滋阴养血、润肠通便，血足肠润，则糟粕得排。（浙江省中医研究院，2006. 叶熙春专辑 [M]. 北京：人民卫生出版社.）

四、产后腹痛

产后腹痛是指产妇在产褥期内，发生与分娩或产褥有关的腹部疼痛，尤以小腹疼痛为主，有虚实之分。古籍中称为"产后腹痛""儿枕痛"等，是中医妇产科常见病症之一。多因血虚里寒、气血瘀滞、瘀血内结、瘀血兼阳明里实所致。

【病证特点】

1. 气血运行不畅为主要病机

产后腹痛的主要病机是气血运行不畅，主要表现出"不荣则痛"或"不通则痛"的特点。具体而言，有血虚里寒、气血瘀滞、瘀血内结、瘀血兼阳明里实等分型，均可导致气血运行不畅，而产生腹痛。

2. 与胞宫关系密切

产后痛的发生，与新产后胞宫复缩、产妇身体的功能状态失常密切相关。妊娠期，胞宫蓄藏精血和阴液以濡养胎元，并适应胎儿渐长而增大。至足月妊娠后，胎儿、胎衣次第下脱，胞宫复缩并排出离经之余血浊液而由泄转藏。此分娩前后，胞宫藏而泄、泄而藏，即由满而溢，溢而虚，虚而复的过程中，气血变化急骤，加之产时耗气失血，产妇机体较常人多虚多瘀。若产时去血过多，或素体血虚，加之产时耗血，致产后胞脉空虚，乏血濡养而使胞宫复缩时疼痛久不消失。产时耗气，又因血少而令气的生化不足，气虚不能温煦脉中之血，也不能运血以行，以致血行迟缓，虚滞而痛。若产妇素体虚弱，或产时耗气过多使离经之血停滞胞宫不能排出，或因分娩后血块、胎膜残留而令产后腹痛，或因产后血室未闭之期，起居不慎，调养不当而感寒饮冷，血为寒凝，气机郁阻，血瘀胞脉不通而痛。此外，也可因产后喜怒伤肝，或素体肝气易滞，再因产失血而肝失血养，故而经气因有余血浊液由胞宫自阴道排出，全身和局部抗邪能力减弱，虽有血虚、血瘀、血寒或气滞等虚实之不同，都易招致邪毒入侵阴中、胞中，与余血浊液互结，累及胞宫复旧失常，并酿成产后发热之重症，不可不慎。

【辨治思路】

1. 重视鉴别诊断

产后腹痛应与伤食腹痛等其他疾病导致的腹痛相鉴别。如伤食腹痛有饮食失节史，疼痛部位多在胃脘部，伴有嗳腐吞酸，食欲不振，大便或秘或溏滞不爽等消化道症状；恶露可无改变。临证时应明辨疼痛部位、性质，问清病史，并结合相关检查综合判断。

2. 辨证需详辨虚实

产后腹痛有虚实之分。虚证主要为气血亏虚，实证为瘀血内阻或热结于里。产后营血亏虚，胞脉失养，或气随血耗，气虚运血无力，血行迟滞，致令小腹隐隐作痛，喜揉喜按；阴血亏虚，冲任血少，则恶露量少，色淡；血虚上不荣清窍，则头晕眼花；血少内不荣心，则心悸怔忡；血虚津亏，肠道失于濡润，则大便秘结。舌淡红，苔薄白，脉细弱。为血虚之征。产后血室正开，百脉空虚，风寒乘虚而入，血为寒凝，滞而成瘀，瘀阻冲任，血行不畅，则小腹疼痛拒按，恶露量少，色紫黯，有块；血遇热则行畅，故得热痛减；血块下后，瘀滞暂时减轻，故块下痛缓；寒为阴邪，易伤阳气，故面色青白，形寒肢冷。舌淡黯，脉沉紧或沉弦，为产后瘀血内阻之征。或邪毒内侵，入里化热，热与血结，胞脉阻痹，则小腹疼痛拒按，或灼热疼痛。

【护理与禁忌】

（1）忌食生冷的食物。

（2）注意保持会阴部清洁卫生，预防感染。

（3）调摄情志，保持心情舒畅。

（4）产后密切观察子宫收缩，应测量子宫底高度，阴道流血情况。

【后世发挥】

1. 病名

产后腹痛，病名最早见于《金匮要略》，"产后腹痛，烦满不得卧"。后世医家多沿用此病名。隋·巢元方《诸病源候论》记载"产后腹中痛""产后小腹痛""产后心腹痛""产后两胁腹满痛"。唐·许仁则《子母秘录》记载"产后腰腹痛"。宋·陈自明《妇人大全良方》首载"儿枕痛"。唐·王焘《外台秘要》中描述："产妇腹如刀绞痛者""产后腹中绞刺痛不可忍"。孙思邈《备急千金要方》记载，本病可有"产后腹胀痛不可忍者""产后腹中疾痛""产后腹中苦痛"。宋·朱端章《卫生家宝产科备要》中记载"产后心腹阵痛"，陈自明《妇人大全良方》记载"产后儿枕心腹刺痛"，明·曹弼臣《保产全书》中记载"产后脐下冷痛"。后世医家多沿用《金匮要略》中"产后腹痛"病名，然因产后腹痛病因、病位、病性之异，历代称谓略有异同。

2. 病因病机

本篇第 4 条提出"产后腹中疞痛"为血虚里寒；第 5 条提出"腹痛烦满不得卧"属于气血郁滞，且气滞重于积滞；第 6 条提出"有干血着脐下"属于瘀血内结；第 7 条载"脉微实""日晡时烦躁"属于实热瘀结。妇人病篇中"为水与血俱结在血室"，指出产后小便不利，水停血瘀，可致少腹疼痛。巢元方《诸病源候论》曰"水血壅痞，与气相搏""气动与水血相击"，因此"则痛也"，以及"产后脏虚，或宿挟风寒，或新触冷，与气相击搏，故腹痛"。宋代陈自明《妇人大全良方》言产后腹痛的病因由于"妊娠聚血""产后气羸，恶露未尽"，而"新血与故血相搏"。张景岳《景岳全书·妇人规》曰："产后有脾虚肾虚而为腹痛者，此不由产，而由脏气之不足。"薛己《校注妇人良方》曰："妇人每怒，心腹作痛，久而不愈。"后世医家认为产后腹痛病机主要为寒凝血瘀、血热血瘀、水停血瘀、气滞血瘀、气虚血瘀、阳虚里寒、产后脏虚等方面。

3. 治则治法

本病最当辨察虚实，基于不同病机特点，临证施治时灵活分辨，加以调治。产后腹痛的治疗，应针对产后多虚多瘀的特点和产后胞宫复缩的生理常势，总以调畅胞脉气血为主，即虚则补而充之，补血益气为主；实则通而调之，化瘀行气为主。同时应注意补虚不可碍实，用药勿过于滋腻，泄实不可伤正，用药不可过用攻逐，但使胞脉血盈于中而荣濡胞宫，气行瘀化而恶露排出，从而促进胞宫复缩、腹痛消失而恢复由泄转藏的生理功能。

（1）补虚养血、散寒止痛：对于产后血虚里寒的腹痛，张仲景在第 4 条以当归生姜羊肉汤补虚养血、散寒止痛。张景岳《景岳全书·妇人规》指出"寒气入腹""脐下胀痛"，宜"羊肉汤"主之。此羊肉汤，较张仲景当归生姜羊肉汤多一味川芎，可消脐下胀痛。又云："凡新产之后，其有阳气虚弱，而寒从中生，或寒由外入，以致心腹作痛……宜九蜜煎、大岩蜜汤，或理阴煎主之。"明代薛己《女科撮要》曰："若恶露既去而仍痛，用四神散调补之；若不应，用八珍汤。"正虚腹痛，八珍汤气血并补，以补消虚痛。清代郑玉坛《彤园妇科》记载："治产后风冷乘虚袭入胞中，腹常冷痛者。"以香桂散治之，方用当归、川芎、桂心、木香汁，诸药合用，温阳散寒，行气止痛。

（2）行气散结、和血止痛：气滞血瘀型产后腹痛，临床最为多见，治疗当调气通滞，活血定痛。《金匮要略》记载："产后腹痛，烦满不得卧，枳实芍药散主之。"枳实治气实，芍药治血痹，行气活血以定痛。张仲景又曰："假令不愈者，此为腹中有干血着脐下，宜下瘀血汤主之。"干血非润燥荡涤不能去，全方合力瘀去新生，活血定痛。宋·陈自明《妇人大全良方》记载黑神散方："疗产后血块，痛经，脉行后腹疼，并经脉不调。"方中重用熟地黄，破恶血，通血脉，与生姜、乌梅、荆芥酒配合，达通经止痛之功。明·薛己亦善用活血通滞法治疗本病，其《女科撮要》曰："产后小腹作痛……用失笑散行散之。"此外，薛己对肝郁气滞导致的产后腹痛亦予重视，其《校注妇人良方》曰："怒动肝火，用小柴胡汤。"还曰："肝脾郁结，用四七汤。"张景岳论产后腹痛，言"最当辨查虚实"，其《景岳全书·妇人规》曰："产后恶露不尽，留滞作痛者……有此实证，当速去其血。近上者宜失笑散；近下者宜通瘀煎、夺命丹、回生丹。或未效，当用决津煎为善。"郑玉坛《彤园妇科》记载延胡索散、当归血竭丸等，均力在行气活血。傅山认为，产后瘀血之治不应拘泥古方，妄用破血散血之猛药，其认为"惟生化汤系血块圣药也"，该方去旧生新，温行去瘀。清代妇科医家对傅山所创生化汤评价颇高，称其为产后第一汤。

（3）调理脾肾，消积导滞：张仲景认为，产后腹痛可责之于阳明积热，《金匮要略》曰："产后七八日，无太阳证，少腹坚痛，此恶露不尽，不大便，烦躁发热，切脉微实……宜大承气汤主之。"用大承气汤峻下热结，将阳明之积热荡去，产后少腹坚痛则愈。薛己在论述产后腹痛时对脾胃尤为重视，其《校注妇人良方》《女科撮要》附方中木香枳术丸、木香化滞汤、二陈丸三方均以消除饮食积滞、滞气、痰涎等为主，治疗妇人产后血气心腹疼痛。然产后腹痛因脾胃者并非均为实证，《女科撮要·产后腹痛》记载："若食既消而仍痛，或按之不痛……此是中气被伤，宜补脾胃为主。"同篇六君子汤、四神丸、补中益气汤三方相互配合，可达补脾肾，益中气而止虚痛之功。张景岳亦注重脾胃虚实之辨，《景岳全书·妇人规》曰："产后有饮食停滞及气逆作痛，亦当因其类而消去之。"列排气饮、大和中饮以治之，破气消积，兼健脾消食，腹痛得愈。除脾胃积滞外，张景岳继承了薛己脾肾同治的理念，且融入了自己的用药特色，疗脾气虚寒，列五君子煎、六君子汤、温胃饮三方均以四君子为基础方化裁；疗肾气虚寒，真阴虚弱，用胃关煎、理阴煎温补阴分。

【注释选录】

《金匮要略广注》：产后腹痛，乃去血过多，虚寒证也。当归养血，生姜散寒，羊肉补虚。《经》所谓："精不足者，补之以味"，故并治虚劳不足之病。治寒疝者，疝从寒生，三味皆温养气血之药也。

《金匮方论衍义》：仲景凡治腹痛，多用芍药，何也？以其能治气血积聚，宣行腑脏，通则痛止也。阴气之散乱成痛，用此收之也；以其能治血痹之痛也。以其能缓中而止急痛也。《本草》谓主邪气腹痛，故多用之。

【医案举例】

案一 气血亏虚子宫失养。农某，女，32岁。产后5天，小腹绵绵而痛，按之则舒，恶露量少，色淡质稀，偶或夹小块，腰酸膝软，肢体乏力，胃纳不振，大便、小便一般，脉虚细，舌苔薄白，舌质淡。证属虚瘀，以虚为主之病变，用温养气血之法论治。处方：当归身30克，山羊肉100克，龙眼肉30克，生姜30克，黑豆60克。加适量清水，炖服，酌配油盐，可分2~3次趁热吃。

按语 产后腹痛为产后常见病，有虚、实之分。明代《医学入门》指出："产后腹痛，除瘀血外，更有气虚、血虚之不同。"本案患者产后小腹绵绵作痛，喜揉按，恶露量少，色淡质稀，伴见肢软纳差，腰酸膝弱，舌淡苔薄白，脉细弱，此乃因产耗气伤血，气血亏虚，子宫失养，不通则痛之故。血弱气少，运行无力，血行迟涩，故见小腹疼痛、喜揉按；营血亏虚，冲任血少，则恶露量少色淡质稀。肢软纳差、腰酸膝弱均为血虚失养之表现。治以养血止痛，以当归生姜羊肉汤治之。当归养血调营，生姜温气散寒，羊肉辛热，补虚祛寒，龙眼肉与当归配伍大补阴血，黑豆补虚健血。全方共奏温养气血、缓急止痛之功。（班秀文，1991. 古方能治今病 [J]. 中医函授通讯（1）：23.）

案二 胞宫瘀浊，凝滞不通。劳某，女，32岁。初诊：1978年5月7日。本人自述产后7天，恶露较少，少腹作痛，有坚硬块，按之痛增。诊之面色紫暗，舌质略紫，脉沉紧。治法：祛瘀，活血，止痛。处方：加味生化汤。当归 10 克，川芎 6 克，益母草 10 克，红花 4 克，桃仁 9 克，炮姜 3 克，炙甘草 3 克，炒蒲黄 9 克，五灵脂 9 克，山楂 10 克，共 3 剂。二诊：服上方 3 剂后，恶露增多，腹痛减轻，再继服 3 剂痊愈。

按语 产后胞宫瘀血浊液以下为顺，当下不下必生变证。瘀积于胞宫，凝滞不通，故猝然而痛。血属有形，停蓄日久，则有坚硬块。舌质紫、脉沉紧均为血瘀之象。方中生化汤以化瘀生新，失笑散助生化汤化瘀生新，益母草直入胞宫，能促进子宫收缩，山楂行瘀血、散宿血，瘀血祛则腹痛自止。由于辨证清晰，用药恰当，服药 3 剂后，立即收效。（张达旭，1982. 中医妇科临床经验选 [M]. 南宁：广西人民出版社.）

五、产后中风

产后中风是指妇人产后感受风邪引起以发热为主的外感证，非内伤杂病的中风病。产后中风，或为产后体虚，复感风寒，或为产后阳虚，风邪袭表，成正虚邪实之候。或为邪风侵入少阳，或为邪热湿毒自阴户袭入胞中。

【病证特点】

1. 荣弱卫强为基本病机

太阳中风证的病机为"荣弱卫强"。如《伤寒论》95 条云："太阳病，发热汗出者，此为荣弱卫强。"荣弱卫强，即通常所谓之"营卫不和"。按"卫强"非卫气强盛之谓，乃是对卫气抗邪、正邪交争而发热的喻词，故《灵枢·百病始生》曰："盖无虚，故邪不能独伤人。"又"荣弱"，则是指"营受邪蒸"而外泄，营阴不得内守而汗出的病理。"荣弱卫强"属于病理现象，系风邪侵扰所致，治以解肌发汗，俾邪从表解，营卫得以调和。

2. 正虚邪实为常见症候

产后中风，或为产后体虚，复感风寒，或为产后阳虚，风邪袭表，成正虚邪实之候。原文第 9 条中的"发热面正赤"，非阳明郁热熏蒸于面，乃产后津血元气大亏，致虚阳上浮于面，表现为面色嫩红，如浮涂之色，即所谓面若朱妆。而阳明郁热，面色赤由肉里向外透发并表现为赤而油垢。后世注家多以此解。如徐忠可："中风发热头痛，表邪也。然面正赤，此非小可淡红，所谓面若妆朱，乃真阳上浮也；加之以喘，气高不下也，明是产后大虚，元阳不能自固，而又杂以表邪，自宜攻补兼施。"尤在泾曰："此产后表有邪而里适虚之正，若攻其表，则气浮易脱；若补其里，则表多不服。"魏荔彤亦指出："产后中风，即伤风也。发热面赤，喘而头痛，似是阴虚阳盛之感风矣，不知热之所以上炎者，携风势也，标也；而风之所以不能去者，无正阳气也，本也。"

【辨治思路】

1. 病仍在表，汗而发之

产后多汗原是生理之常，但若伴见恶寒、发热、头痛等症，则是感受风邪之太阳中风证，即使旷日持久，亦应解肌发汗，先顾其表。如本篇第 8 条之产后中风，持续数十日不解，虽有"心下闷、干呕"的邪气内传之势，但邪气并未传变入里，病仍在表，故仍需桂枝汤发汗，以阻邪气内传。《伤寒论》54 条云："病人脏无他病，时发热自汗出而不愈者，此卫气不和也，先其时发汗则愈，宜桂枝汤。"此所谓"时发热"，与《金匮要略》本条之"时发热"表明发热时有起伏，或作或休，应在病邪尚未内传之前，予桂枝汤发汗祛邪。柯韵伯《伤寒附翼》认为，桂枝汤为"仲景群方之冠，乃滋阴和阳，调和营卫，解肌发汗之总方也。凡头痛发热，恶风恶寒，其脉浮弱，汗自出者，不拘何经，不论中风、伤寒、杂病，咸得用此发汗。"本条用桂枝汤治产后中风"数十日不解"的旨趣，正即此也。产后虽然气血亏虚，但"虚处受邪，其病为实"，并非体虚者，发病即为虚证，后世认为，产后"虽有外感，禁用发表，惟以养血为主"，其说不可拘执。

2. 正虚邪实，扶正祛邪

产后气血亏虚，卫外失固而感受风邪，病邪在表则发热头痛；阳气亏虚，虚阳上浮则面潮红若妆、气喘。因产后正虚，风邪乘之，形成了产后中风兼阳虚的虚实夹杂证。此时要着眼全局，兼顾虚实，扶正祛邪，若只祛邪而解表则阳虚易脱；若只扶正则表邪不解。扶正祛邪，标本兼顾乃切病机。

【护理与禁忌】

（1）产后应该注意防寒保暖，慎接触感冒病人以免时邪入侵。

（2）产后中风病人应适当休息，多饮水，饮食以素食流质为宜，慎食油腻难消化之物。卧室空气应流通，但不可直接吹风。

（3）治疗产后中风药物煎煮时间宜短，取其气全以保留芳香挥发有效物质，无汗者宜服药后进热粥或覆被以促汗解表，汗后及时换干燥洁净衣服以免再次受邪。

【后世发挥】

1. 病名

本病首载于《金匮要略》，本篇第8条称为"产后风"，《脉经》作"妇人产得风"，第9条称为"产后中风"。后世对于产后感受风邪，荣卫不和之太阳中风证，称为"产后中风"。《景岳全书》称为"产后外感"，《产鉴》称为"产后感冒风寒"。需要注意的是，本篇所载"产后中风"与后世诸多文献中的产后疾病有"名异意同"之象，"产后发热""产后外感""产后痉症""中风病"均为沿袭张仲景的"产后中风"。然产后真中风，表现为半身出汗或四肢不举不收或手足不仁或昏不知人或突然仆倒等，也称为"产后中风"，与本篇所述疾病不同。

2. 病因病机

本病病因病机的认识，本篇第8条提出"续之数十日不解"，为产后体虚，复感风寒，致营卫不和；第9条为产后正虚，风邪袭表，成正虚邪实之候。后世医家多遵从《诸病源候论》概括"产妇血气俱虚"因"日月未满，而起早劳动"而"为寒所伤"，《景岳全书》载"临盆之际，多有露体用力"，此时"或遇寒邪"，则风寒之邪"乘虚而入"。《济阴纲目》"产后外感"因"离床太早，或换衣袭风"致"冷入下部"。

3. 治则治法

本篇第8条之产后中风，持续数十日不解，虽有"心下闷、干呕"的邪气内传之势，但邪气并未传变入里，病仍在表，故仍需桂枝汤发汗，以阻邪气内传，提示了张仲景在治疗产后病不拘泥于温补，治表病不拘泥于日期，而以症为主，有是证则用是药，体现张仲景辨证论治中的圆机活法。《景岳全书》载"勿谓新产之后，不宜表散"，应该"酌其虚实"而"用得其宜"。《陈素庵妇科补解》对于"产后伤寒"，如果"形壮脉实""内伤外感"，即遵仲圣分别主治。《刘奉五妇科经验》指出对于产后外感的辨证，在"邪实的情况下"，不要顾虑体虚而忽略了祛邪的重要性，因为"邪去才能正安"。

本篇第9条对于产后中风兼阳虚证，治用竹叶汤扶正祛邪，表里同治。明示治产后正虚邪实证，祛邪时，勿忘扶正。《妇人大全良方》指出凡产后发热，头痛身疼，多是"血虚或败血作梗"，阴虚"阳必凑之"，故发热，且以"平和之剂与服"必效。《女科经纶》指出妇人产后阴虚而"阳无所根据"，阳气"浮散于外"，用"四物汤补血"，以"炙干姜之苦温从治"而"收其浮散以归于阴"。《沈氏女科辑要笺正》对于"新产发热"，概括其病机"血虚而阳浮于外者居多"治疗上告诫"不可妄投发散"，应该"潜阳摄纳"，则"气火平而热自已"。

【注释选录】

《金匮玉函经二注》：伤寒病，太阳证，头痛发热，汗出恶风者，桂枝汤主之。又太阳病，八九日不解者，表证仍在，当发其汗，此治伤寒法，凡产后感于风寒诸证，皆不越其规矩，举此条与上文承气，为表里之例耳。

《金匮要略浅注补正》：阳旦本是伤寒杂证，原非产后应有，然使产后而见伤寒杂证者，仍照法治之，毋庸拘忌。故仲景特举一证以为例，曰：'如阳旦证续在者，可与阳旦汤。以此为例，则凡一切伤寒杂证，但见何证，即与何方，幸勿拘于产后也。'

《高注金匮要略》：数十日不解，即下文头痛恶寒，及有热汗出等候，阳旦之本症也；心下闷干呕，胃气虚寒痞塞之应，阳旦之兼症也。言虽隔数十日之久，风因尚在，仍可与阳旦汤。名义解见《伤寒论》。但有心下闷干呕之兼症，当于原汤加姜、半为合。

《金匮要略心典》：此产后表有邪而里适虚之证。若攻其表，则气浮易脱，若补其里，则表多不服。竹叶汤用竹叶、葛根、桂枝、防风、桔梗解外之风热，人参、附子固里之脱，甘草、姜、枣以调阴阳之气而使其平，乃表里兼济之法。凡风热外淫而里气不固者，宜于此取则焉。

《金匮要略浅注》：此为产后中风，正虚邪盛者而出其补正散邪之方也。方中以竹叶为君者，以风为阳邪，不解即变为热，热甚则灼筋而成痉。故于温散药中，先以此而折其势，即杜渐防微之道也。

【医案举例】

案一 营卫不调，胃气上逆。王某，女，22 岁，患者从产前十来天直至产后第七天，一直呕吐，进食甚少，本地中西医多方治疗无效，细问病人，知有汗出，微恶风等症，视其苔薄白，脉略浮，遂用桂枝汤原方加法半夏 10 克。因呕吐，嘱其少量多次服用。2 剂药后，进食已不呕吐，恶风等症亦除。

按语 产前呕吐系妊娠致经脉之气不舒，营卫之气不调，胃气上逆而呕。产后体虚，易感风邪，更致营卫不和而呕吐不愈。桂枝汤调和营卫，再加法半夏则平冲降逆止呕之功更著，故病可愈。（舒鸿飞，1981. 桂枝汤类方治疗杂病 [J]. 湖北中医杂志（5）：26.）

案二 产后中风，虚阳上浮。邓某，女，40 岁，农妇。分娩四五日，忽然恶寒发热头痛，其夫以产后不比常人，恐生恶变，急邀余治。患者面赤如妆，大汗淋漓，恶风发热，头痛气喘，语言滞钝，脉虚弦，舌苔淡白而润。询得口不渴，腹不痛，饮食二便均无变化。已产数胎，皆无病难，向无喘疾，而素体欠强。幸喜发病未久，尚可施治，若有迁延，治难图也。观其脉象虚浮而弦，已伏痉病之机矣。《金匮要略》云："产后中风，发热，面正赤，喘而头痛，竹叶汤主之。"乃师其旨，书竹叶汤原方一剂与之：淡竹叶三钱，葛根三钱，桂枝一钱五分，防风一钱五分，桔梗一钱五分，西党三钱，附片二钱，甘草一钱五分，生姜三片，大枣三枚，煎服。翌日复诊，喘汗俱减，热亦渐退，仍以原方再进一剂，三诊病已痊矣。

按语 本患者产后，发热恶风头痛，是风邪在表之候；面赤大汗气喘，为虚阳上浮之征；语言滞钝，乃气液两亏，明系产后中风，虚阳上浮之征。为温阳益气以固其内，搜风散邪以解其外，偏执一面，证必生变。（湖北省卫生厅，1965. 湖北中医医案选集 [M]. 武汉：湖北省地方国营新生印刷厂.）

六、产后下利

汉以前无"痢"字，痢亦作"利"。迨陶弘景《本草经集注》及巢氏《诸病源候论》，始有"痢"的病名。故张仲景所谓"产后下利"包括产后泄泻与产后痢疾，本篇所载"产后下利"指产后痢疾。因产后气血亏虚，外感湿热、疫毒之邪，内伤饮食，损及脾胃与肠而致。邪气客于大肠，与气血搏结，肠道血络受伤，传导失司，而致下痢。

【病证特点】

1. 证属热痢

产后痢疾亦称"产子痢"，有寒热之别。本条主之以白头翁汤，足证其为热痢。《伤寒论》第 371

条指出："热利下重者，白头翁汤主之。"第 373 条亦云："下利欲饮水者，以有热故也，白头翁汤主之。"均表明其病机属热。"下重"，即里急后重。热痢下重则是湿热之邪下迫大肠，致大肠气滞之故，便下虽频而不爽，故又称"滞下"。口渴欲饮水者，乃因痢下耗伤津液，损伤胃气，胃虚不能生津所致。根据热痢的临床表现，除里急后重，渴欲饮水外，尚应见有身热腹痛，便下脓血，赤多白少，舌红苔黄，脉弦滑数等症，是为辨证要点。

2. 产后虚极是其特点

产后气血两虚，下痢不止则大伤气阴，故曰"虚极"。方用白头翁汤清热解毒，加甘草、阿胶扶正养血，以救其虚。按虚极是指病机，非指症状。今人有认为虚极是指"肛门虚急之极，即里急后重"的，若作此解，则甘草、阿胶便是无的放矢，用非其症了。

3. 病位在肠，与脾胃关系密切，可涉及肾

痢疾基本病变在肠，因肠与胃密切相连，肠病及胃，故常曰在肠胃。如《医碥·痢》所说："不论何脏腑之湿热，皆得入肠胃，以胃为中土，主容受而传之肠也。"然痢疾日久，不但损伤脾胃而且累及于肾，导致肾气虚惫或脾肾阳虚，下痢不止。本病初期多实证。疫毒内侵，毒盛于里，熏灼肠道，耗伤气血，下痢鲜紫脓血，壮热口渴，为疫毒痢；如疫毒上冲于胃，可使胃气逆而不降，成为噤口痢；外感湿热或湿热内生，壅滞腑气，则成下痢赤白、肛门灼热之湿热痢；寒湿阴邪，内困脾土，脾失健运，邪留肠中，气机阻滞，则为下痢白多赤少之寒湿痢。下痢日久，可由实转虚，或虚实夹杂，寒热并见，发展成久痢。疫毒热盛伤津，或湿热内郁不清，日久则伤阴、伤气，亦有素体阴虚感邪，而形成下痢黏稠、虚坐努责、脐腹灼痛之阴虚痢；脾胃素虚而感寒湿患痢，或湿热痢过服寒凉药物致脾虚中寒，寒湿留滞肠中，日久累及肾阳，关门不固，则成下痢稀薄，带有白冻，甚则滑脱不禁、腰酸腹冷之虚寒痢。如痢疾失治，迁延日久，或治疗不当，收涩太早，关门留寇，酿成正虚邪恋，可发展为下痢时发时止，日久难愈的休息痢。

【辨治思路】

1. 与泄泻鉴别

二者多发于夏秋季节，均为排便次数增多，皆由外感时邪、内伤饮食而发病。泄泻粪便稀薄，无脓血，腹痛、肠鸣并见，泻后痛减，其病机为脾失健运，湿邪内盛。痢疾则便脓血、腹痛、里急后重并见，便后不减，其病机为邪客大肠，与气血搏结，气血凝滞，腐败化为脓血，以资鉴别。见诸临床，泻痢二者，可以相互转化。有先泻后转痢者，病情加重；亦有先痢而后转泻者，病情减轻，临证时须仔细辨别。

2. 详辨虚实寒热

产后痢疾虽然多虚，但并非全虚，应该根据张仲景辨证论治精神，详辨寒热虚实，且痢疾演变多端，更需慎思详辨。暴痢多属实证。外感湿热或湿热内生，壅滞腑气，或疫毒内侵，毒盛于里，熏灼肠道，下痢鲜紫脓血，壮热口渴，或湿热、疫毒之气上攻于胃，胃气逆而不降，噤口不纳者，皆属实证、热证；寒湿阴邪所致者为寒证。下痢日久，可由实转虚或虚实夹杂，寒热并见。如疫毒热盛伤津，或湿热内郁不清，日久则伤气、伤阴，或素体阴虚邪恋，而成阴虚痢者；久痢伤正，胃虚气逆，胃不纳食者，而成噤口痢虚证；脾胃素虚而感寒湿患痢，或湿热痢过服寒凉药物致脾虚中寒，日久化源不足，累及肾阳，关门不固，下痢滑脱，形成虚寒痢；如痢疾迁延，邪恋正衰，脾气更虚，或治疗不当，收涩过早，关门留寇，则成久痢，或时愈时发的休息痢。热痢清之，寒痢温之，寒热交错者，清温并举。初起之时，实证、热证多见，宜清热化湿解毒。久痢寒证、虚证多见，宜补虚温中，调理脾胃，兼以清肠，收涩固脱。虚实夹杂者，通涩兼施。

【护理与禁忌】

（1）产后注意饮食卫生，避免过食生冷和进食不洁及变质食物，节制饮食，不过食辛辣、肥甘厚味。起居有常，调情志，防过劳。

（2）治病宜早，防止病情恶化。饮食宜清淡，忌食荤腥油腻难消化之物。

【后世发挥】

1. 病名

本病首载于《金匮要略》，称为"产后下利"，汉以前无"痢"字，痢亦作"利"。迨陶弘景《本草经集注》及巢氏《诸病源候论》，始有"痢"的病名。隋·巢元方《诸病源候论》将痢疾分为"赤白痢""脓血痢""冷热痢""休息痢"等 21 种痢病候，并将产后痢疾称为"产后痢"。后世多宗《金匮要略》称为"产后下痢"，如《备急千金要方》《千金翼方》《外台秘要》《济阴纲目》《本草纲目》《校注妇人良方》等。《济阴纲目》亦将本病称为"产子痢"，《妇人大全良方》称为"产后痢疾"，《傅青主女科》称为"产后虚痢"。

2. 病因病机

本篇第1条提出"下利虚极"，产后气血虚弱，胃肠功能低下，而易染邪气；患痢疾后，湿热邪气进一步损伤阴血，所以必致气血虚极。发热腹痛，大便不爽等症，为湿热熏灼肠道脉络所致，为虚实掺杂之证。后世多宗此说，从内虚外感，内外合因论述。《诸病源候论》论述产后"赤利"原因亦从"产后血虚""热气所乘"论述。《妇人大全良方》载产后痢疾，多"由产劳伤，脏腑不足，日月未满，虚乏未复"又"外伤风冷"所致；《陈素庵妇科补解》认为产后痢疾，总由"气血损伤，脾胃衰弱"兼"外感风冷，内伤饮食"所致。《女科经纶》：痢本于"外感六淫，内伤饮食"所致，若产后，当兼"气血虚"。

3. 治则治法

张仲景在本篇第 11 条中指出"下利虚极"用"白头翁加甘草阿胶汤主之"，产后气血两虚，下痢不止则大伤气阴，故曰"虚极"。方用白头翁汤清热解毒，加甘草、阿胶扶正养血，以救其虚。按虚极是指病机，非指症状。后世的多宗此法，对于虚实夹杂之证施以攻补兼施法。《妇人大全良方》云："热则凉之；冷则温之；冷热相持则调之；滑者涩之；虚羸者补之；水谷不分者，当利小便。若产妇性情执着，不能宽解，须当顺其气，未有不安者也。"有以产后虚极而专以温补为主。如《陈素庵妇科补解》载"治宜温补脾胃兼祛寒邪，消生冷之物，切不可误下，以损胃气"，《女科经纶》认为痢本于外感六淫，内伤饮食所致，若产后，当兼气血虚处治，故不可用治痢常法，而以调补脾胃为要也。又按，产后痢属气血大虚，不可治痢，唯补气血，以大剂人参当归主之。

【注释选录】

《金匮要略浅注》：仲景治热利下重，取白头翁汤。盖白头翁纯苦能坚肾，故为驱下焦风热结气君药；臣以黄连，清心火也；秦皮清肝热也；柏皮清肾热也；四味皆苦寒，故热利下重者宜之。若产后下利，其湿热应与人同，白头翁汤在所宜矣。假令虚极，不可无补，但非他味参术所宜，恐其壅而燥也；亦非苓、术淡渗可治，恐伤液也。唯甘草之甘凉、清中，即所以补中；阿胶之滋润，去风即所以和血，以此治病，即此为大补。方知凡治利者，湿热非苦寒不除，故类聚四味之苦寒不为过。若和血安中，只一味甘草及阿胶而有余。治利好用参术者，正由未悉此理耳。

《金匮要略方论本义》：产后下利虚极者，自当大补其气血矣。不知其人虽极虚而下利者，乃挟热之利，切未可以遽补，补之则热邪无出，其利必不能止也。主之以白头翁加甘草阿胶汤，清热燥湿，补中理气，使热去而利自止。亦治虚热下利之妙方，不止为产后论治矣。以上师言产后固虚，而阴虚阳虚必辨，虚寒虚热当察，阳统阴、阴宗阳之理当识，非但谓产后阴虚血虚，诸病俱可该括于内也。如世医所主之四物汤，执为妇人圣药，岂不可蚩乎？

《高注金匮要略》：本属血虚之产妇，乘以下利努撑，更伤其气。虚极者，血虚而气极也。

《金匮要略心典》：伤寒热利下重者，白头翁汤主之，寒以胜热，苦以燥湿也。此亦热利下重，而当产后虚极，则加阿胶救阴，甘草补中生阳，且以缓连柏之苦也。

《金匮要略浅注补正》：此下利，是言痢疾便脓血也。仲景此数节，或言产后伤寒，或言产后中风，此又言产后或得痢疾，仍当照法用白头翁汤，惟系产后血虚之极，故宜加补血之品。此仲景举例以见其概，非谓产后痢疾仅此一方，又非谓虚寒洞泻而下利，亦用是方也。

《金匮要略今释》：此治血痢困惫之方，不特产后而已。白头翁治热痢，阿胶止血，甘草治困惫，即吉益氏所谓急迫，故又治肠风痔血诸病。旧注多以虚极为虚弱，以阿胶甘草为养阴补中，非也。

《金匮发微》：产后下利，寒热不同。今但云下利虚极，白头翁加甘草阿胶汤主之，此仲师之失辞，不可为训者也。

【医案举例】

案一 产后虚痢。吴某，女，28岁。足月平产一男婴，产后进食油腻之物，当晚吐泻交作，肠鸣腹痛，呕出物酸腐，大便腥臭，泻下如注，日行无度。伴畏寒发热（体温38.5℃），汗出，口渴欲饮。西医按"急性胃肠炎"给予输液、抗菌消炎等治疗，周余后呕吐虽止，但大便每日仍七八次，便稀夹有红白黏冻，且伴腹胀腹痛，里急后重，仍发热（体温38℃），口渴心烦、口臭，精神疲惫，纳差，舌淡红，苔黄厚腻，脉虚而数。大便常规化验：白细胞（++），红细胞（+）。大便细菌培养3次，均报告"有霉菌生长"。因患者转为痢疾，并有二重感染，立即停用抗生素等西药，邀余会诊。四诊合参，证属虚痢，乃产后体虚，气血亏耗，又为饮食所伤，脾胃升降失常，既吐利伤阴，又湿热内蕴不解所致。拟方：白头翁10克，黄连6克，秦皮10克，黄柏10克，阿胶10克（烊化），甘草6克，山楂15克，扁豆10克，2剂。服药后痢止热退，惟余少气、纳差、腹胀等不适，遂以健脾益气、和胃之法善后。调养旬余，诸症消失，大便化验无异常，痊愈出院。

按语 此患者产后吐利，系产后三急之证，后转为虚痢。恪遵经方，用药以清热燥湿止痢为主，滋阴养血为辅，少佐以健脾消导之品，药证相符，故获良效。（高平安，1987. 经方验案三则 [J]. 国医论坛（1）：26.）

案二 胎前伏暑，产后下痢。阎氏妇，年24岁，住宿城。病因夏月感受暑湿，至秋后娩时，恶漏太多，膜原伏暑又泄而痢。其症利下赤白，里急后重，日夜40余次，腹痛甚则发厥，口极苦而喜饮，按其胸腹灼手。脉息细数。本妇又每日厥十余次，症已棘手，严装待毙，僵卧如尸。余遂晓之曰：病势危矣，然诊右脉尚有神，或可挽救，姑仿张仲景经方以消息之。亟命脱去重棉，用湿布覆心部，干则易之。用大剂白头翁汤加味，苦寒坚阴以清热为君，甘咸增液以润燥为臣，佐以酸苦泄肝，使以清芬透暑，力图挽回于万一。

白头翁12克，北秦皮6克，炒黄柏6克，金银花18克，川雅连3克（盐炒），生炒杭芍各9克，益元散9克，净阿胶3克（烊冲），淡条芩6克，鲜荷叶1张。水煎服。

次日复诊，痛厥已除，痢已轻减。遂以甘凉濡润，如鲜石斛、鲜生地黄、鲜藕肉、鲜莲子、甘蔗等味，连服5剂，幸收全功。

按语 胎前伏暑，产后患阴虚下痢者颇多，此案仿金匮治产妇下利虚极用白头翁加甘草阿胶汤，合伤寒论黄芩汤增损之，以清解热毒，兼滋阴血而瘥。足见学有根柢，非精研仲景方者，不能有此胆识。（何廉臣，1959. 重印全国名医验案类编 [M]. 上海：上海科技出版社.）

七、产后烦呕

产后烦呕指产后哺乳期津血亏损而导致心烦、呕吐等证。既"烦"且"乱"，自不同于一般虚烦不宁者，而是烦躁焦虑，坐立不安，见诸"神""形"两个方面，"呕逆"则是呕之甚者，表现为泛恶呕吐、食纳不入的症状。病由产后伤阴亡血，虚热扰神，胃气上逆之故。

【病证特点】

1. 虚热内生，胃失和降为主要病机

原条文指出"乳中虚"，生子曰"乳"，乳中虚指出新产妇人正气亏虚的病机。女子以血为本，在妊娠期聚胞中以养胎，产后上行化为乳汁以养婴儿。妇人产后失血亡汗，阴血本虚，加之哺育，乳汁去多，阴血更虚，主要表现为气虚阴血不足。产后阴血亏虚，虚热内扰心神，则心中烦乱；邪热犯胃，胃失和降，胃气上逆则呕吐。兼见食欲不振，神疲乏力，舌红苔少，脉滑数无力等，病机为产后中虚内热，胃失和降。

2. "中虚"为发病根本

脾主运化为气血生化之源。产后失血伤津液，运化不足，血虚阴亏，而虚热内生扰及心神，邪热犯胃，以致烦呕。所谓"邪之所凑，其气必虚"，与产妇本身禀赋体质有关。妇人平素中焦脾胃运化升清的功能正常，则气血化生有源，即使产后也不足以为病。但若妇人中气不足，脾胃功能虚弱，加上产后气血亏虚，又乳汁去多，造成阴血不足虚热内生，热扰于心则烦乱，扰于胃则呕逆。因此"中虚"是本病的根本，"热盛"为标，本虚标实，故首要之务为清热以安中，和胃益气为其至要关键。中焦脾胃功能恢复，气血得以化生，则阴虚内热得除，呕逆平，烦乱止。

【辨治思路】

1. 清热除烦，降逆止呕为务

本病虽发于产后之伤血亡阴，但治不以补虚为主，而以竹茹、石膏、白薇等清热除烦，降逆止呕为务，盖因热邪为重，病势急迫之故。但又毕竟是在产后，不同于寻常，故又以桂枝制诸药之寒，兼平冲逆；大枣补脾胃之虚，并能养血。至于甘草，虽有健脾守中之功，亦为滋阴清热、润燥生津之品，如张仲景用"炙甘草汤""甘草汤"治肺痿、咽痛，均取其滋阴清热之用。

2. 不拘"安中益气"之辞

后世单就原文中"安中益气"着眼，认为"重用甘草，意在安中益气"，又说枣肉和丸亦是"益气"，但就全方而言，此种解释不免牵强其意。陆渊雷更是直言："安中益气，殊非仲景辞气，竹皮大丸之方，亦无安中益气之效，但热证烦乱呕逆者，或能取效耳。"方中重用甘草，并以枣肉和丸，是取甘药缓急之功。中虚而致烦乱呕逆之证，若欲安中益气，当先治其烦呕，可见"清热养气"之方亦是安中之法。

【护理与禁忌】

（1）产后给予充分的睡眠、休息，避免过劳和过重的心理负担，教会患者处理情绪问题的技巧。

（2）了解病人的心理状态和个性特征，设身处地为病人着想，做好思想工作。

【后世发挥】

1. 病名

本篇第 10 条，根据条文描述"乳中虚""烦乱呕逆"，称为"产后烦呕"，后世根据症状表现，多将"虚烦""呕吐"分称。如《千金翼方》称为"产后虚烦"，《产鉴》称为"产后虚烦不止"，《冯氏锦囊秘录》称为"产后虚烦发热""产后呕吐"。《济阴纲目》记载有"产后呕逆"。

2. 病因病机

对于本病病因病机的认识，本篇第 10 条提出"乳中虚"，《诸病源候论》概括产后"血气俱伤，脏腑虚竭"致"气在内不宣"，因此"令烦"。后世多围绕"阴血虚、中气虚"对病机进行概括。然细究各家之注解，有重于阴血虚者，有偏于中气虚者。如赵以德《金匮方论衍义》云："妇人以阴血上为乳汁，必藉谷气精微以成之，然乳房居胃上，阳明经脉之所过，乳汁去多，则阴血乏，而胃中亦虚。阴乏则火扰而神昏乱，胃虚则呕逆。"尤在泾《金匮要略心典》云："妇人乳中虚，烦乱呕逆者，乳子之时，气虚火旺，内乱而上逆也。"陈修园在《金匮要略浅注》中直言此证"病本全由中虚"。徐忠可认为："乳汁去多，则阴血不足，而胃中亦虚。"《金匮要略译释》曰："其虚主要在气血的不足。"诸症当由虚热内生所致。《女科经纶》认为呕吐为"中焦病"。病因为"产后气血大亏，则中气不运"。《陈素庵妇科补解》载"产后呕吐，或寒邪伤胃，或生冷伤胃。更有阴虚火旺，上冲胃气吐蛔者，亦有瘀血入胃，阻拒饮食致呕者"。上述诸解虽角度不同，但均指出妇人在产后哺乳期间，由于产时失血，且有乳汁分泌，阴血易虚，加之中气虚乏，气血生化乏源。由于阴血耗伤，而致阴虚，虚热内生，上扰于神明，故现心烦意乱之症；虚热内扰于胃，中气虚逆，则现呕恶之症。

3. 治则治法

对于本病的治法，张仲景在本篇第 10 条中指出"安中益气"。后世医家对此条文见解不尽相同，但对于产后血虚阴亏，虚热内扰心神，邪热犯胃，呕逆不安，多遵循仲景法，治用竹皮大丸清热降逆，安中益气。《女科经纶》引陈无择曰：寻常治诸虚烦热，以竹叶石膏汤、温胆汤。不知产后与寻常不同，如石膏等药，不宜轻用。《陈素庵妇科补解》：产后呕吐"风寒生冷者十之六七"宜"温胃汤"。对于阴虚血燥，火邪逆入胃中的呕吐，当"降火滋阴"，"引虚浮上逆之火，从沟渎而出"。对于"瘀血流渗胃中"，当"速去瘀血"。《医宗金鉴·妇科心法要诀》载"产后血虚，心烦短气者，宜人参当归汤"，若因"败血冲心者"，"宜服失笑散"。若"去血过多，烦而躁者"，属于亡血证也，宜服"当归补血汤"。

【注释选录】

《金匮要略论注》：乳者，乳子之妇也。肝气原不足；中虚者，中气大虚也。脾土复困弱。于是火上壅则烦，气上越则呕。烦而乱，则烦之甚也；呕而逆，则呕之甚也。病本全由中虚，然而药止用竹茹、桂、甘、石膏、白薇者，盖中虚而至为呕、为烦，则胆腑受邪。烦呕为主病，故以竹茹之除烦止呕者为君；胸中阳气不用，故以桂、甘扶阳，而化其逆气者为臣；以石膏凉上焦气分之虚热为佐；以白薇去表间之浮热为使。要知，烦乱呕逆而无腹痛下利等证，虽虚无寒可疑也。妙在加桂于凉剂中，尤妙在生甘草独多，意谓散蕴蓄之邪，复清阳之气，中即自安，气即自益。故无一补剂，而反注其立汤之本意曰："安中益气竹皮大丸"，神哉。喘加柏实。柏每西向，得西方之气最深，故能益金、润肝木而宁心，则肺不受烁，喘自平也。如古谓肝家气分药。盖柏为阴木，能益肝阴而戢其横溢之气，润肝之功多也。有热倍白薇，盖薇能去浮热。

《金匮要略方论本义》：初产血虚，乳中未有不虚者。血虚必热，生烦乱呕逆，虚热在于上部，故如此也。师言法当安中益气，主之以竹皮大丸。竹茹清气分之热，同石膏安胃清邪；桂枝、甘草升阳益津；白薇补虚固里，有热者倍用。名为血虚之证，仍是气分之治，总见阳能主阴，且能生阴之义耳。烦喘者加柏实，香以散热，实以补虚。仍用枣肉和丸，益胃安中。为上部虚热之治，至善之法也。

《金匮玉函经二注》：妇人以阴血上为乳汁，必藉谷气精微以成之。然乳房居胃上，阳明经脉之所过，乳汁去多，则阴血乏而胃中益虚。阴乏则火扰而神昏乱，胃虚则呕逆。用甘草泻心火安中益气；石膏疗烦乱；竹皮主呕逆；桂枝利荣气、通血脉，又宣导诸药，使无捍格之患。柏实，《本草》主恍惚虚烦，安五脏，益气。烦喘者，为心中虚火动肺，故以柏实两安之。

《金匮悬解》：妇人乳之，中气虚弱，胃土不降，相火上炎而生烦乱，浊气熏冲而作呕逆，宜安中益气，竹皮大丸。竹茹、石膏止呕而清烦；甘草、桂枝补中而下冲；白薇凉金而退热也。

《金匮要略浅注补正》："妇人乳"作一读，谓乳子也。"中虚"作一句，谓中焦受气取汁，上入心以变血，下安胃以和气，乳汁去多，则中焦虚乏，上不能入心化血，则心神无依而烦乱；下不能安胃以和气，则冲气上逆而为呕逆。是以其方君甘草、枣肉以填补中宫，化生汁液；而又用桂枝、竹茹达心通脉络，以助心生血，则神得凭依而烦乱止；用石膏、白薇以清胃降逆，则气得安养而呕逆除。然此四药相辅而行，不可分论，必合致其用，乃能调阴和阳，成其为大补中虚之妙剂也。

《金匮要略心典》：妇人乳中虚，烦乱呕逆者，乳子之时，气虚火旺，内乱而上逆也。竹茹、石膏甘寒清胃；桂枝、甘草辛甘化气；白薇性寒入阳明，治狂惑邪气，故曰安中益气。

《金匮要略今释》：安中益气，殊非仲景辞气，竹皮大丸之方，亦无安中益气之效，但热证烦乱呕逆者，或能取效耳。

【医案举例】

案一 产后虚火，上逆呕恶。华某，女，31 岁。产后 3 个月，哺乳。身热（38.5℃）已七八天，偶有寒栗状，头昏乏力，心烦恚躁，呕逆不已，但吐不出。脉虚数，舌质红苔薄。治以益气安胃为主。方用淡竹茹 9 克，生石膏 9 克，川桂枝 5 克，白薇 6 克，生甘草 12 克，制半夏 9 克，红枣 5 枚，2 剂。药后热除，寒燥解，烦乱平，呕逆止，惟略头昏，复予调治痊愈。

按语 本例患者在哺乳期出现寒热、呕逆、烦乱等证，断为产后虚火盛，上逆而呕恶，故将竹皮大丸改为煎剂以安中益气。竹皮大丸并非补益之品，乃由除烦平逆、清热化气之药组成，包含了平壮火即不食气的意思。原方方药配合比例颇为特殊，即在清热药中加一分桂枝，以平冲逆，而甘草重至七分，当是安中益气以甘药缓急之意。本案用药量基本参照原方意而化裁，并酌加制半夏以平呕逆。全方药味不多，用量不重，亦取其味薄则通之义，故进药 2 剂，寒热解，烦乱平，呕逆止矣。（何任，2012. 金匮方临床医案 [J]. 中医学报，27（5）：559-560.）

案二 气阴两虚，虚火内扰。张某，女，32 岁，该患者就诊 2 年前曾因与家人生气后自服敌敌畏以轻生，因发现及时经抢救后脱离危险，但自此常感心中悸动不安，惊恐不宁，易于惊吓，心中烦乱易哭，少寐健忘，时时自汗，恶心，时呕吐痰涎或干呕，舌质淡，苔白厚腻，脉沉，关脉弦细。查血压正常，心电图示窦性心律，大致正常心电图。中医诊断为脏躁，证属气阴两虚，虚火内扰，中药给予竹皮大丸合栀子豉汤。竹茹 15 克，生石膏 15 克，白薇 15 克，桂枝 6 克，炙甘草 10 克，大枣 10 克，栀子 10 克，淡豆豉 10 克，生姜 10 克。水煎服，每日分 2 次服。服药 5 剂后，食欲增加，药后未吐，但大便黏腻，日 2 次，再进 5 剂后，心中烦乱显消，无心悸惊恐感，无恶心，呕吐，舌淡红，苔薄白，诸证已衰其大半，效不更方，再依前方 5 剂，并加服柏子养心丸，调理善后。

按语 患者平素性情抑郁，劳心思虑，又因服毒药后损伤脾胃，造成脾虚。脾为生血之源，心血不足，而出现心悸胆怯，烦乱欲哭，自汗呕恶，眠差多梦等情志及胃肠症状，诊为脏躁证，治以安中益气，开郁除烦选用竹皮大丸和栀子豉汤。取其安中益气除烦之法，服药后，先是胃安呕吐止，同时神安眠好，自汗消，烦乱除。（周玉兰，王尚勇，1997. 竹皮大丸与栀子豉汤合方应用心得 [J]. 中国医药学报（4）：58-59.）

第三节　妇人杂病脉证并治

妇人杂病是指除妊娠病、产后病之外妇人特有或常见的疾病，见于《金匮要略·妇人杂病脉证并治》。涉及的疾病包括热入血室、腹痛、脏躁、梅核气、月经病、带下病、漏下病、转胞以及前阴疾病。该篇明确指出妇人杂病的病因是"虚""积冷""结气"，治疗原则是"审阴阳"、"分虚实"和"行针药"，治疗方法丰富多样包括内治法和外治法。内治法包括丸、散、膏和酒剂等治疗，外治法包括针刺、洗、润导和栓剂等治疗。

一、热入血室

"热入血室"一词最早见于《伤寒论》太阳病篇、阳明病篇，在《金匮要略》被归为妇人杂病范畴。热入血室是指妇人在经前或月经来潮时，感受外邪发热，热与血搏结于血室；或邪热侵入血室，迫血下行的病证，可见恶寒发热、寒热往来、胸胁硬满，甚至入暮神昏谵语等症状，还可伴有月经异常。西医学中的盆腔炎性疾病、产褥感染、子宫内膜炎、经行外感发热等可参考本病论治。

【病证特点】

1. 外邪袭表

妇人月经前后气血亏虚，容易感受风寒邪气，阻遏卫气，正邪交争而发病，为"热入血室"前驱阶段，常见发热恶寒、乏力、头痛、舌微红、苔薄白、脉浮弦等。

2. 热扰血室

适逢行经之时，在表之邪气乘虚而入，正邪相搏于少阳。邪气久积不散，郁而化热，扰动血室，此为"热扰血室"。常见情绪烦躁，胸闷、口苦、咽干，头晕乏力，面色萎黄，月经不调，舌淡红，苔薄白，脉弦细等。

3. 热陷血室

若气血涌动有行经之势，邪热下行，来势汹汹，直陷血室，此为"热陷血室"。表现为发热延绵不易速退，胸胁胀满，下腹或腰骶部胀痛，口渴，烦躁，舌暗红，苔黄，脉弦数。

4. 热结血室

若邪热胶结于血室，形成蓄血瘀结，此为"热结血室"。临床表现为烦躁不安，夜卧不眠；至夜发热，面红目赤；胸胁胀痛，少腹、脐下按之较坚，稍有压痛；舌紫暗，脉沉弦涩。严重者，还可见便血、尿血、经血。

【辨治思路】

1. 辨证依据

本病诊断主要依据妇人在行经前后感受外邪，出现月经失调、肝胆不利、心神不宁的症状。

2. 治疗以泄热为主

本病各阶段病机不同、症状各异，应根据轻重缓急分别论治。总体而言，应以泄热为主进行治疗，针刺期门或用小柴胡汤均是泄热法的具体运用。

3. 重视鉴别诊断

热入血室和阳明腑实证均有谵语，其中热入血室之谵语是由血分热盛，血热上扰神明使然。因血与热相搏结，经脉不利，常伴胸胁胀满或少腹急结等症，故治之"无犯胃气及上二焦"，不可妄施攻下之法。阳明腑实证之谵语是由邪热与燥屎宿食相结，腑气不通，常伴有潮热、腹胀满疼痛、大便不通等症状，治疗宜用承气汤类。

【护理与禁忌】

（1）定时测量体温、脉搏、呼吸。

（2）体温超过 38.5℃ 者应卧床休息。

（3）鼓励患者多饮水，饮食以清淡、富有营养、容易消化的食物为主，避免辛辣刺激、油腻的食物。

【后世发挥】

1. 病名

"热入血室"最早出现于汉·张仲景《伤寒论》。晋隋唐时期仍然采用"热入血室"病名。宋·朱肱《类证活人书》采用"热入血室"一词。明清时期依旧使用"热入血室"。近现代一直沿用"热入血证"，并作为规范名成为共识。

"血室"部位之争：隋·巢元方认为"血室"指肝脏。宋·陈自明《妇人良方大全》谓之胞门、子户。宋·成无己《伤寒明理论》谓之冲脉。明·张景岳认为"血室"指子宫，如云："子宫者……医家以冲任之脉盛于此，则月事以时下，故名之曰血室。"明·喻嘉言认为是冲脉，如云："盖血室者，冲脉也。"明·吴又可《温疫论》将"血室"以"冲任"合称，如云："血室者，一名血海，即冲任脉也。"清·柯韵伯持"肝"说，如云："血室者，肝也，肝为藏血之脏，故称血室。"清·沈金鳌持冲脉、肝脏说。

"血室"性别之争：《金匮要略》中将"热入血室"列入妇人杂病篇。而孙一奎《孙文垣医案》指出"血室男妇同之"；成无己《伤寒明理论》提到"热入血室者，斯盖言男子，不止为妇人而言也"；柯琴《伤寒来苏集》云"血室者，肝也……故男女俱有是证"，均认为"热入血室"是男女共有之病。

2. 病因病机

《金匮要略·妇人杂病脉证病治》第1条"妇人中风，七八日续来寒热，发作有时，经水适断，此为热入血室"，为在表之邪气，乘虚入于血室，热与血搏结，血结不行所致。第4条"阳明病，下血谵语者，此为热入血室"，为阳明气分热盛，循经内迫，入于血室所致。

《伤寒论》中热入血室之"热"多为风寒所致。而明清时期"热"多为温邪所致，比如瘟疫、湿热、温热等。清·刘松峰"瘟疫六七日不解，以致热入血室，发黄身如烟熏"；薛生白《湿热病篇》"湿热证，经水适来，壮热口渴，谵语神昏"。

3. 治则治法

张仲景根据邪入深浅和病势轻重不同设立三法。

小柴胡汤主之：热结浅而偏于表者，症见经水适断，复作寒热如疟，以小柴胡汤解热散邪，邪去则血结自散。

刺期门随其实而泻之：热结深而在里者，症见经水适来，发热、少腹硬痛或谵语夜重，当刺期门，随其肝实而泻之。

无犯胃气及二焦：此病既非阳明胃实，则不需要用辛寒发表和苦寒攻下法，以免损伤正气，耗伤胃气。

张景岳《景岳全书·妇人规》中继承了该治法，又提出应根据病程和体质的不同分别治疗。对于热由表而入者，根据邪正盛衰，运用一柴胡饮、三柴胡饮、四柴胡饮；对于热自内而盛者，虚热以保阴煎、当归六黄汤清之，实热以清化饮祛之。邪去正衰者以补阴益气煎或补中益气汤扶正祛邪；中气虚者以归脾汤；气血两虚以十全大补汤；血热而滞用小柴胡汤加牡丹皮、红花、当归等。

吴又可认为热入血室有轻重之分，轻者"但发热而不谵语"，如同经期感冒一般；重者"夜而发热谵语"。在治疗上遵从张仲景小柴胡汤和刺期门法，但提出经水适断，邪胜正亏当用柴胡养荣汤。

叶天士治疗热入血室多根据其症状辨证化裁组方，而不是仅用小柴胡汤或以小柴胡汤加减化裁。如热甚血瘀以桃仁承气汤加减攻下瘀热，血室空而热陷用犀角地黄汤加减清热凉营，表里同病用和解法使表里双解，过用寒凉气机受遏用温通法，神志症状较重者用牛黄膏合清气化结方清热定惊、开窍醒神等。

【注释选录】

《金匮要略心典》：伤寒发汗过多者，邪气离表则入阳明；经水适来者，邪气离表则入血室。盖虚则易入，亦惟虚者能受也。昼日明了，暮则谵语者，血为阴，暮亦为阴，阴邪遇阴乃发也。然热虽入而血不结，其邪必将自解，治之者但无犯胃气及上二焦阳气而已。仲景但恐人误以发热为表邪未解，或以谵语为阳明胃实，而或攻之或汗之也。

《金匮要略论注》：此言阳明病亦有热入血室者，但下血、头汗出不同耳。阳明病即头痛、鼻干、不眠是也。假如邪入阳明之腑，则必有汗、谵语等，为可下之证，何缘而动血，乃下血谵语？故知为热入血室。然阳明宜通身有汗，此血中有热而血耗，耗则下虚搏邪，身为燥阴所把，故无汗，唯头则阴不能入而阳仍通，故汗。此病亦由肝实，不当责阳明，故亦刺期门，而曰随其实而泻之。溅然者，通身微微似汗也。汗则肝不强而阴阳平，故愈。

【医案举例】

案一 赵某，女，30岁。主诉：发热1周，初起发热恶寒，继则往来寒热。体温在38～39℃，经水适来，血量不多，胸胁苦满，心中烦乱，睡卧难安，头晕头痛，入夜更甚。某院诊为"病毒性感冒"，经服抗生素及解表药治疗不愈。诊见：舌苔白厚根部淡黄，脉弦数。（聂惠民，2005.临床验案4则 [J]. 国医论坛，20（6）：13.）

案二 刘某，女，29岁，2008年5月12日初诊。患者正值经期，于3日前去河滩洗衣，回家即感周身不适，昨日下午时发高热，体温39.3℃，且恶寒发热交替而作，白昼尚可，入夜寒热往来更趋严重。询问诊知，患者正值经期，经量少，经行不畅，时有少腹痛，脉弦而数。此乃经水欲行，适感外邪，邪客血室，热入血室之症。治当活血化瘀，清解邪热。处方：柴胡20克，五灵脂10克，红花6克，木香6克，当归10克，黄芩10克，半夏6克，党参12克，败酱草20克，香附6克，甘草3克。3剂，水煎服，每日1剂。药后，热退身爽，月经行2日后渐停，精神好转。（王金亮，2012. 中国平遥王氏脉诀与经方 [M]. 太原：山西科学技术出版社，146-147.）

二、腹　痛

妇女不在行经、妊娠及产褥期间发生小腹或少腹疼痛，甚则痛连腰骶者，称为"妇人腹痛"，亦称"妇人腹中痛"。本病始见于《金匮要略》。西医学慢性盆腔炎、子宫内膜异位症、痛经、异位妊娠、盆腔淤血综合征等妇科疾病可与妇人腹痛加以联系。

【病证特点】

1. 瘀血内阻

妇人经产之后，若调摄不慎，风冷邪气最易乘虚而入，与血气相搏于腹中，以致气机运行阻滞，血瘀不行。症见腹中刺痛，经前加剧，喜温恶寒，月经不畅。

2. 肝脾失调

因肝脾失调，气血凝滞，兼有水湿导致腹痛。症见腹痛绵绵或拘急作痛，腹微胀满，或经前或经期面浮肢肿，或小便不利。

3. 脾胃虚寒

妇人因中焦脾胃虚寒所致腹痛者，症见腹痛隐隐，喜温喜按，心悸虚烦，神疲纳少；面色无华，大便溏薄，舌质淡红，脉细涩等。

【辨治思路】

1. 详析腹痛，治法各异

腹痛因疼痛性质、特点、轻重不同，治法各异，有补、有泻、有通、有调。如篇中第 16 条属于血瘀引起的腹中刺痛；第 17 条妇人腹中绞痛，症见或隐隐痛、绵绵痛；或绞痛，疼痛剧烈。第 18 条小建中汤主治妇人虚寒性腹痛，亦可有寒性包块。从这几种腹痛的用词来看，描述的症状、患者自我感觉等迥然有别。临证时详析腹痛的性质和特点，采用不同的治疗大法。如刺痛则行气活血化瘀，妇人隐隐痛，绵绵痛；或绞痛，疼痛剧烈则从肝脾调补，祛湿补脾，活血理气，也可根据其特点不同，适当调整益肝之养血药和健脾之祛水药的比例。妇人虚寒性腹痛则甘温建中，温养经脉，建中培土，补气生血，调理阴阳，腹痛自愈。

2. 重视鉴别诊断

急性阑尾炎：是持续性腹痛，从上腹部开始，经脐周转至右下腹，体温往往升高，白细胞数增高。盆腔检查无肿块触及，直肠指诊右侧高位压痛，B超子宫附件无异常。

【护理与禁忌】

（1）观察腹痛的部位、性质、程度及伴随症状，如突然腹痛加重、拒按，应立即卧床休息并汇报医师，可遵医嘱口服元胡止痛片，或针刺三阴交、足三里等穴。若小腹冷痛，可给予热敷。

（2）保持心情舒畅，避免不良情绪的刺激。

（3）勤换内衣裤，保持外阴清洁干燥。

（4）合理饮食，以清淡、易消化、富有营养之品为宜。忌食辛辣、甘肥油腻、煎烤之物。

【后世发挥】

1. 病名

《金匮要略》中最早记载妇人腹痛的症状，"妇人六十二种风，及腹中血气刺痛，红蓝花酒主之"。汉代以来对本病有不同的称谓，如宋代王怀隐《太平圣惠方》"腰腹刺痛"，宋代杨士瀛《仁斋直指方论》"小腹急痛"。至于明清时期，常见的有孙一奎《赤水玄珠》"小腹痛"，江泽之《江泽之医案》"脘腹胀痛"，龚廷贤《寿世保元》"脐下胀痛"，沈金鳌《妇科玉尺》"腹胁疼痛"，但未明确将其命名为妇人腹痛。至 1997 年《中医妇科学》中首见妇人腹痛之病名，并对本病的辨证分型和治则治法进行了详细论述。

2. 病因病机

（1）奇经为病：宋代陈自明《妇人大全良方》云："若经候时行时止，或淋沥不断，腹中时痛，其脉沉细，此因寒热邪气客于胞中，冲任不调。"指出腹痛乃寒邪侵入胞宫，致冲任不调而成。明代薛己《校注妇人良方》强调外邪损伤冲任、冲任气血劳损为妇人病主要病机，"妇人病有三十六种，皆由冲任劳损而致"。带脉失约也会导致腰腹胀满冷痛，"带之为病，腹满，腰溶溶如坐水中"。《素问·骨空论》云："督脉为病……从少腹上冲心而痛……其女子不孕、癃、痔、遗溺、嗌干。"指出督脉生病，督阳不达，加之胞客虚寒，可致女子少腹冷痛，宫寒不孕等。

（2）气血运行失调：女性的生理病理无不与气血盛衰密切相关，《妇人大全良方》曰："妇人之病有异于丈夫者，或因产后血虚受寒，或因经水往来取冷过度，非独因饮食失节，多挟于血气所成也。"《女科正宗》云："大凡治妇人不过以阴血为主，阴盛血充则百病不生，阴虚血少则诸病作焉。"强调血虚变生妇科诸疾。清《医宗金鉴·妇科心法要诀》云："经前腹胀痛，但胀过于痛，气滞血也。若痛过于胀，是血碍气也。"强调气机阻滞，气不能帅血畅行，致经水阻滞胞宫而发生腹痛。明代张景岳《景岳全书》载："瘀血留滞作癥，惟妇人有之。其证则或由经期，或由产后，凡内伤生冷，或外受风寒，或恚怒伤肝，气逆而血留，或忧思伤脾，气虚而血滞，或积劳积弱，气弱而不行。"指出瘀血凝结于胞宫，胞脉阻滞不通而成腹痛。

（3）脏腑功能失调

1）肝气郁结：清·傅青主《傅青主女科》载："妇人有经水忽来忽断，时疼时止，寒热往来者，人以为血之凝也，谁知是肝气不舒乎。"强调肝气疏泄有序则血脉流通。若肝气不舒，阻滞胞脉，血行不畅，不通则痛。

2）脾胃虚弱：清·尤在泾《金匮要略心典》载："营不足则脉急，卫不足则里寒，虚寒里急，腹中则痛。"明确提出脾胃虚弱的腹痛病机。

3）肝脾失调：《古今医统大全》记载"肝木乘脾胃之位……腹中急痛"；《四圣心源》云："腹痛者，土湿而木贼之也。乙木升于己土，甲木降于戊土，肝脾左旋，胆胃右转，土气回运而木气条达，故不痛也。水寒土湿，脾气陷而胃气逆，肝胆郁遏，是以痛作。"

4）肾气不足：《圣济总录》指出肾气不足，可使足少阴经脉不利，而病发腹痛，"若肾气虚弱，则足少阴之经不利，故其证腰背酸痛，小便滑利，脐腹痛"。肾脏亏虚日久，肾中阴阳失衡，"肾脏虚者，阳气不足也。阳气不足，则阴气多，阴气多则营卫不得和流，气脉不能通畅，故使水谷不化，胃气虚弱，令人腹胁胀满，甚则疼痛也"。傅青主曰："妇人有少腹疼于行经之后者，人以为气血之虚也，谁知是肾气之涸乎？夫经水者，乃天一之真水也。满则溢而虚则闭，亦其常耳。何以虚能作疼哉？盖肾水一虚，则水不能生木，而肝木必克脾土，木土相争则气必逆，故尔作疼。"认为肾气亏虚，水不涵木，肝气上乘而侮脾土，气失和顺而腹痛。

此外，清·罗国纲《罗氏会约医镜》云："内经之论腹痛，独引寒淫者居多，以寒邪之闭塞，阳气独甚也……病在下焦小腹者，属厥阴肝经及大小肠膀胱也。其痛也，有因食滞、寒滞、气滞之异。"可见，妇人腹痛致病因素还包括六淫、七情内伤、饮食不节、过劳、经孕胎产等。

3. 治则治法

（1）汗法：腹痛特别是风寒所致者会使腠理闭塞，表邪郁滞，在表之络脉、血脉等郁滞不畅，拘急引起腹痛，邪气在表者多表现为腹皮痛，故用汗法可开通腠理、疏通血脉，恢复在表之气血运行，则腹痛可解。《肘后备急方》曰："若身重背强，蛰蛰如被打，腹中痛，心下强，短气呕逆，唇青面黑，四肢冷，脉沉细而紧数……温覆取汗，汗不出，汤煮更作也。"明代刘纯在《杂病治例》中提出："大抵风寒与湿痰在表之里作痛，宜汗之。"

（2）吐法：饮食积滞、痰饮蓄积，导致腹中气机运行不畅，腹痛暴作，常连及胸膈、两胁，可用涌吐法将痰饮、食滞等祛除体外，腹痛暴作可解。吐法所适用的腹痛具有病位偏上、病势急剧、体质强壮的特点。如《肘后备急方》记载："治卒腹痛方……食盐一大把，多饮水送之，忽当吐，即瘥。"《古今医统大全》记载："丹溪治一妇人，因宿食伤，腹大痛连及两胁，以香附末汤调探吐而愈。"

（3）下法：由燥屎内结、宿食积滞、瘀血内停、痰饮内蓄、寒实内积等引起的腹痛可采用下法。下法所适用的腹痛一般病位在下。其中痰饮内蓄其病位多不在下，偏上为主，亦可用下法。宿食、瘀血、痰饮等既可用下法，又可用消法，或可用吐法等，当视情况选择治法。如虞抟在《医学正传》中指出食积引起的腹痛，可消可下，其云："食积为患者，保和丸、枳术丸之类消之，枳实导滞丸、木香槟榔丸之类下之。"张仲景在《伤寒论》《金匮要略》中提到的治疗腹痛方法众多，或用通里攻下法治疗阳明腹实，或用温下寒积法治疗寒实积冷，或用通下瘀热法治疗血瘀热结，或用攻逐水饮法治疗痰饮内蓄等。

（4）和法：是指通过和解或调和的方法，具体有和解少阳、透达膜原、调和肝脾、调和肠胃等。如《周慎斋遗书》指出腹痛下后未愈当和，"腹痛之下而全不愈者，不可复下，宜和宣而已"。《太平圣惠方》提出用神曲丸、诃黎勒丸等"治脾胃冷热气不和"导致的腹痛属于调和肠胃的和法运用。

（5）温法：用于治疗因寒邪引起的腹痛。《素问》云："得炅则痛立止。"《仁斋直指方论》云："经言得炅则止。炅者，热也。以热治寒，治之正也。"腹痛因于寒者，可用温法，祛除寒邪则痛可止。若寒邪内积，腹痛较剧，阳气不虚者，可使用温中散寒法；若寒邪在内，兼有表寒，可用温中兼发散寒邪法；若寒邪内聚较甚，痛势剧烈，唇舌青黑，阳气欲脱，可用回阳救逆法。

（6）清法：清法用于热证腹痛，王好古在《此事难知》提出用黄芩芍药汤治疗"夏，肌热，恶热，脉洪疾"的热证腹痛。汪机在《医学原理》提出"如时痛时止者，热也，宜黄芩、芍药之类以清之"。

（7）消法：虫积、血瘀、痰湿、饮食积滞所致腹痛，而人体不甚壮实之时可用消法。若虫积内扰，腹痛时作，可用乌梅丸、化虫丸治疗，"虫痛，肚大青筋，往来绞痛，痛定能食，发作有时，不比诸痛停聚不散，乌梅丸、化虫丸"。若瘀血内停，腹中刺痛，可用活血化瘀法，"有积血奔豚，皆以活血通经药逐之"。若痰饮水湿内蓄，腹中狭窄可用燥湿化痰法，"腹中狭窄须用苍术。若肥人自觉腹中狭窄，乃是痰湿流灌脏腑，不升降。燥饮用苍术，行气用香附"。若饮食积滞，腹满胀痛，用消食化积法。

（8）补法：用于人体气血阴阳亏虚，脏腑经脉不得荣养所致腹痛。王肯堂在《证治准绳》提到腹痛根据按之痛与不痛治疗，"按之痛者为积滞，不痛者为里虚。积滞者消之，虚者补之"。张景岳在《类经》中提出腹痛的补法当根据具体病证而言，"腹痛之可补者，滑泄则涩而补之，虚寒则温而补之"。朱丹溪提出采用理中汤治疗气虚腹痛，"中气虚亦痛，或饥而痛是也，理中汤主之"。

【注释选录】

《金匮要略心典》：妇人经尽，产后，风邪最易袭入腹中，与血气相搏，而作刺痛。刺痛，痛如刺也。六十二种未详。红蓝花苦辛温，活血止痛，得酒尤良，不更用风药者，血行而风自去耳。

《金匮要略论注》：此言妇人之病，既概由血，则虚者多，从何补起，唯有建中之法为妙。谓后天以脾胃为本，胃和而饮食如常，则自能生血而痛止也。小建中汤即桂枝汤加饴糖也。

《金匮要略方论本义》：妇人腹中，经尽之时及产子之后，率皆空虚，风入无所捍卫，此风及腹中之由也。风邪入腹，扰乱气血，腹中必刺痛，主之以红蓝花酒。酒以温和其血，红蓝花以行散其瘀，而痛可止。此六十二种之风名，不过言风之致证多端，为百病之长耳，不必拘泥其文而凿求之。

《金匮要略浅述》：妇人六十二种风，今无可考；腹中血气刺痛，恐系风冷客于胞内，血凝气滞所致。红蓝花酒，功能通经活血，行气破滞，故主治之……本条说妇人六十二种风，而红蓝花酒方中，并无治风之药，殆即所谓："治风先治血，血行风自灭"的道理。

《金匮玉函经二注》：此腹痛者，由中气脾土不能升，阴阳二气乖离，肝木乘克而作痛，故用是汤补中伐木，通行阴阳也。

《金匮要略广注》：腹中诸疾痛，此血虚腹痛也。白术固中气，利腰脐间血。然心生血，脾裹血，肝藏血，故用白芍入脾，芎䓖入肝，当归兼入心、肝、脾三经，皆以养脏阴而益荣血。茯苓、泽泻利腹中宿垢痞水，以去旧生新也。

【医案举例】

案一　朱某，女，34 岁。患者痛经已年余，每次月经将来之时，腹痛腹泻，经来量少，过两天后，经行始畅，痛泻才止，平日胃纳较差，腰痛，有白带，脉象左弦右缓。此为肝脾失调之候，治宜调理肝脾。前医曾用逍遥散、归芍六君之类，于法颇相近似，惜少利经之药，而服药又在经行之后，所以无效。乃用当归芍药散。处方：当归、白芍、白术各 10 克，川芎 5 克，茯苓、泽泻各 10 克，陈皮 6 克，共研为末，嘱于每月行经之前服之，每日 3 次，每次 10 克，白酒调下。方中当归、川芎调肝和血，芍药敛肝和营以止痛，更配以茯苓、白术、泽泻健脾利湿，诸药合用，共奏调和肝脾、理气血、利水湿之功。方加陈皮，以增行气之力。经前服用，可促进活血利水，其效佳。3 个月后，经行正常，白带亦止。（谭日强，1981. 金匮要略浅述 [M]. 北京：人民卫生出版社：374.）

案二　刘某，女，17 岁。症状：面色淡黄心悸，月经量少色淡，40 余天来潮一次，经行腹痛绵绵，四肢酸痛，手足烦热，咽喉干燥，精神萎靡，食欲不振，形体消瘦，四肢乏力，呼吸气弱，大便稀，小便清长，脉弱无力，舌质淡红无苔。证属脾土虚弱，生化无权，以致血虚亏损。治拟补中强脾，脾旺则能生血。用小建中汤：白芍 18 克，桂枝 6 克，炙甘草 12 克，生姜 3 片，大枣 15 枚，饴糖 45 克（冲服）。服 2 剂后，诸症痊愈。（陈明，2008. 伤寒名医验案精选 [M]. 北京：学苑出版社：138.）

三、脏　躁

脏躁是指妇人因长期情志抑郁，七情不遂，精神失常，出现无故悲伤，哭笑无常，频作呵欠的病证。目前各种神经衰弱、神经症、癔症、精神分裂、更年期综合征、感染性疾病后机体功能失调综合征、部分热病后期等疾病均可参考本病辨证论治。

【病证特点】

1. 七情失调为始因

《金匮要略·妇人杂病脉证并治》第 6 条论述妇人脏躁，指出妇女由于情志不舒，肝郁化火，伤阴耗液，或过思伤脾，暗耗阴血，心脾两伤，以致脏阴不足，心神失养，躁扰不宁，发生脏躁。

2. 临床表现复杂多变

脏躁病证见无故悲伤欲哭，频频哈欠，伸懒腰，心烦失眠，便秘，甚至夜寐不安，胸脘窒闷，精神萎靡等。"象如神灵所作"表明症状变幻莫测，书中未能一一罗列。故辨证施治皆以主症为抓手分析病因，结合兼症，不必拘泥于是否出现哭闹异常这一症状描述。

【辨治思路】

1. 本虚标实，权衡用药

脏躁以脏阴不足为主，当属虚证。但因情志为患，气机郁结，痰火扰心，本虚标实，虚多邪少。可见，本病为本虚标实之证，故临证时需把握病性，以权衡用药。

2. 情绪致病，情绪治病

脏躁虽病因各家意见不一，但属于情志病变，认识基本一致。在治疗中除针药结合治疗外，心理治疗也非常重要。医者应了解患者的性格特点和身心状态，做好疏导，消除患者的焦虑情绪，帮助患者增强战胜疾病的信心。

3. 重视鉴别诊断

（1）郁病：二者均可由情志内伤所致，均多见于青中年女性。但郁病有忧郁自悲，执拗任性症状，无哭笑异常，呵欠频作之症。二者需认真鉴别。

（2）狂病：有明显的狂躁动作。以精神错乱，哭笑无常，动而多怒，喧扰不宁，躁妄骂詈，不避亲疏，逾垣上屋，登高而歌，弃衣而走，甚至持刀杀人为其临床证候特征，不同性别均可发病。

（3）癫病：以静而多喜为主，表现为精神抑郁，表情淡漠，沉默痴呆，语无伦次，或喃喃自语为特征，多发于青壮年，男女发病率无显著差异，病程迁延，心神无常的症状极少自行缓解。而脏躁多发生于青中年妇女，在精神因素的刺激下呈间歇性发作，在不发作时可如常人。

【护理与禁忌】

（1）医生应深入了解病史，详细进行检查，用真诚亲切的态度对待患者。在治疗中须结合心理疏导、暗示疗法等，帮助患者树立战胜疾病的信心，并祛除情志致病的原因。

（2）饮食以蔬菜和营养丰富的食品为主。

（3）加强体育锻炼，增强体质，避免精神刺激，保持乐观心态。

【后世发挥】

1. 病名

"脏躁"一词首见于《金匮要略》。脏躁，发生于妊娠期称为"孕悲"，是根据疾病的部位和症状特点而命名。王叔和称之为"脏躁"，《脉经》曰："妇人脏躁，喜悲伤，欲哭，象如神灵所作，数欠，甘草小麦汤主之。"刘完素《素向玄机原病式》也称"脏躁"；《医门补要》载有"一妇小产去血太多，血虚液涸，火灼脏躁，扰动心神，悲喜不知自主，似神鬼所凭数伸欠者"。清代永思堂主人《胎产合璧》曰："孕妇脏躁，无故悲泣，名曰孕悲。"

2. 病因病机

历代医家对脏躁的病机大多认同七情不遂，伤阴耗液，心神失养。但也有不同认识，如尤怡认为阴血不足，风火扰神是其主要致病病机。《金匮要略心典》载："脏躁，沈氏所谓子宫血虚受风化热者是也。血虚脏躁，则内火扰而神不宁。悲伤欲哭如有神灵，而实为虚病，前五脏风寒积聚篇，所谓邪哭使魂魄不安者，血气少而属于心也。数欠伸者，经云：肾为欠为嚏，又肾病者善伸数欠，颜黑。盖五志生火，动必关心，藏阴既伤，穷必及肾也。"李彦师赞同此观点："妇人脏躁，谓妇人血虚，子脏干燥也。"从尤、李二人的论述中不难看出，此证虽为燥火扰心而致，然阴血不足则是病变的根本。文中虽言"子宫""子脏"为病，但实质则是以"心""肾"二脏为其病变归宿。吴谦认为七情伤郁，扰及心神而致病，《医宗金鉴》指出："脏，心脏也，心静则藏神，若为七情所伤，则心不得静，而神躁扰不宁也。故喜悲伤欲哭，是神不能主情也。象如神灵所凭，是心不能神明也，即今之失志癫狂病也。"《医宗金鉴》不仅精湛地阐述了本证的发病机制，而且首次把脏躁证纳入精神疾病的范畴，对脏躁的病理认识提升到一个新的学术高度。阴虚火乘，诸脏失养是清代唐容川根据"躁"字的本义而推断出来的认识观点。《金匮要略浅注补正》指出："妇人脏躁，脏属阴，阴虚而火乘之，则为燥。不必拘于何脏，而既已成躁，则病证皆同。但见其悲伤欲哭，如神灵所作，现出心病。又见其数欠喜伸，现出肾病。"同时，唐氏还从心、肺、胃、肾四脏入手，重点阐述了津液不足，子脏干涸和冲血不足，血燥不能化津的机制。如《血证论》指出："胃中之水液不足者，则子脏干燥，悲伤欲哭，象如神灵所凭，数欠伸。所以然者，以肾水不足，冲血不足，无所润养。肾水在下，则为胞中之天癸，在上则为口中之津液。脏躁则肺金不得津液润养，故肺主悲伤。欠伸者，明系肾病，如神所凭者，血燥则心不化液，而神无守也。"其论机奥理博，把该证的病机研究引向深入。

3. 治则治法

关于脏躁的治疗，张仲景创立了甘麦大枣汤以滋养甘润，历代医家多以此治疗；唐容川选用麦门冬汤治疗。朱丹溪将此病列入"惊悸""怔忡"门，属惊者，用豁痰定惊之剂；悸者，用逐水消饮之剂；夹虚者，用调心血和平之气治法。

近年来，对本病的治疗已经突破了一方一证的局限，丰富了辨证论治的内容。脏躁辨证属于心血不足者用甘麦大枣汤加减；属于阴虚肝旺者用百合地黄汤加减；阴虚痰火者用温胆汤加减。另外临床根据病情可以选择针灸治疗。《施今墨临床经验集》以甘麦大枣汤与百合地黄汤、黄连阿胶鸡子黄汤、柴胡加龙骨牡蛎汤配合治疗。

【注释选录】

《金匮要略论注》：脏，五脏也。燥，谓妇人血室先受积冷，而郁久为热，则脏为之燥……燥气乘肝，为悲伤欲哭，象如神灵所作……《灵枢》曰：胃病善伸数欠，颜黑。则知燥气侵胃为欠伸。然使肝气津润，君火不亢，则脏阴之燥不敢乘肝侵胃。今令悲伤欠伸，其肝阴之热可知，心分之热亦可知，故以甘麦大枣汤主之。谓小麦能和肝阴之客热，而养心液，且有消烦利溲止汗之功，故以为君。甘草泻心火而和胃，故以为臣。大枣调胃而利其上壅之燥，故以为佐。盖病本于血，心为血主，肝之子也。心火泻而土气和，则胃气下达，肺脏润，肝气调，燥止而病自除也。补脾气者，火为土之母，心得所养，则火能生土也。

《金匮要略浅注》：脏属阴，阴虚而火乘之，则为燥，不必拘于何脏，而既已成燥，则病证皆同，但见其悲伤欲哭，象如神灵所作，现出心病；又见其数欠喜伸，现出肾病；所以然者，五志生火，动必关心，阴脏既伤，穷必及肾是也。

《金匮要略心典》：脏燥，沈氏所谓子宫血虚受风化热者是也。血虚脏燥，则内火扰而神不宁。悲伤欲哭有如神灵，而实为虚病。前"五脏风寒为积聚"篇所谓"邪哭使魂魄不安者，血气少而属于心也"。数欠伸者，经云：肾为欠为嚏；又，肾病者善伸数欠颜黑。盖五志生火，动必关心，脏阴既伤，穷必及肾也。小麦为肝之谷，而善养心气；甘草、大枣甘润生阴，所以滋脏气而止其躁也。

《医宗金鉴·订正金匮要略注》：甘草小麦大枣汤方义未详，必是讹错。脏，心脏也。心静则神藏，若为七情所伤，则心不得静，而神躁扰不宁也。故喜悲伤欲哭，是神不能主情也；象如神灵所凭，是心不能神明也，即今之失志癫狂病也；数欠伸，喝欠也，喝欠顿闷，肝之病也，母能令子实，故证及也。

《金匮要略今释》：脏躁，即西医所谓癔病也……然患此者虽妇女为多，男子亦往往而有，其不尽是子宫病明矣。

【医案举例】

1936 年于山东菏泽县（现山东省菏泽市）医院诊一男子，年约 30 岁，中等身材，黄白面色，因患精神病，曾两次去济南精神病院治疗无效而来求诊。查其具有典型的悲伤欲哭，喜笑无常，不时欠伸，状似"巫婆拟神灵"的脏躁证，遂投以甘麦大枣汤：甘草 9 克，淮小麦 9 克，大枣 6 枚。

药尽 7 剂而愈，追踪 3 年未发。（陈明，2000. 金匮名医验案精选 [M]. 北京：学苑出版社，582.）

四、梅 核 气

梅核气是指以咽中似有梅核阻塞、咳之不出、咽之不下、不影响进食为主要表现的疾病，治疗以半夏厚朴汤疏肝解郁、理气化痰。西医中咽部神经症、心因性咽喉综合征、咽癔症或癔球症可参考本病辨证治疗。

【病证特点】

1. 情志失调为始因

《金匮要略·妇人杂病脉证并治》第 5 条言"妇人咽中如有炙脔"，即咽中如有异物感，咯之不出，咽之不下，但饮食吞咽无碍，后世医家称之为"梅核气"。本病发生与情志失调有关。情志抑郁，肝气失调，津液失运，炼津成痰，气滞痰凝，壅阻咽喉，乃成此疾。

2. 临床表现复杂多变

情志病的临床表现具有多样性、复杂性、不易复制性的特点，临证时不可对号入座。梅核气的诊断若单凭"异物感",依据略显单薄,可结合《备急千金要方》提出的"胸满,心下坚,咽中帖帖,如有炙肉,吐之不出,吞之不下"等症辨证治疗。

【辨治思路】

1. 本虚标实,权衡用药

梅核气以患者主观感觉为主,无器质性病变,张仲景描述"如有炙脔",一个"如"字表明本病病机在气,气郁生痰,痰凝逆于咽喉。清代沈金鳌《杂病源流犀烛·诸郁源流》云:"其源本于思虑过深,更兼脏气弱。"《灵枢·邪气脏腑病形》曰:"大甚为喉吤……心血不足,虚火灼津。"可见,梅核气的临床表现虽以梗阻感为一标实证,但实为心血不足、脏气虚弱的虚证。因此,本病属于本虚标实证,故临证时需把握病性,以权衡用药。

2. 情绪致病,情绪治病

梅核气病情的起伏与情志因素密切相关,如《诸病源候论·气病诸候》认为:"结气病,忧思所生也。"可见,情志因素既是始发因素,又是其主要临床表现,除针药结合治疗外,心理治疗是非常重要的手段。通过心理咨询,了解患者的身心状态和性格特点,予以关怀照顾,做好解释和疏导,消除不良刺激,增强患者战胜疾病的信心。平时应注意个人心理修明,提高心明程度,心明神正,自能抵御各种不良情志刺激,保持心境平和,利于该病的预后康复。

3. 重视鉴别诊断

噎膈:是指吞咽之时梗噎不顺,甚则饮食不下,或食入即吐。此病多发生于老年男性,辅助检查常有异常发现。梅核气为自觉咽中有物,梗阻不适,与进食并无妨碍,多发生于青中年女性,辅助检查无异常。

喉痹:为喉中不通,语言不出,咽痛不能纳唾与食的病症。喉痹多见于青中年男性,常因外感、吸烟等因素而发,咽痛明显,咽部除有异物感外,还有咽燥、咽痒或咯出藕粉样痰块,症状与情志无明显关系。梅核气常见于青中年女性,为自觉咽中有异物梗阻,无语言不出、咽痛、吞咽困难等症,情志因素既是病因,又可影响自觉症状的增减。

【护理与禁忌】

(1)注重精神保养。情志失调是本病发病的重要因素,故减少精神刺激,防止患者情志过度失调是防治本病的重要环节。医者应关心患者的痛苦、耐心倾听患者的诉说,消除患者的恐惧、紧张心理,开导患者以积极乐观的心态对待疾病。

(2)饮食宜多吃精肉、蛋类等有营养易消化的食物等,忌食辛辣刺激、生冷炙煿之品,同时戒烟、戒酒。

【后世发挥】

1. 病名

"梅核气"一名首见于宋代《南阳活人书》,有关病证记载最早却见于《灵枢·邪气脏腑病形》。后世医家称本病为梅核气。这一命名是根据比喻手法。如明代龚信《古今医鉴》描述"梅核气者,窒碍于咽喉之间,咯之不出,咽之不下,核之状者是也",主要描述其窒碍感。关于喉中异物感的描述医籍中亦有相关记载,如孙思邈谓之"炙肉",宋代齐仲甫《女科百问》喻之"状如破絮"。清代何梦瑶《医碥·杂证·咽喉》进一步完善其描述:"咽喉中有物,不能吞吐,如毛刺、如絮、如膜、如梅核、如肉脔,均名梅核气。"

2. 病因病机

古代医家对梅核气病因病机的认识较多,其中痰气互结学说是古代医家认识梅核气病因病理的最早学说,也是清代以前历代医家关于梅核气病因病理的主要观点。张仲景认识到痰气郁结是其主要病机,明代孙一奎认可痰结咽喉说,他在《赤水玄珠·咽喉门》中提道:"梅核气者,喉中介介如梗状,又曰爽结块在喉间,吐之不出,咽之不下是也。"尤在泾认为"凝痰结气,阻塞咽嗌之间"。多数医家认可痰凝气滞的病机观点,也有部分医家在此基础上提出不同观点。如巢元方认为痰与气郁结为患，如《诸病源候论》曰："咽中如有炙脔者，此是胸膈痰结与气相搏，逆上咽喉之间结聚，状如炙肉之脔也。"陈言认为是七情郁结致病，如《三因极一病证方论》曰："喜怒不节，忧思兼并，多生悲恐，或时振惊，致脏气不平……上塞咽喉，有如炙脔，吐咽不下，皆七情所生。"《精校增补万病回春》记载："梅核气为病，大抵因七情郁结而成。"吴谦《医宗金鉴》亦说："此病得之七情郁气，凝液而生。"部分医者从妇女生理特点入手，如赵以德从情志化火立论，认为是痰火相结，"上焦阳也，正气所治，贵通利而恶抑郁，郁则津液不行，而积为涎，胆以咽为使，胆主决断，气主相火，遇七情至而不决，则火亦郁而不发，不发则焰而不达，不达则气如咽与痰涎积聚胸中，故若炙脔"。徐忠可认为"即后所谓寒伤经络，凝结在上也。炙肉，譬如干肉也……乃气为积寒所伤，不与血和，血中之气溢而浮于咽中，得水湿之气而凝结难移，妇人血分受寒，多积冷结气，最易得此病"。徐彬持血分寒凝气滞论，"寒伤经络，凝坚在上也"。张璐认为与冲气上逆有关，《张氏医通·诸呕逆门》："故知膈咽之间，交通之气不得降者，皆冲脉上行，逆气所作也。"唐宗海秉承此观点，认为"冲脉亦夹咽中，若是冲气上逆，壅于咽中，而为梅核"，张锡纯认为"梅核气……注此证疏家谓系痰气阻塞咽喉之中，然此证实兼有冲气之冲"，开启了梅核气从冲脉之气论治。

现代中医从情志角度论述梅核气。临床观察发现梅核气患者多表现出特定的人格特征，在类似高度紧张、过度劳累、精神创伤等应激性生活事件发生时容易发病。梅核气临证表现为虚实夹杂，脾虚肝郁为本，痰凝气滞为标，咽喉虽为发病部位，但与肝、脾、胃关系密切。梅核气亦可由脾胃虚寒，中阳亏虚，胃蓄寒湿致胃失和降，湿浊之气上逆，阻凝于咽而成。

3. 治则治法

历代医家关于梅核气治疗大多承袭仲景疗法，运用半夏厚朴汤，如《金匮要略心典》载："此凝痰结气，阻塞咽嗌之间，《千金》所谓咽中帖帖，如有炙肉，吞不下，吐不出者是也。半夏、厚朴、生姜辛以散结，苦以降逆；茯苓佐半夏利痰气；紫苏芳香，入肺以宣其气也。"也有医家在化痰降气治疗大法的具体用药上创新，如《寿世保元·结核》云："治宜导痰开郁，清热顺气，加陈皮、半夏、川芎、香附、山栀、黄芩、枳壳、苏子之类是也。"若"老痰凝结不开，以咸能软坚之药，海石是也"。古代文献中，运用针灸治疗梅核气的用穴亦有记载，如《针灸甲乙经》有"喉痹咽如梗，三间主之"；《备急千金要方》载有"液门、四渎主呼吸短气，咽中如息肉状""间使主嗌中如扼""少府、蠡沟主嗌中有气，如息肉状"。《医学纲目》曰：《内经》灸刺咽嗌介介如梗状，有二：其一，取阳陵泉……其二，取大陵。"《外科证治全书》曰："梅核气……宜用甘草、苦桔梗、老苏梗、橘红、厚朴、半夏、茯苓、金沸草、生姜之类，服之渐愈或针少商穴亦妙。"

现代中医在仲景学说基础上突破创新，根据患者不同的临床表现提出不同的治疗方法和主治方剂，并且常常配合针灸的方法进行治疗，尤其对于咽喉不适症状针刺能显著增强药物的疗效。

【注释选录】

《金匮要略论注》：此病不因肠胃，故不碍饮食二便；不因表邪，故无骨痛寒热。乃因气为积寒所伤，不与血和，血中之气溢而浮于咽中，得水湿之气而凝结难移。妇人血分受寒多积冷结气，最易得此病，而男子间有之……余治王小乙咽中每有噎塞，嗽不出，余以半夏厚朴汤投之即愈。后每复发，细问之，云：夜中灯下，每见晕如团五色，背脊内间酸。其人又壮盛，知其初因受寒，阴气不足，而肝反郁热，甚则结寒微动，挟肾气上冲，咽喉塞噎。即于此方加大剂枸杞、菊花、丹皮、肉桂，晕乃渐除，而咽中亦愈。

《金匮要略心典》：此凝痰结气，阻塞咽嗌之间，《千金》所谓咽中帖帖，如有炙肉，吞不下，吐不出者是也。半夏、厚朴、生姜辛以散结，苦以降逆；茯苓佐半夏利痰气；紫苏芳香入肺以宣其气也。

《医宗金鉴·订正金匮要略注》：咽中如有炙脔，谓咽中有痰涎如同炙肉，咯之不出，咽之不下者，即今之梅核气病也。此病得于七情郁气，凝涎而生。故用半夏厚朴、生姜辛以散结，苦以降逆：茯苓佐半夏以利饮行涎；紫苏芳香以宣通郁气，俾气舒涎去，病自愈矣。此证男子亦有，不独妇人也。

《金匮要略今释》：咽中如有炙脔者，谓咽物时，自觉咽中如有小块肉，妨碍吞咽。此即神经性食管痉挛，多伴发于各种官能性神经病，如癔病、癫痫、舞蹈病等。官能性神经病古人谓之气病，故称本病为梅核气，而《金鉴》释为七情郁气也……谓此病有痰涎者，因方中有半夏、厚朴、茯苓之故。西医书不言此病有黏液，然食管为有黏膜之器官，痉挛时黏液增多，亦可想见。此病妇女较多，男子亦有。古人或为噎膈之渐者，久久痉挛不弛，致食管狭窄甚，则成噎膈矣。

【医案举例】

案一 杨某，男，65岁，1965年10月28日初诊。10年来，自觉咽中梗阻，胸闷，经4个月的治疗已缓解。在1963年曾复发1次，近日来又自觉咽间气堵，胸闷不畅，经检查无肿瘤。六脉沉滑，舌正苔黄腻。属痰湿阻滞，胸中气机不利，此谓梅核气。治宜开胸降逆，理气豁痰。

处方：苏梗3克，厚朴3克，法半夏6克，陈皮3克，茯苓6克，大腹皮3克，白芥子（炒）3克，炒莱菔子3克，薤白6克，降香1.5克，路路通3克，白通草3克，竹茹3克。

10剂。一剂两煎，共取160ml，分早晚食后温服。

11月8日二诊：服上药，自觉咽间堵塞减轻，但偶尔稍阻，食纳无味，晨起痰多色灰，失眠，夜间尿频量多，大便正常，有低热。脉转微滑，舌正苔秽腻。湿痰见消，仍宜降气、和胃、化痰为治。

原方去薤白、陈皮，加黄连1.5克，香橼皮3克，白芥子加1.5克。10剂，煎服法同前。

11月22日三诊：服药后，咽间梗阻消失，低热已退，食纳、睡眠、二便均正常。不再服药，避免精神刺激，饮食调理为宜。（蒲辅周，2006. 蒲辅周医疗经验[M]. 北京：人民卫生出版社，239-240.）

案二 张某，女，31岁。3个月前因情绪不舒，咽喉部有一物作阻，吞之不下，饮食如常，两便尚可，自己疑有食管癌，但经食管钡餐检查无癌肿发现，不口干，两胁亦不胀满，舌正常，两脉弦滑。辨病属梅核气之气郁痰阻证，治宜解郁化痰，顺气降逆。方用半夏厚朴汤。处方：苏梗9克，法半夏9克，茯苓15克，川楝子12克，生姜3片。3剂，水煎服。

服药3剂后，症状大减，继服原方3剂，以巩固疗效。（刘俊士，1992. 古妙方验案精选[M]. 北京：人民军医出版社，328-329.）

五、月经病

月经病指月经周期或经水色、质、量发生异常改变的疾病，主要表现为月经非时而下或来时不下，甚至闭经，月经量少或多，点滴而下、淋漓不止，常伴有色、质的改变。《灵枢·五音五味》言："妇人之生，有余于气，不足于血。"张仲景辨月经病之病机因虚、因瘀、因寒居多，进而致血水互结；治以温经散寒、活血化瘀为主。现代医学中的月经周期紊乱、闭经、崩漏、痛经、宫寒不孕等可参考本病论治。

【病证特点】

1. 以瘀立论

篇中原文第10条论述瘀血内结所致"带下经水不利，少腹满痛，经一月再见者"，出现少腹硬结痛，小便自利，舌质青黯，有瘀点瘀斑，脉象沉涩等；第15条论述"妇人经水闭不利，脏坚癖不止"，妇女经闭或不利，并见子宫内有坚硬结块，即瘀血内结。第14条论述"经水不利下"之抵当汤证。可以看出张仲景认为瘀血内结为月经病的根本病因。

2. 水血互结

水血互结而致月经病，少腹胀满等，符合张仲景"血不利则为水"的重要理论。张仲景在论述水气病，描述水分证时突出了"先病水肿，水湿壅闭，经脉不畅，而后经水断绝"这一致病特点，可见水饮与瘀血互结，亦是导致月经病发生的重要原因之一。

【辨治思路】

1. 重在祛瘀

土瓜根散,既可治疗瘀血阻滞胞宫,冲任失调之经期延迟,或经水不利,亦可治疗一月两次月经。抵当汤运用水蛭、虻虫、桃仁、大黄破血逐瘀,善于治疗瘀热经闭的实证。大黄甘遂汤逐用大黄活血化瘀。三方都体现了祛瘀是治疗此病的根本大法。

2. 补虚扶正

水与热俱结于血室,治疗用大黄甘遂汤破血逐瘀兼以扶正。方中大黄、甘遂为峻猛逐邪,配以阿胶邪去养正,真正意义上达到了扶正祛邪。张仲景治月经病体现了虚则补之,实则泻之,瘀则通之,阴平阳秘,脏腑和谐而诸症皆消。

3. 重视鉴别诊断

水血互结血室证与蓄水证、蓄血证:三者均见少腹胀满但又有所不同。蓄水证属水热互结,膀胱气化不行,症见口渴而小便不利;蓄血证属血热互结下焦,症见小便自利、其人如狂;水血互结血室证属水血俱结于血室,症见小便不利、口干不渴、经闭不行。

【护理与禁忌】

(1)饮食宜清淡、易消化,忌辛辣刺激、油腻、生冷之物。

(2)保持情志舒畅,避免抑郁、暴怒及精神刺激。

(3)观察患者月经的期、量、色、质及其伴随症状,必要时积极就医。

(4)经量多时宜卧床休息。经期注意保暖,不宜浸渍冷水、盆浴、坐浴,经期勤换卫生巾,保持外阴清洁。

【后世发挥】

1. 病名

月经病当指以月经的周期、经期、经量、经色、经质的异常,或伴随月经周期而出现的症状为特征的疾病。

对于月经病,古代医家早有认识,如《五十二病方》中已记有"女子月事",晋·王叔和的《脉经》首见"月经"之称谓。此外,散见于古医籍中有关"月信""月水""经事"等异常的记述一般认为是人们对月经病证的早期认识。唐·孙思邈《备急千金要方》云:"当归丸治女人脐下癥结刺痛……月水或在月前,或在月后。"是对"月经先后无定期"的描述。宋代《圣济总录》有言"若劳伤经脉,则冲任气虚,冲任既虚,则不能制其气血,故令月事来而不断也",可认为是对"经期延长"的早期论述。齐仲甫《女科百问》云:"阴气胜阳,月假少者,七物汤。"首见对"月经过少"的论治。南宋·陈自明《妇人大全良方·调经门》论有"月水不通、月经乍多乍少、或前或后、时发疼痛、崩漏不止"等月经病证,开系统论治月经病证的先河,明·朱橚《普济方》记载了"月经不调、月水不断、月经不通、崩漏、痛经"等病证。清·吴本立《女科切要》记载了倒经,"有至期而经水不行,上逆而呕血者,名曰倒经,治宜当归大黄汤"。《竹林女科证治》载:"经来或前或后,名曰愆期""经不往下行,而从口鼻中出,名曰逆经。"清代《傅青主女科》更是全面记载了月经病涉猎范围,"经水先期、经水后期、经水先后无定期、经水数月一行、年老经水复行、经水忽来忽断时疼时止、经水未来腹先疼、行经后少腹疼痛,经前腹疼吐血、经水将来脐下先疼痛、经水过多、经前泄水、经前大便下血、年未老经水断"。

2. 病因病机

张仲景论述月经病的病因病机围绕"虚、积冷、结气",后世医家在此基础上结合病证,认识到不同疾病的不同病因病机,现归纳如下:

(1)血热:病机涉及血热论的月经病主要有月经先期、月经过多、逆经、经间期出血。如朱丹溪认为"月经先期而至者,血热也"。明·王肯堂曰:"经水过多,为虚热,为气虚不能摄血。"明·吴正伦曰:"经水不及期者,血热。"明·薛己、明·张景岳均认为"先期而至者,有因脾经血燥,有因脾经郁滞，有因肝经怒火，有因血分有热，有因劳役火动"。清·陈修园曰："先期而行为血热。"傅青主在《傅青主女科》中言："夫同是先期而来，何以分虚实之易……先期者火气之冲，多寡者水气之验。故先期而来多者，火热而水自余也；先期而来少者，火热而水不足也。"论述月经先期可根据月经量而考量虚实寒热。当代名医罗元恺认为，经行吐衄多为火热上扰，伤及肺胃之血络所致。韩百灵认为，月经超前多为阴虚内热、肝郁化热、气虚不固所致，经期吐衄多为肝郁化热、肺阴虚所致。

（2）气虚、气滞：病机涉及气血虚、气滞的月经病主要有月经后期、月经过少、闭经、经行先后无期、崩漏、痛经。如《景岳全书·妇人规》有"后期而至者，本属血虚"。明·赵献可曰："经水过期而来，有血虚、血寒、血滞、血热。"清·吴本立说"大凡妇人经闭，气不调和……亦有血海虚寒，小腹冷痛者是……有气血虚损者。"清代《女科秘要》记载："形瘦经少，此气血弱。"《傅青主女科》曰："妇人有经来断续，或前或后无定期，人以为气血之虚也，谁知是肝气之郁结。"

（3）血寒、血瘀：病机涉及血寒、血瘀的月经病主要有月经后期、月经过少、闭经、经行先后无期、痛经。如南宋·陈素庵说："女子经血宜行……瘀滞不通则病。"《傅青主女科》曰："后期而来少，血寒而不足。"《景岳全书·妇人规》云："凡血寒者，经必后期而至。然血何以寒？亦惟阳气不足，则寒从内生，而生化失期，是即所谓寒也。"吴德汉《医理辑要》说："易寒为病者，阳气素弱。"

（4）冲任劳损：病机涉及血寒、血瘀的月经病主要有经断前后诸证、经期延长，漏下不止。宋代《圣济总录》载："女人以冲任二经，为经脉之海。手太阳小肠之经，与手少阴心经，此二经相为表里，主下为月水。若劳伤经脉，则冲任气虚，冲任既虚，则不能制其气血，故令月事来而不断也。"陈自明说："妇人月水不断，淋沥腹痛，或因劳损气血而伤冲任，或因经行而合阴阳，以致外邪客于胞内，滞于血海故也""夫妇人月水不断者，由损伤精血，冲任脉虚损故也，冲任之脉，为经脉之海"。

3. 治则治法

月经病的治疗原则重在调经非常明确，但调什么？如何调？历代医家认识不同，有调补脾胃、调理气血、疏肝解郁、补肾助阳、养阴清热之说。

张景岳认为重在调补脾胃。《景岳全书·妇人规》曰："调经之要，贵在补脾胃以资血之源；养肾气以安血之室，知斯二者，则尽善矣。"有人认为重在调理气血。如徐重明阐述气血是月经的本质，女子以血为本，血充气顺则月经通调，维系气血调和又与肾、肝、脾及心、冲任二脉关系至为密切。刘婉书研究古代文献认为，调经以气血为先，以四物汤为基础。根据妇女体质特点，肝郁气滞、气机不调是重要发病原因，故其治疗中疏肝解郁占有重要地位，调经在于疏肝解郁。刘河间说："妇女幼童，天癸未行之间，皆属少阴，天癸既行，皆以厥阴论治；天癸既竭，乃属太阴也。"叶天士认为"女子以肝为先天"。戴会芬认为"郁"是导致机体的阴阳失调、脏腑功能失常或影响冲任而发生妇科疾病的病因。对月经病从"郁"的角度进行治疗，实证以疏肝解郁、理气活血为主，方药以逍遥散加减。虚证以养阴柔肝为主，方药以一贯煎加减。亦有人认为调经在于补肾助阳。中医学认为，在肾的主导作用下产生的正常月经来潮是妇女具有生殖功能的基本条件，说明了肾气盈亏与生殖功能和月经有密切关系。钱晓琴临床辨证发现分型中以肾虚不足病例数最多，指出治疗从肾入手，重点在于滋补肾精，以益其损，或充养肾气以促进开阖之功能，常用归肾丸、左归丸以养血补精，突出从肾论治。调经亦用养阴清热治法。刘完素《素问病机气宜保命集·妇人胎产论》记载了妇人经水过多以四物汤加黄芩、白术治疗。《证治准绳·女科》言："经水过多，为虚热，为气虚不能摄血也。"该病因有血热、气血致病者多，病机以血热多见，由血热扰动血海，损伤冲任，经血妄行所致。《丹溪心法》曰："经水不及期而来者，血热也。"皆提示本病以血热证为多见，对于本病治疗应以滋肾阴、清血热为主。现代中医更是借鉴了西医的周期疗法，以月经进行分期、分段并按期生理与病理变化特点概括出不同病机，根据中医学辨证论治理论，通过养肝肾、补气血、调冲任、活血通经等治法纠正紊乱月经，恢复月经周期。

【注释选录】

《金匮要略心典》：妇人年五十所，天癸已断，而病下利，似非因经所致矣。不知少腹旧有积血，欲行而未得骤行，欲止而不能竟止，于是下利窘急，至数十日不止。暮即发热者，血结在阴，阳气至暮不得入于阴，面反浮于外也。少腹里急腹满者，血积不行，亦阴寒在下也。手掌烦热，病在阴，掌亦阴也。唇口干燥，血内瘀者不外荣也。此为瘀血作利，不必治利、但去其瘀而利自止。吴茱萸、桂枝、丹皮，入血散寒而行其瘀；芎、归、芍药、麦冬、阿胶以生新血；人参、甘草、姜、夏以正脾气。盖瘀久者荣必衰，下多者脾必伤也。

《金匮玉函经二注》：此亦因瘀血而病者。经水即不利，一月再见之不同，皆冲任瘀血之病。土瓜根者，能通月水，消瘀血，生津液，津生则化血也；芍药主邪气腹痛，除血痹，开阴寒；桂枝通血脉，引阳气；蟅虫破血积，以消行之。非独血积冲任者有是证。肝藏血，主化生之气，与冲任同病，而脉循阴器，任督脉亦结阴下，故皆用是汤治之。癫肿非惟男子之睾丸，妇人之阴户亦有之，多在产时瘀血，流入作痛，坠出户也。

《医宗金鉴·订正金匮要略注》：此亦前条在下未多，经候不匀之证。带下，胞中病也。胞中有宿瘀，从气分或寒化，则为白带；从血分或热化，则为赤带；从气血寒热错杂之化，则为杂色之带也。若兼经水不利，少腹满痛，乃有瘀血故也，其经至期不见。主以土瓜根散者，土瓜根能逐瘀血，蟅虫能开血闭，桂枝合芍药舒阳益阴，通和营气，则瘀去血和，经调带止矣。

【医案举例】

案一　魏某，女，26 岁，1999 年 4 月 23 日初诊。自月经初潮至今，月经量少而疼痛，几经治疗，从未改善。今经朋友介绍，前来诊治。刻诊：月经点滴量少色暗有血块，少小腹疼痛，瘀血得下则疼痛缓解，月经持续时间 2～3 天，手足不温，心烦，头汗出，舌略红，苔薄略黄，脉沉。辨为瘀血内阻之经水不利证。治宜活血化瘀通经，方用土瓜根散加味。

土瓜根 9 克，白芍 12 克，桂枝 12 克，蟅虫、水蛭、虻虫、牡丹皮各 10 克，桃仁 9 克，当归 12 克。6 剂，每日 1 剂，水煎二次合并分三服，并嘱其在下次月经来前 1 周诊治。

二诊　月经量较原来增多，说明药已中病，基本按前方治疗，连续 5 个月，每月 6 剂。小腹不再疼痛，月经量正常，其他病证也随之解除。随访一年，经期无不适。（王付，2001. 仲景方临床应用指导 [M]. 北京：人民卫生出版社，727.）

案二　余尝诊一周姓少女，住小南门，年约十八九，经事三月未行，面色萎黄，少腹微胀，证似干血劳初起，因嘱其吞服大黄蟅虫丸，每服三线，每日 3 次，尽月可愈。自是之后，遂不复来，意其差矣。越三月，忽一中年妇人扶一女子来请医。顾视此女，面颊以下几瘦不成人，背驼腹胀，两手自按，呻吟不绝。余怪而问之：病已至此，何不早治？妇泣而告曰：此吾女也，三月之前，曾就诊于先生，先生令服丸药，今腹胀加，四肢日削，背骨突出，经仍不行，故再求诊！余闻而骇然，深悔前药之误。然病已奄奄，尤不能一尽心力。第察其情状，皮骨仅存，少腹胀硬，重按痛益甚。此瘀积内结，不攻其瘀，病焉能除？又虑其元气已伤，恐不胜攻，思先补之。然补能恋邪，尤为不可。病属瘀血内结成实之闭经，属瘀血重证。治宜攻瘀破血通经。方用抵当汤。

虻虫一钱，水蛭一钱，大黄五钱，桃仁五十粒。水煎服。

二诊　次日母女复来，患者下黑血甚多，胀减痛平，脉虚甚，说明药已中的，然患者病程甚久，气血太虚，不宜再下。且瘀血已去，新血将生，故用益气养血扶正为主，兼以活血行气之品善其后，以生地黄、黄芪、当归、潞党参、川芎、白芍、陈皮、茺蔚子，活血行气，导其瘀积。

1 剂之后未见再诊。6 年后于途中偶遇该患，方知其子已四五年。（曹颖甫，1984. 曹颖甫经方实验录 [M]. 上海：上海科学技术出版社：98.）

案三　谭秋香，三旬孀妇也。子女绕膝，日忙于生计，操劳过度，悒悒于心，以致气血内耗，身体渐羸，月经不行，行动则喘促，数月与兹，随其叔姒来治。口干不渴，大便燥结，两三日一行，小便黄短，少腹不仅肿胀，有时乍痛，虽闭经已久，尚无块状，切脉细数而涩。病属水血互结血室证。治宜逐瘀行水。方用大黄甘遂汤与桂苓丸合剂。

大黄、阿胶各 9 克，甘遂 1.5 克（另冲），桂枝、牡丹皮各 6 克，茯苓 12 克，桃仁 9 克，丹参 15 克。

二诊 服后下血水甚多，杂有血块。说明水始去，瘀渐除。又服 3 剂。

三诊 下血水多血块少，少腹胀减，已不肿，诸症消失。说明水血之内邪得减，气机得畅。改用归芍异功散调理，经行、痛解。又进归脾汤善后，遂得康复。（赵守真，1962. 治验回忆录 [M]. 北京：人民卫生出版社，51-52.）

六、带 下 病

带下病是指白带的量、色、质、味异常，或伴全身、局部症状，以湿邪导致任脉和带脉损伤为主要病机，以祛湿、调理任脉和带脉为基本治则。西医学中的宫颈炎、阴道炎、盆腔炎、早期宫颈癌等疾病，症见白带异常者均可按照带下病进行辨证论治。

"带下"一词首见于《素问·骨空论》，"任脉为病，男子内结七疝，女子带下瘕聚"。带下有广义、狭义之分，广义泛指女性疾病，狭义指女性阴道内的一种分泌物。《金匮要略》定义"带下"为妇人之病的统称，即广义概念，在具体治疗中包括湿热带下和寒湿带下两种。带下病皆因湿而生，湿邪为患，常从热化或寒化，继而病机有所区别。在治法上，张仲景以外治法为主，开创了妇科疾病阴道纳药外治的先河。

【病证特点】

1. 湿热带下

由于闭经或经行不畅，胞宫内有瘀血羁留。"血不利则为水"。瘀血内结，影响水液的运行，水停为湿，湿郁化热，久而腐化为白带，故见前阴时有白物下注。症状可见少腹部灼热硬满，结痛拒按，白带色黄，质地黏稠，气味臭秽，舌质暗，边有瘀斑，苔黄腻，脉弦滑等。

2. 寒湿带下

阴寒湿浊之邪凝结下焦所致，临床上患者自觉阴部寒冷甚至连及后阴，带下清稀，腰酸困重，少腹寒冷，外阴瘙痒，舌体胖，舌质淡红，苔白腻，脉沉细或沉缓等症状。

【辨治思路】

1. 辨病要点

病史：阴部不洁或妇科手术后感染邪毒史。

症状：带下明显增多，或色、质、气味异常，或伴有外阴、阴道灼热、瘙痒，或伴小腹疼痛，腰骶酸痛。

检查：妇科检查可见各类阴道炎、宫颈炎、盆腔炎的体征。阴道分泌物涂片检查或宫颈拭子病原体培养亦有助于诊断。

2. 治疗以除湿止带为主

湿邪为患是该病病因。然湿邪又有寒湿、湿热之分，湿从寒化，则表现为寒湿带下；湿从热化，则为湿热带下。治疗应根据患者体质因素和白带颜色等辨证论治，合理用方。湿热带下治疗用矾石丸，方中矾石味酸涩凉，燥湿收敛，解毒杀虫，经过煅烧后则为枯矾，其燥湿功效更增；杏仁润而多脂，防止矾石燥涩太过引起局部干燥不适；以蜜和丸，做成枣核状，利于进入阴道，又能滋养阴道干涩。寒湿带下用蛇床子散温阳暖宫，散寒燥湿，是治疗寒湿带下的主方。

3. 重视鉴别诊断

漏下：月经周期严重紊乱，出血量少淋漓不断为漏下；赤带则月经正常，表现为非月经期带中带血。必要时可结合妇科检查进行鉴别。

经间期出血：多发生在月经周期的中间，持续 2～7 天，有明显的周期性；赤带无周期性，持续时间长，流出物为赤色黏液，或秽臭，或反复发作。

白浊：为尿道内流出的白色混浊液体；带下为阴道流出。

【护理与禁忌】

（1）保持会阴部清洁，注意个人卫生，不使用刺激性肥皂或药物。每日用温水作外阴清洗、坐浴，忌用热水烫洗。内裤、外阴洗涤毛巾等要清洗干净，在阳光下晾晒。平时不用公共浴盆和坐厕。

（2）有滴虫、真菌等病原体感染者常有外阴瘙痒、烧灼感，伴尿频、尿急、尿痛等尿道刺激症状，应注意器械、用物等消毒隔离，内裤每日更换，单独清洗及暴晒，以防交叉感染。

（3）合理饮食，以清淡、易消化为宜，富有营养。忌生冷、油腻、辛辣、刺激、煎烤类食物。

【后世发挥】

1. 病名

"带下"一词首见于《黄帝内经》。《素问·骨空论》云："任脉为病，男子内结七疝，女子带下瘕聚。"此处"带下"就发病部位而言。"带下病"一词首见于《神农本草经》。《金匮要略》明确定义"带下"为妇人之病的统称，即带下之广义概念。《诸病源候论》中"带下"概念发生变化，将其缩小为血与白沃连带而下的妇科疾病，即带下之狭义概念。在很长一段时间内带下广义概念与狭义概念并存。至金元时期，朱丹溪明确"带下"专指白带异常之证。明清时期医家多遵从朱丹溪观点，对"带下"病因、病机、症状、治法等有较为统一的认识。

2. 病因

宋代以前医家认为带下病病因为风邪，西晋·王叔和《脉经》曰："大风邪入少阴，女子漏白下赤。"隋·巢元方《诸病源候论》曰："带下者，由劳伤过度，损动经血，致令体虚受风冷，风冷入于胞络，搏其血之所成也……冷则多白，热则多赤，故名带下。"宋·陈自明《妇人大全良方》曰："夫此病者，起于风气、寒热之所伤，或产后早起，不避风邪，风邪之气入于胞门；或中经脉，流传脏腑而发下血，名为带下。"金·刘完素在妇科病上主张湿热论，《黄帝素问宣明论方》曰："大凡俗论，以煎热汤，煮极则沸溢，及热气里蒸于物，而生津液也。故下部任脉湿热甚者，津溢涌，而溢以为带下。"指出带下为任脉湿热所致。元·朱丹溪《丹溪心法》曰："带漏俱是胃中痰积流下渗入膀胱。"为后世从痰论治带下病奠定了基础。元·朱丹溪曰："赤白带者，皆因七情内伤，或下元虚惫，感非一端。"认为七情内伤，下元虚损也可导致带下病的形成。明代医家对带下病病因的认识仍以湿为主导。如翟良《经络汇编》曰："带脉起于季胁，环身一周如带，与足少阳会于维道。其见证也，腰腹从容，如囊水之状，若妇女则赤白带证，盖由湿热于此渗流而下，故名带下。"清代对带下病病因逐渐完善，提出湿、寒、痰、瘀血、七情、地理因素等病因。如傅青主《傅青主女科》曰："夫带下俱是湿症。"顾靖远《顾氏医镜》曰："湿热去则带下止，血不热则崩漏除。"陈修园《医学实在易》曰："妇人赤白带下，与男子赤白浊同，俱主湿热。"《临证指南医案》曰："带下者，由湿痰流注于带脉，而下浊液，故曰带下。"唐容川《血证论》载："带漏虽是水病，而亦有夹瘀血者，以血阻气滞，因生带浊。"《傅青主女科》曰："妇人忧思伤脾，又加郁怒伤肝……致湿热之气蕴于带脉之间。"程国彭《医学心悟》曰："南方地土卑湿，人禀常弱，故浊带之症，十人有九。"

3. 病机

（1）冲任督带损伤：《黄帝内经》"任脉为病，男子内结七疝，女子带下瘕聚"理论的影响下，唐代以前医家多把带下病病机归为任脉。隋·巢元方《诸病源候论》曰："任之为病，女子则为带下。"《黄帝明堂灸经》归于带脉二穴，"带脉二穴，在季胁下一寸八分陷者宛宛中。灸七壮。主妇人腹坚痛，月水不通，带下赤白"。至金·张子和《儒门事亲》曰："冲、任、督三脉，以带脉束之，因余经上下往来，遗热于带脉之间，客热抑郁。热者血也，血积多日不流，从金之化而为白，乘少腹冤热，白物满溢，随溲而下，绵绵不绝，是为白带。"认为带脉约束诸脉，而会合冲任督诸经，郁热淫溢，皆由带脉渗漏而下。清·傅青主《傅青主女科》归于任督二脉，曰："带脉通于任督，任督病而带脉始病……或行房而放纵，或饮酒而癫狂，虽无疼痛之苦，而有暗害之害，则其气不能化经水，而反变为带也。"

（2）脏腑功能失常：明代医家认为脏腑功能失常为带下病的主要病机，主要以肝、脾、肾三脏为主。

1）肝旺：清·张璐《本经逢原》曰："妇人带下赤白，皆肝风相火之病，肝木风静火息，则诸证自除矣。"清·黄元御《四圣心源》曰："木气旺则流而为带下，无二理也。"均认为肝气旺可导致带下病的发生。

2）脾虚：明·薛立斋《女科撮要》曰："或因六淫七情，或因醉饱房劳，或因膏粱厚味，或服燥剂所致，脾胃亏损，阳气下陷；或湿痰下注，蕴积而成，故言带也。"清·程国彭《医学心悟》曰："大抵此症不外脾虚有湿。脾气壮旺，则饮食之精华生气血而不生带；脾气虚弱则五味之实秀，生带而不生气血。"清·傅青主《傅青主女科》曰："夫白带乃湿盛而火衰……是以脾精不守……"均认为脾虚湿盛是带下病的主要发病机制。

3）肾虚：明·孙文胤《丹台玉案》曰："奇经八脉之中，带脉在腰，如带之状，妇人患带下者，病在带脉也。虽有赤白，总属肾虚。"清·黄元御《四圣心源》曰："带下者，阴精之不藏也。相火下衰，肾水渐寒，经血凝瘀，结于少腹，阻格阴精上济之路，肾水失藏，肝木疏泄，故精液淫泆，流而为带。"均阐明肾虚是带下病的主要病机。

4）脾肾亏虚：明·张景岳《景岳全书》云："带由脾肾之虚滑者多。"

5）肝郁脾虚：清·傅青主《傅青主女科》曰："夫白带乃湿盛而火衰，肝郁而气弱，则脾土受伤，湿土之气下陷，是以脾精不守，不能化荣血以为经水，反变成白滑之物，由阴门直下，欲自禁而不可得也。"

6）肝肾阴虚：清·沈又彭《沈氏女科辑要》曰："相火允盛，疏泄太过而渗潜心者，又有肝肾阴虚不能固摄之证。"

4. 治则治法

（1）内治法：金·刘完素治疗带下病以清热利湿为原则，《素问病机气宜保命集》曰："所以为带下冤屈也。冤，结也，屈滞而病，热不散，先以十枣汤下之；后服苦楝丸，大玄胡散调下之，热去湿除，病自愈也。"金·张子和提出治带下同治湿之法，可泻之，吐之。《儒门事亲》曰："室女白带下，可用茶调散吐吃，吐讫，可服导水丸、禹功散泻之。"金·李东垣提倡补脾升提之法，在《兰室秘藏》中曰："白文举正室白带常漏久矣，诸药不效以大辛甘油腻之药润其苦燥，而滋益津液，以大辛热之气味药补其阳道，生其血脉，以苦寒之药泄其肺，而救上热伤气，以人参补之，以微苦温之药为佐，而益元气。"元·朱丹溪主张以化痰兼止涩之椿树根丸治带，提出"治痰之法，实脾土，燥脾湿，是治其本"。明·薛立斋主张"壮脾胃、升阳气"；王肯堂主张补法，《证治准绳》曰："带下久而枯涸者濡之。凡大补气血，皆所以濡之。"龚廷贤提倡"治之当清上实下，清浊自分，理脾养血，湿热自解，更能清心薄滋味，然后温补下元，带自除矣"。徐春圃在《古今医统大全》提出"凡妇人女子赤白带下，多由脾胃湿热所致……始初须是调胃健脾，清热渗湿，如六君子汤、五苓散加姜炒黄连之属。人多不以为急，延患既久，脾胃渐弱……如人参黄芪汤、补中益气汤为主，加升固之药是也。"清·傅青主曰："治法宜大补脾胃之气，稍佐以舒肝之品，使风木不闭塞于地中，则地气自升腾于天上，脾气健而湿气消，自无白带之患矣。"主张以健脾益气、升阳除湿治疗白带，并创立完带汤健脾疏肝、化湿止带；易黄汤补任脉、清湿热、止带下。叶天士主张滋阴法，其在《眉寿堂方案选存》曰："脏属阴，阴亏内热自起，阳搏动则经多如崩，带下绵绵。治宜坚固其阴。"

（2）外治法：①阴道纳药：丹阳丹（《资生集》）、火龙丹（《卫生宝鉴》）、坐药龙盐膏（《证治准绳》）。②外洗、外熏：落洗法（《古今医统大全》）、神仙熏脐法（《丹台玉案》）。③外敷法：兜肚方（《济世珍宝》）、四圣散（《兰室秘藏》）。④针灸法：《针灸甲乙经》曰："妇人下赤白，里急瘈疭，五枢主之。"明·楼英于《医学纲目》注释曰:"漏崩带下者,女子之疾也。言有此证,必须温针待暖以补之,使荣卫调和而归依也。"明·徐凤《针灸大全》曰:"妇人虚损形瘦,赤白带下,百会一穴,肾俞二穴,关元一穴,三阴交二穴。"

【注释选录】

《金匮要略心典》:阴寒,阴中寒也。寒则生湿,蛇床子温以去寒,合白粉燥以除湿也。此病在阴中而不关脏腑,故但内药阴中自愈。

《金匮要略广注》:白物,即白带、白淫、白沃之类。经闭脏坚,湿热下流,津液渐脱,故下白物。矾石味酸涩,烧之则性枯燥,有涩以固脱,燥可去湿之功,所以止白物也。然气行则血行,杏仁利气以通干血。炼蜜为丸者,和血润燥,便于纳脏中也。

《金匮要略方论本义》:脏坚之脏指子宫也,脏中之脏指阴户也。

【医案举例】

案一 张某,女,30岁,1991年2月24日初诊。阴道分泌物增多3年,呈白色,有时兼有黄色,每日需换内裤2~3次,曾诊为宫颈糜烂,多次服用中西药物均未好转。半年前曾于市立医院诊为子宫后壁实性肿块(肌瘤钙化),宫颈糜烂。近1个月阴道分泌物较前明显增多,色白,有时黄白相兼,质稠而臭,小腹部疼痛胀满,胃脘部隐隐作痛,烧心,纳少,身重乏力。舌质正常,苔白微黄,脉沉弦,右关脉濡数。妇科检查:宫颈有红色糜烂区,局部充血肥大,有接触性出血。B超:子宫后壁左侧有一2.3cm×1.9cm实性肿块。诊为宫颈Ⅱ度糜烂。中医诊为带下病,属肝热脾虚型,给以矾石丸放入阴道内,连放3日。二次来诊述,放药后的第2天带下即明显减少,3次后带下已如正常人,小腹疼痛亦明显减轻。嘱继放7天,带下未见增多。嘱停放3天后,继放7天。妇科检查糜烂区消失。又用药7天以巩固疗效。追访半年病未复发。(毕明义,赵迎春,陈洪荣,1994. 矾石丸治疗带下病208例 [J]. 山东中医杂志,13(2):68-69.)

案二 何某,女,62岁,1998年1月26日就诊。主诉:患老年性阴道炎已有3年余。多次治疗,均因症状未能得到控制而更医。经妇科检查诊为"老年性阴道炎"。刻诊:阴部瘙痒而干燥,阴部寒冷,有白色分泌物,舌苔无变化,脉弱。中医诊为脾肾亏虚,寒湿下注之带下病。治宜温肾散寒,燥湿止痒。方用蛇床子散加味。组成:蛇床子24克,苍术15克,蜀椒6克,地肤子24克,黄柏6克。5剂,每日1剂,水煎,分3次内服外用。每次服药约150ml,外用250ml。二诊病症好转,效不更方,又予前方5剂。三诊继续用本方20余剂,病症悉罢。(王付,2001. 仲景方临床应用指导 [M]. 北京:人民卫生出版社,825.)

七、漏 下 病

漏下病指经血非时暴下不止或淋漓不尽,前者称为"崩中",后者称为"漏下"。漏下是多种妇科疾病的共有症状,如功能失调性子宫出血、女性生殖器官炎症、肿瘤等所出现的阴道出血,都属于"漏下"范畴。有关其病证记载最早见于《黄帝内经》,《素问·阴阳别论》云:"阴虚阳搏谓之崩。"《金匮要略》中被称为"漏下",治疗时注重祛瘀止血。

【病证特点】

1. 以瘀立论

《金匮要略·妇人杂病脉证并治》中第9条描述的崩漏,病因病机主要为冲任虚寒,瘀血结于少腹,血不归经而成本病。主症见经血漏下、量少、色黯或有血块,伴有少腹部刺痛、拒按等。

2. 因虚致漏

《金匮要略·妇人杂病脉证并治》中第9条论述冲任虚寒,瘀血内结致漏下,说明因血虚失养,导致月经病发生,亦是病因之一。第12条论述妇人陷经,"漏下黑不解"为辨证要点。虽然是否兼有瘀滞尚存争议,但因冲任虚寒,致经气下陷而漏下色黑,日久不愈的病因病机确定无疑。第11

条论述瘀阻兼虚寒而致半产漏下，强调阳虚内寒，血少亏虚，不养胞胎。对用旋覆花汤治疗虽有争议，但诸家皆认为本病病机在于阳虚寒凝，瘀血内阻，阻碍新血化生。

【辨治思路】

1. 重在祛瘀

对于崩漏之冲任虚寒夹瘀证，张仲景用温经汤温经散寒、活血祛瘀，兼以养阴清热；对于瘀血阻滞胞宫，冲任失调之一月两次行经，张仲景用土瓜根散化瘀止血；对于瘀血兼有虚寒的半产漏下，张仲景用旋覆花汤化瘀血散寒止漏。温经汤、土瓜根散以及旋覆花汤都可以治疗漏下，虽然病机有别，但三方用药都体现了祛瘀的治疗原则，譬如温经汤中的桂枝、川芎，当归、牡丹皮等都可以活血化瘀；土瓜根散方中的桂枝、蠦虫以及旋覆花汤中的茜草都具有祛瘀血的功效。

2. 谨察阴阳

调经之法应遵循《黄帝内经》"谨守病机"及"谨察阴阳所在而调之，以平为期"的宗旨。温经汤方中吴茱萸、桂枝、生姜温经散寒；当归、川芎、芍药、阿胶、麦冬、牡丹皮滋阴养血；又有人参、甘草健脾益气，滋养气血化生源泉，调补冲任之虚。胶姜汤方中四物汤通调肝血，加甘草、阿胶、艾草温经止血、滋阴养血，其调补冲任、养血止血之功无论是否有干姜均具备。

【护理与禁忌】

（1）出血期间应卧床休息，避免过度劳累。不宜涉水淋雨，严禁房事与坐浴，禁阴道冲洗。

（2）注意外阴清洁卫生，每日清洗外阴、勤换经垫及内裤等以防感染，并观察阴道出血及伴随症状，以防变生他证。

（3）饮食品种要杂，易消化、富含营养与铁质；注意荤素混合食用，如蛋类、猪肝、鱼类、菠菜、红枣等。忌辛辣、刺激、煎炸、生冷等食品。

【后世发挥】

1. 病名

漏下一病，在古代文献中有许多名称。《素问》称其"崩""血崩"；晋·皇甫谧《针灸甲乙经》称为"崩中""漏下""漏血"；隋·巢元方称为"漏""漏下""崩中""崩中漏下"；唐·孙思邈《备急千金要方》谓之"暴崩中""血漏"；宋·王衮《博济方》称其为"崩漏"；宋·陈自明《妇人大全良方》称之为"崩中暴下""血山崩"；明·张景岳《景岳全书》谓之"血淋""崩淋"。现代医学以"崩漏"之名概之。

2. 病因病机

古代文献对崩漏病机的论述始于《黄帝内经》，至明代而完善，主要为冲任虚损、脏腑功能紊乱、气血失常、内生邪气几个方面，脏腑功能紊乱涉及肾、肝、脾，而气血失常和内伤邪气主要是血热、血瘀、寒凝及湿热。

（1）脏腑损伤，冲任虚损：《诸病源候论》认为"崩中""漏下"乃是由于脏腑损伤，致冲任二脉虚损，不能约制经血，指出："崩中者，脏腑伤损，冲脉任脉血气俱虚故也……若劳动过度，致脏腑俱伤，而冲任之气虚，不能约制其经脉调适，则月下以时，若劳伤者，以冲任之气虚损，不能制其经脉，故血非时而下，淋漓不断，谓之漏下也。"该论述对后世乃至当今临床都产生了重大影响，在以后的古今文献中多遵巢氏之说。脏腑功能紊乱是宋代以后文献对崩漏病理机制阐述的重点，涉及肝、脾、肾。

1）肝不藏血：《严氏济生方·崩漏论治》提出了肝不藏血致崩漏的机制，"盖肝为血之府库，喜怒劳役，一或伤之，肝不能藏血于宫，宫不能传血于海，所以崩中漏下"。《傅青主女科》谓："夫肝主藏血，气结而血亦结，何以反至崩漏？盖肝之性急，气结则其急更甚，更急则血不能藏，故崩不免也。"

2）脾不统血：素体脾虚失于运化，或忧思多虑、过度劳累、饮食无常而致脾虚。脾主统血，脾气健旺则统血有权。反之，若运化失职，统摄无能，不能摄经固血，发为崩漏。李东垣《兰室秘藏》论崩漏多从脾胃虚损出发：明代薛己《女科撮要》论经漏不止乃因"脾胃虚损，不能摄血归源"；《万氏妇人科》谓："妇人崩中之病，皆因中气虚，不能收敛其血，加以积热在里，迫血妄行，故令经血暴下而成崩中。崩久不止，遂成漏下。"

3）肾虚相火妄动：《兰室秘藏·经漏不止有三论》指出："妇人血崩，是肾水阴虚，不能镇守胞络相火，故血走而崩。"

（2）血热：细分为实热、阴虚血热、肝火、心火之不同。如宋·张锐《鸡峰普济方》指出崩漏"由阴虚为热所乘，故伤冲任。血得热则流散，譬如天暑地热，则经水沸溢，伤于阴，令人血下"；金·成无己《伤寒明理论》谓"冲之得热，血必妄行"；《女科撮要》提出"肝经有火，血得热而下行"的肝火致崩之理；《景岳全书·妇人规》有"阴虚血热妄行""火盛迫血妄行""肝经怒火动血"之论；《傅青主女科》指出："妇人有一时血崩，两目黑暗，昏晕在地，不省人事者，人莫不谓火盛动血也。然此火非实火，乃虚火耳。"

（3）寒凝：严用和认为崩漏并非均由血热所致，亦有"冲任极虚，血海极寒"而致者，《严氏济生方》中指出："血缓则流畅，外为月事，内灌百脉，今既虚极而又寒极，血寒则凝而不运，是以崩中不已。"清代萧埙《女科经纶》谓："血崩属火热致病者多，崩中日久，则热变为寒。亦有服寒凉过甚，中寒内生者。"

（4）血瘀：明清时期对崩漏病因病机的论述趋于全面，如《女科撮要》指出："其为患因脾胃虚损，不能摄血归源；或因肝经有火，血得热而下行；或因肝经有风，血得风而妄行；或因怒动肝火，血热而沸腾；或因脾经郁结，血伤而不归经；或因悲哀太过，胞络伤而下崩。"陈文昭在《陈素庵妇科补解》中论述了虚寒、实热、肝火、脾气郁结、惊、悲、劳役过度、阳虚、瘀血、湿热、风热、痰涎、房劳等病因病机，指出："同一血崩症，有属虚寒者，有属实热者，有因怒动肝火而崩者，有因劳役过度而崩者，有阳虚下陷不能摄血而崩者，有瘀血久留胞门而忽然崩者，有湿热相乘者，有风热相搏者，有痰涎壅塞而卒然暴崩者，有大小产后忽然崩下者，有合房太久后致伤胞络而崩者，有七七之后中年老妇忽然崩下者，当审其因而治之。"又说："血崩症，虽有内伤、外感，总以《内经》阴虚阳搏为主，而更究其受病之因，因内伤者十之七八，因外感者十之二三，兼内伤外感者十之四五……然有寒热之分，有阴阳之别，有心、肝、脾、肺四脏之异，有外感风热寒湿之殊，有瘀血、痰积、房劳之不同，有老、少、强、弱、肥人、瘦人之迥别。"沈金鳌《妇科玉尺·崩漏》谓："究其原，则有六大端：一由火热，二由虚寒，三由劳伤，四由气陷，五由血瘀，六由虚弱。"

（5）湿热：《兰室秘藏》认为崩漏亦有脾胃虚弱，脾病及肾，湿热下迫而致者，谓："皆由脾胃有亏，下陷于肾，与相火相合，湿热下迫，经漏不止。"《万病回春》认为崩漏有新久虚实之不同，初起多属湿热。《女科正宗》指出："盖浊气盛，郁遏久，即成湿热，迫血妄行。"

3. 治则治法

（1）急则治标，缓则治本：《丹溪心法》明确提出了"急则治其标"的法则；《医学正传》以朱震亨为宗，指出："崩漏有虚有热，虚虚则下溜，热则流通。急则治其标，用白芷煎汤，调下百草霜服……缓则治其本，四物汤加芩、连、参、芪、香附、干姜之类。"《万氏妇人科》亦指出："凡妇人女子，初得崩中暴下之病者，宜用止血之剂，乃急则治其标也。"《竹林女科证治》指出"此证初起，宜先止血，以塞其流，急则治其标也""崩漏初止，又宜清热，以清其源……崩漏既止，里热已除，更宜补气血，以端其本"。

（2）调整脏腑功能：《兰室秘藏》认为"脾胃为血气阴阳之根蒂""人之身内，谷气为宝"，治疗崩漏宜大补脾胃，升举血气，或益气升阳除湿，或补胃气以助升发之气，使阳生阴长。张景岳在治法上极为推崇李东垣的脾胃学说，主张先补脾胃以益生发之气："凡治此之法，宜审脏器，宜察阴阳。无火者求其脏而培之、补之；有火者察其经而清之、养之……然有火者不得不清，但元气既虚，极多假热，设或不明真假，而误用寒凉，必复伤脾胃，生气日见殆矣……故凡见血脱等证，必当用甘药，先补脾胃以益生发之气。盖甘能生血，甘能养营，但使脾胃气强，则阳生阴长，而血自归经矣。故曰脾统血。"《血证论·崩带》对补脾作了详细论述："崩漏者……古名崩中，谓血乃中州脾土所统摄，脾不摄血，是以崩溃，名曰崩中。示人治崩，必治中州也。月经名曰信水，以五行惟土主信，土旺则月水有信，土虚则失信而漏下，甚则崩中矣。治法总以治脾为主……凡是崩中，此为正治。"《竹林女科证治》指出，对暴怒伤肝，肝不藏血而妄行之经血暴下证，"治宜平肝养血"。

【注释选录】

《金匮要略心典》：妇人年五十所，天癸已断，而病下利，似非因经所致矣。不知少腹旧有积血，欲行而未得骤行，欲止而不能竟止，于是下利窘急，至数十日不止。暮即发热者，血结在阴，阳气至暮不得入于阴，而反浮于外也。少腹里急腹满者，血积不行，亦阴寒在下也。手掌烦热，病在阴，掌亦阴也。唇口干燥，血内瘀者不外荣也。此为瘀血作利，不必治利，但去其瘀而利自止。吴茱萸、桂枝、丹皮，入血散寒而行其瘀；芎、归、芍药、麦冬、阿胶以生新血；人参、甘草、姜、夏以正脾气。盖瘀久者荣必衰，下多者脾必伤也。

《金匮要略广注》：妇人年五十，则已过七七之期，任脉虚，太冲脉衰，天癸竭，地道不通时也。所病下利，据本文带下观之，当是崩淋下血之病。盖血属阴，阴虚故发热，暮亦属阴也。任主胞胎，冲为血海，二脉皆起于胞中，而出于会阴，正当少腹部位，冲脉挟脐上行，故冲任脉虚，则少腹里急。有干血亦令腹满。《内经》云："任脉为病，女子带下瘕聚"是也。手背为阳，掌心为阴，乃手三阴经过脉之处，阴虚故掌中烦热也。阳明脉挟口环唇，与冲脉会于气街。皆属于带脉。《难经》云："血主濡之。"以冲脉血阻不行，则阳明津液衰少不能濡润，故唇口干燥。断以病属带下，以曾经半产，少腹瘀血不去，则津液不布，新血不生，此则唇口干燥所由生也。

【医案举例】

案一 周某，女，51岁，河北省滦县人，1960年5月7日初诊。患者已停经3年，于半年前偶见漏下，未予治疗，1个月后，病情加重，经水淋漓不断，经色浅，夹有血块，时见少腹疼痛。经唐山市某医院诊为"功能性子宫出血"，经注射止血针，服用止血药，虽止血数日，但少腹胀满时痛，且停药后复漏下不止。又服中药数十剂，亦罔效，身体日渐消瘦，遂来京诊治。诊见面色㿠白，五心烦热，午后潮热，口干咽燥，大便秘结。7年前曾小产一次，舌质淡红，苔薄白，脉细涩。证属冲任虚损，瘀血内停。治以温补冲任、养血祛瘀，投以温经汤。

方药：吴茱萸9克，当归9克，川芎6克，白芍12克，党参9克，桂枝6克，阿胶9克（烊化），牡丹皮6克，半夏6克，生姜6克，炙甘草6克，麦冬9克。

服药7剂，漏下及午后潮热减轻，继服上方，随证稍有加减。服药20剂后，漏下忽见加重，挟有黑紫血块，血色深浅不一，腹满时轻时重。病家甚感忧虑。岳老诊其脉象转为沉缓，五心烦热、口干咽燥等症大为减轻，即告病家，脉症均有好转，下血忽见增多，乃为佳兆，系服药之后，体质增强，正气渐充而带血行之故。此瘀血不去，则新血不生，病亦难愈并嘱继服原方6剂，隔日1剂。药后连续下血块5日，之后下血渐少，血块已无。腹胀痛基本消失。又服原方5剂，隔日服。药后下血停止，唯尚有便秘，但亦较前好转，以麻仁润肠丸调理两周而愈。追访10年，未见复发。（王明五，岳沛芬，1985. 岳美中验案选录 [J]. 北京中医杂志（1）：7.）

案二 尹某，女，41岁，咸阳市某工厂工人，1978年3月17日初诊。4年前因难产作剖宫产术，并切除阑尾。此后每次行经淋漓不净，延至12～16天，色紫黑夹有血块，带下量多，经来腰痛如折，不能转侧。平时疲乏无力，记忆力减退，稍久坐则下肢发麻。诊见面色晦滞，形体肥胖，舌质暗红，舌面花剥如地图，舌下有瘀点数个，脉沉弦。辨为冲任虚寒，气血不足之漏下证。治宜温经扶阳，养血活血。方用胶姜汤加味阿胶9克，艾叶、干姜各6克，生地黄、当归、川芎、赤芍各9克，炒杜仲、桑寄生各15克，菟丝子30克，山萸肉9克，仙鹤草、焦楂各15克。6剂，水煎服。

二诊 服上方第4剂时月经适来，瘀块明显减少，色暗红，量不甚多，腰痛减轻，继服2剂腰痛止。此次经期仅历时 9 天，脉同前，舌转正常，舌下瘀点已减少。说明药已中病，效不更方。然病久气随血耗，仍用上方加丹参 15 克，白术 9 克，炙甘草 6 克，以健脾益肾、化瘀调经。尔后继服调理固本之剂，服 10 剂，随访未再复发。（张宏伟，刘东霞，2004. 张学文中医世家经验辑要 [M]. 西安：陕西科学技术出版社，318-319.）

八、转　　胞

转胞病名首见于《金匮要略》。《金匮要略》认为转胞的病机为"胞系了戾"，症状为"不得溺"，与膀胱有关。由于病在下焦，故饮食无碍；水不下行，浊气上逆，则见烦热而不得卧、倚息等症状。西医学中的尿潴留等可参考本病论治。

【病证特点】

1. 肾气虚

素体肾气不足，胞系于肾，孕后胞胎下坠压迫膀胱，导致州都气化行水失司而小便不通。临床常见小便不利，小腹胀痛，腰膝酸软、头晕耳鸣等症状。

2. 脾气虚

若平素脾胃虚弱，中气不足，妊娠后胎儿逐渐长大，气虚无力举胎，胎重下坠压迫膀胱，尿不得出。临床常见小便不通或点滴量少、神疲乏力、纳差便溏等症状。

3. 血虚郁热

妊娠期血虚郁热，孕妇津血常不足；或胞胎增大压迫膀胱变小，致小便不利。临床常见小便短黄，继而闭塞不通，小腹胀痛，大便干燥，夜寐多梦等症状。

【辨治思路】

1. 辨病要点

根据患者小便不通、小腹胀满疼痛的病史，结合尿常规和 B 超检查即可诊断。

2. 辨证要点

本病以小便不通为主症，证候多为虚证，本虚标实，是由脾肾两虚致使小便蓄积膀胱，闭而不通。因胎居母体，赖气以承载，血以滋养，若气虚不能举胎，或肾虚胎失所系，则胞胎压迫膀胱，以胞系了戾，溺不得出，可结合兼症和舌脉辨之。肾气虚，可用肾气丸温肾扶阳，化气行水；脾气虚，可用益气导溺汤补中益气，导溺举胎；血虚郁热，可用当归贝母苦参丸养血清热。

3. 重视鉴别诊断

本病需与子淋相鉴别。二者同为小便不利，子淋以小便淋漓涩痛为主，转胞以小腹胀痛、溺不得出为主。可结合尿常规、B 超等检查方法鉴别。正如《秘传证治要诀及类方》所言："然子淋与转胞相类，但小便频数，点滴而痛为子淋，频数出少而不痛为转胞，间有微痛，终是与子淋不同。"

【护理与禁忌】

（1）孕妇勿强忍小便，或屈蹲太久，以免加重胎体下坠，压迫膀胱，诱发排尿不畅。

（2）孕后出现小便不通者，应放松心情，轻症可采取平卧位，抬高臀部，解除胎先露对膀胱的压迫。若尿闭时间较长，腹部疼痛难忍者，宜急用导尿法。

（3）临证用药不可妄用通利之剂，以免影响胎元。

【后世发挥】

1. 病名

转胞是指脐下急痛、小便不通之证。胞，通脬，膀胱也，又称胞转、转脬。《诸病源候论·小便病诸候》曰："胞屈辟小便不通，名为胞转。其病状，脐下急痛，小便不通是也。"因强忍小便，如忍尿疾走、忍尿入房、饱食忍尿等，或寒热所迫，或惊忧暴怒，气迫膀胱，使膀胱屈戾不舒所致。

转胞作为病名首见于老官山汉墓医学文献,其症状首见于《金匮要略》。魏晋·皇甫谧《针灸甲乙经》称为"胞转"。宋代《圣济总录》称为"胞转",《太平圣惠方》称为"脬转",薛己《校注妇人良方》称为"转脬"。后世医家多将其与妊娠小便难并论。

2. 病因病机

张仲景指出脐下急痛、小便不通为转胞的主要表现,胞系了戾为其病因病机。但以方测证,其病机为肾虚而膀胱气化不行。历代医家对"胞系了戾"含义有不同的见解。其一,以胞为膀胱为前提,则胞系指与膀胱相关联的某物。以方测证,"胞系了戾"是指由肾阳不足,膀胱失温,阴寒内生或肾虚系胞无力,胎元下迫,膀胱转位而致的与膀胱相连的排尿管纤曲。其二,以胞为子宫为前提,据《外台秘要》所载治转胞不得尿法"用蒲席卷入倒立,令头至地,三反而通",认为胞系为子宫的维系,人体倒立后减轻了子宫对膀胱的压迫。"胞系了戾"即女子胞的维系功能失司。其三,以胞为人体一特定部位为前提,则胞系指属于胞中各器官之间的生理功能的维系。"胞系了戾"是指胞中正常的生理联系在致病因素作用下而乖戾不顺之病理现象。

转胞病因病机不止肾虚一端。隋·巢元方《诸病源候论·小便病诸候》中指出:"胞为热迫、强忍小便、饱食走马、忍尿入房,皆令胞转。"唐·王焘《外台秘要》亦指出:"饱食讫,应小便而忍之,或饱食讫而走马,或小便急奔走,或忍尿入房亦皆令转胞。"明·薛己《校注妇人良方》薛按"脾土湿热甚而不利",脾虚水湿下注,蕴而化热,或肝经湿热下注膀胱,或湿热之邪直犯膀胱,导致膀胱气化失职,小便不通。明·赵献可《邯郸遗稿》云:"妊娠转胞不得小便,由中气虚怯,不能举胎,胎压其胞,胞系了戾,小便不通。"指出平素脾胃虚弱,中气不足,孕后胎居母体,赖气以载之,妊娠后胎儿逐渐长大,气虚无力举胎,胎重下坠压迫膀胱,致尿不得出。清·唐容川又提出了胎压其脬的病因,谓:"或胎压其脬,或忍溺入房,以致膀胱之系,缭戾而不得小便。"由此可见,转胞病因病机除肾气虚弱,膀胱气化不行外,尚有中焦脾虚,中气下陷;上焦肺虚,通调失职;妊娠胎气不举,压迫膀胱及忍尿入房等。

3. 治则治法

本病的治法张仲景在本篇中指出:"此名转胞不得溺也,以胞系了戾,故致此病,但利小便则愈,宜肾气丸主之。"以方测证,肾气丸治疗以肾虚为主的转胞。

(1)血虚郁热:《金匮要略·妇人妊娠病脉证并治》中指出血虚郁热转胞宜用当归贝母苦参丸。"妊娠,小便难,饮食如故,当归贝母苦参丸主之"论述了受孕后,血虚有热,气郁化燥,膀胱津液不足导致小便不利,用当归贝母苦参丸养血润燥,解郁散热,使小便通利。

(2)中焦脾虚,中气下陷:元·朱丹溪采用补中益气汤。明·赵献可《邯郸遗稿》中提到妊娠期间中气不足所致小便不通宜选用益气导溺汤补气升陷,举胎通溺。清·吴谦《医宗金鉴》还记载用举胎四物汤治疗气虚所致转胞。

(3)胎气不举,压迫膀胱:清·程钟龄《医学心悟》中指出妊娠胎气不举,压迫膀胱宜用茯苓升麻汤,每获良效,如"然孕妇胞胎坠下多致压胞,胞系撩乱,则小便点滴不通,名曰转胞,其祸最速,法当升举其胎,俾胎不下坠,则小便通矣。丹溪用补中益气,随服而探吐之,往往有验,予用茯苓升麻汤,亦多获效皆升举之意也"。

此外,《世医得效方》中记载用葱白炒热裹脐下或以盐炒热囊盛熨小腹的方法,有用良姜、洋葱、紫苏茎叶煎汤熏洗小腹外阴,并以手抚脐的方法。《证治汇补》还载有探吐法:"若妊妇小便不通,因胎肥压胞,宜升举其胎,胞转而水道自利,不可专用淡渗,宜补中益气汤探吐以提其气,或外用稳婆手托法,亦可。"

【注释选录】

《金匮要略心典》:饮食如故,病不由中焦也。了戾与缭戾同,胞系缭戾而不顺,则胞为之转,胞转则不得溺也。由是下气上逆而倚息;上气不能下通而烦热不得卧。治以肾气者,下焦之气肾主之,肾气得理,庶缭者顺,戾者平,而闭乃通耳。

《金匮要略方论本义》：肾主开阖，气不足，胞虚而不安。盖胞之内外空虚，皆气充塞，则胞不致游移，而其系自正。如胞之内外气虚，胞乃可推移无定所，而胞系或致反戾，则溺必难矣。以补肾气为利小便之法，犹之补膀胱气化不足之治，而又专补在肾气，俾气足而胞正，胞正而系正，小便不利可利矣。不知者，漫用利水清热，肾气大泄，气愈虚而溺愈不利，少腹胀痛，气逆上冲，证变危迫，皆不会转胞之理者也。

《金匮要略论注》：不见寒热而饮食如故，则表里俱无邪矣……了戾者，其系纽转也。然既无表里，自当但利小便，则胞中之气，有药使之仍出故道，乃气直而系不得纽也。然不用八正等，而以肾气丸主之者，谓胞系了戾，初因气涩而溺黄，满则气乱而转。气涩之由则因热聚，热聚之由因元虚，故以六味补其下元，导之使出，又以桂枝化其气，附子健其气行之势，所谓补正以逐邪也。若一味淡渗，则元气削而馁，馁则反不能出矣。

【医案举例】

案一　陆某，女，26 岁。2004 年 3 月 16 日初诊。

患者妊娠 6 个月以来，小便经常频数不畅，今日上午起突然小便点滴难解，小腹胀满而痛，用温水热敷膀胱及服用西药无效。刻下症：心烦，坐卧不宁，头晕恶心，畏寒肢冷，腰酸痛、腿软，腰及下肢有冷感，查其面色少华，舌质淡、苔薄润，脉沉细滑无力。四诊合参，此乃肾气虚弱、肾阳不足、膀胱气化不利。治拟温肾扶阳、化气行水。方选金匮肾气丸加减。处方：干地黄 15 克，山药 20 克，山萸肉 15 克，肉桂 5 克，茯苓 15 克，菟丝子 15 克，白术 15 克，泽泻 15 克，杜仲 15 克，川续断肉 15 克，牡丹皮 6 克。水煎，每日 1 剂，分 3 次服。连服 5 剂，患者症状逐渐好转，又服 5 剂痊愈，遂停药休养，后随诊未见复发，至足月顺产一男婴。（王建欣，2005. 肾气丸化裁治疗转胞验案 1 则 [J]. 江苏中医药，26（9）：24.）

案二　张某，女，35 岁，1974 年 12 月 2 日初诊。患者于 1970 年 10 月因右侧腰疼，发热，尿少、尿频、血尿就诊。经尿培养、膀胱镜检、膀胱输尿管逆行造影、静脉肾盂造影诊为肾盂肾炎、膀胱三角肌炎、右侧肾积水、输尿管纤曲。病见精神欠佳，面色晦暗，形体羸瘦，腰痛有冷感，尿频、尿少、腹胀。舌质淡，苔薄白，脉沉细虚。中医诊断：胞系了戾，肾阳不足证。治宜温补肾阳，化气行水。方选肾气丸（改汤剂）：熟地黄 28 克，山药、山萸肉各 14 克，茯苓、泽泻、牡丹皮各 10.5 克，附子 3.5 克，肉桂 3.5 克。每日 1 剂，水煎服。连服近 100 剂，诸症消失。膀胱、输尿管逆行造影报告：未见输尿管纤曲、肾盂积水。又做静脉肾盂造影报告：未见肾盂积水、输尿管纤曲。随访 13 年，未复发。（中华全国中医学会陕西分会，等，1991. 陕西省名老中医经验荟萃第三辑：米伯让医案 [M]. 西安：陕西科学技术出版社：114.）

九、前 阴 疾 病

前阴疾病包括阴疮、阴吹两个病证。阴疮即阴中生疮，症见阴户肿痛，甚或痒痛糜烂，伴带下色黄赤质浊，有腥臭味。病因病机是湿热虫毒为患，治疗以狼牙汤洗剂清热燥湿、杀虫止痒。阴吹是前阴出气有声，如后阴矢气状为主要临床表现，胃肠燥热是其主要病机，故用膏发煎润导治疗。

【病证特点】

阴疮、阴吹皆为前阴之病，一者为前阴生疮，一者为前阴吹气。一因湿热虫毒，一因胃肠燥热。一在肝脾肾，一在胃肠。二者病位相同，表现千差万别。阴疮多因湿热下注肝经循行部位而导致的阴部疮疡；阴吹是由于腑气不通，浊气不能从肠道排出，遂从前阴外泄。

【辨治思路】

张仲景根据外阴疾病的病情，灵活调整给药途径，为后世医学剂型发展起到垂范和引领作用。阴疮治疗用狼牙汤"沥洗"。所谓沥洗，用棉花缠在筷子上，在药水中浸泡后沥入阴道及外阴。这种方法即西医学的阴道冲洗和外阴清洗的有效结合，既避免了因为阴道冲洗而破坏阴道微生态平衡，又可使药物直接接触病变皮肤和黏膜，实属创新。阴吹治疗用膏发煎润导之。润导法类似于西医学的保留灌肠法。张仲景治疗前阴疾病的特点在于创立了不同于内服药的方法，值得后世进一步研究。

【护理与禁忌】

（1）充分休息，避免过度劳累，保持外阴及阴道的清洁卫生、干燥，勤换内裤，预防感染。避免阴部受寒，节制房事。

（2）饮食以清淡为主，给予营养丰富、易消化的食物，忌辛辣、油腻、刺激性食物。

（3）对于有烦躁情绪的患者，应加强情志调护，做好宣教，告知相关疾病知识、注意事项及预后，以减轻患者紧张和烦躁等不良情绪。

【后世发挥】

1. 病名

（1）阴疮：亦称"阴蚀"，首载于《金匮要略·妇人杂病脉证并治》。后世医书中均有描述，大体可分为广义和狭义两类。广义阴疮包括阴疮、阴挺、阴肿、阴脱等，见于《外科真诠》、陈实功《外科正宗》及《医宗金鉴·外科心法要诀》等古代医籍。但多数医籍所载系狭义阴疮，即指阴器溃烂，或痛或痒，或攻刺疼痛，臭水淋漓，甚则阴蚀几尽者。内症：体倦内热，经候不调，或饮食无味，发热等。

（2）阴吹：最早见于《金匮要略·妇人杂病脉证并治》。后世医家进一步解释说明。如《金匮要略心典》曰："阴吹，阴中出声，如大便矢气之状，连续不绝，故曰正喧。谷气实者，大便结而不通，是以阳明下行之气不得从其故道，而乃别走旁窍也。"

2. 病因病机

（1）阴疮：早在《黄帝内经》中已奠定了病因、病机、治疗的基础，如《素问·至真要大论》云："太阳之胜……阴中乃疡，隐曲不利，互引阴股。"张仲景阐述了阴疮症状和治疗。晋·葛洪所述阴疮一为溃疡蚀烂，一为痛肿，其因为热，《肘后备急方》曰："阴疮有二种：一者作臼脓出，曰阴蚀疮；二者但亦作疮，名为热疮。"巢元方阐先贤之所未发，认为阴疮系人体正气不足，抵抗力减弱，虫动作侵蚀所致，《诸病源候论》云："阴疮者，由三虫九虫动作侵蚀所为也。诸虫在人肠胃之间，若脏腑调和，血气充实，不能为害，若劳伤经络，肠胃虚损，则动作侵蚀于阴，轻者或痛或痒，重者生疮也。"《医宗金鉴》云："妇人阴疮系总名，各有形证各属经……阴蚀胃虚积郁致。"认识到阴疮乃胃气虚弱，胃肠郁热导致。《备急千金要方》认为阴疮系房劳所伤，交合不洁，浊精留于阴内所致。如"人有所怒，血气未定，因以交合，令人发痈疽"。宋·陈言《三因极一病证方论》中论述阴疮的证候和病机为"或痛或痒，如虫行状，淋露脓汁，阴蚀几尽，皆由心神烦郁，胃气虚弱，致气血留滞"。《景岳全书·妇人规》总结："妇人阴中生疮，多湿热下注，或七情郁火，或纵情敷药，中于热毒。"为后世治病求本，辨证治疗阴疮奠定了基础。

（2）阴吹：张仲景认为阴吹的病因是大便秘结，压迫阴道变窄，浊气通过狭窄之处而发出阴道排气有声，且连续不断，治疗用猪膏发煎，以润导大便，缓解阴道紧张，则阴吹自消。在此基础上，历代医家又有不同认识。如徐彬云："气从阴门而泄出，故曰阴吹。吹者，气出而不能止也，然必有不宜结而结者……谓大便之气燥而闭也。"李梴："阴吹者，胃气自阴中吹出也……谷气太实急切不得从大便转出，反从前阴窍中正泄，此倒行逆施之病也。"皆认为偏重于实；吴谦认为阴吹的病机是"胃气实而肾气虚"，《医宗金鉴·订正仲景全书·金匮要略注》指出："肾虚不固，则气下泄，阴吹然而下喧，谓前阴出气有声也，此谷气之实，谓胃之实，而肾气虚也，以诃黎勒丸，固下气然而泻谷气也。"吴鞠通认为阴吹的病机是"痰饮蟠居中焦"，并在《温病条辨》论及"饮家阴吹，脉弦然而迟，不得固执金匮法，当反用之，橘半桂苓枳姜汤主之"。孙一奎则认为是中气不足，他在《赤水玄珠》中提到"屁从子户中出的，以补中益气汤加酒炒黄连"。

3. 治则治法

（1）阴疮：治疗疮痈之法，或用针刺，或用药物。《神农本草经》记载硫黄等药治妇人阴疮。《中藏经》记载用醋茶、五倍子等分、腻粉少许，上敷治疗阴疮。《三因极一病证方论》认识到"皆由心神烦郁，胃气虚弱，致气血留滞……阳明主肌肉，痛痒皆属心，治之当补心养胃，外以熏洗坐导药治之"，阐明补心养胃扶正在治阴疮中的地位。《济阴纲目》收集内服之补心汤，藿香养胃汤；浴洗之塌肿汤、黄芩汤，当归汤；纳阴中之雄黄散；掺之铜绿散、柏蛤散等验方效方。《医宗金鉴·妇科心法要诀》根据中医辨证论治的特点，指出："蚀成疮浓水淋，时痛时痒若虫行，少腹胀闷溺赤涩，食少体倦晡热蒸，四物柴栀丹胆草，遗腐逍遥坠补中。"综上所述，历代对阴疮的认识，从病因、病机、症状、治疗、用药等方面，详细审查，究其微瑕，相互补充，日臻完善。

（2）阴吹：关于阴吹治疗，医家运用膏发煎取得不错效果。古代医家又有采用他方治疗此症获良效者。孙一奎《赤水玄珠》云："但觉浊气下坠，屁从子户冲出，以补中益气汤加酒炒黄连调养而平。"认为气虚下陷，腑气失循常道而发此病，采用补中益气汤治之。吴鞠通《温病条辨》载："饮家阴吹，脉弦而迟，不得固执《金匮》法，当反用之，橘半桂苓枳姜汤主之。"吴鞠通认为此病多由脾胃素虚，运化失司，痰饮寓居中焦，湿邪留滞，谷气不能上升反下泻于胞宫，气随湿邪下泻而发，故用橘半桂苓枳姜汤治之。

【注释选录】

《金匮要略心典》：阴寒，阴中寒也。寒则生湿，蛇床子温以去寒，合白粉燥除湿也。此病在阴中，而不关脏腑，故但内药阴中自愈。

《金匮要略编注》：此治阴掣痛，少腹恶寒之方也。胞门阳虚受寒，现证不一，非惟少腹恶寒之一证也。但寒从阴户所受，不从表出，当温其受邪之处，则病得愈，故以蛇床子一味，大热温助其阳，纳入阴中，俾子宫得暖，邪去而病自愈矣。

《医宗金鉴·订正仲景全书·金匮要略注》：阴中，即前阴也；生疮蚀烂，乃湿热不洁而生䘌也。用狼牙汤洗之，以除湿杀䘌也。狼牙非狼之牙，乃狼牙草也，如不得，以狼毒代之亦可。其疮深，洗不及，则用后法也。

《金匮要略论注》：下泄与下陷不同，下陷为虚，下泄者，气从阴门而泄出，故曰阴吹。吹者气出而不能止也。然必有不宜结而结者，于是有不宜泄而泄，故曰正。结谓大便之气燥而闭也，此有热邪，因谷气不运而来，故曰此谷气之实也。既有实邪，非升提药可愈，故须猪膏之滋阴，发煎之养血，补其阴而运其气，大肠之气润，而此通则彼塞矣。

《金匮要略方论本义》：妇人胃气下泄，不由大肠而出浊道，乃由小肠而出清道，则气不足，而无所收摄也，故令下阴作吹，而其声且喧闻于外，此为胃中谷气之实，而其实胃中正气之衰也。亦有外治之法，以膏发煎导之。方义见黄疸中。在疸病用之，自口而腹，为利便清热去疸之治；在此用之下导，无乃令大便气通，而胃气纵然下泄，必由浊道而出，不致乱干清道，阴中吹气。

【医案举例】

案一 王某，女，36岁。外阴瘙痒、变白8年余，间断治疗6年多，其效果不佳。现感外阴干痒，入夜加剧，阴中灼热疼痛，头晕，口干，杂色带下。妇科检查：外阴皮肤粗糙有大量的抓痕，大小阴唇、阴蒂、会阴部变白，阴道分泌物减少。舌红苔少，脉弦细。证属下焦湿热，治宜清热燥湿、杀虫止痒。方用狼牙汤加味：狼牙草30克，蛇床子15克，烟草20克，茯苓10克，白鲜皮10克，炒白术10克，地骨皮10克。水煎先熏后洗外阴30分钟左右，日1剂，如法熏洗3次。经期停药。

二诊 患者半个月后复诊，外阴瘙痒干痛明显减轻，其外阴皮色恢复正常，不粗糙，小阴唇两侧白色减少，药已中病，继用上方5剂。1个月后，会阴白斑、阴痒消失，外阴皮肤光滑而告愈。（高庆超，1996. 狼牙汤加味外治女阴硬化苔癣15例 [J]. 中医外治杂志（2）：43.）

案二 高某，女，28岁。素体阳盛，婚后半年，阴道内有气体排出，纳谷不香，脘腹胀满，口干咽燥，大便秘结，小便黄赤，舌质红，苔黄腻，脉滑而有力。此证属胃肠燥结、腑气不通，以致浊气下泄、干及前阴，而发生阴中出气有声。治宜润燥通便，方用膏发煎方。猪膏 250 克，乱发如鸡子大 3 撮，洗净油垢，和膏中煎之，发消药成，分成 2 次服。3 剂后大便通，阴吹止。(吴标，梁武风，1985. 阴吹证治 [J]. 广西中医药（1）：22.)

参 考 文 献

陈计，1995. 良方要论 妇产之珍：吴鞠通论治产后病学验探析 [J]. 上海中医药杂志，29（6）：31-33.

陈仪，张建伟，2020.《金匮要略》产后郁冒浅析 [J]. 中医药通报，19（6）：12-14，20.

崔珈铭，李炜弘，严石林，等，2014.《金匮要略》竹叶汤证病机浅析 [J]. 云南中医学院学报，37（1）：19-20.

郭中良，周峻伟，王和天，2008. 从《伤寒论》看张仲景的"治未病" 思想 [J]. 北京中医药，27（10）：778-780.

胡晓凯，马晓峰，2016.《金匮要略》竹皮大丸新解 [J]. 成都中医药大学学报，39（1）：114-116.

贾蓓，2021. 基于《金匮要略》产后郁冒条文分析郁冒病的成因与防治 [J]. 光明中医，36（8）：1232-1235.

姜德友，段芳芳，蒋希成，等，2022. 产后腹痛源流考 [J]. 长春中医药大学学报，38（6）：605-609.

姜德友，李文昊，韩洁茹，2020. 产后大便不通源流考 [J]. 辽宁中医杂志，47（1）：61-64.

李覃林，董淑银，1993. 略述产后调护之津要 [J]. 中医临床与保健（1）：48-49.

林中，2009. 中药合艾灸治疗气血两虚型便秘 42 例 [J]. 浙江中医杂志，44（11）：802.

任鹏鹏，李佳萌，陈飞，等，2023. 产后痉病源流考 [J]. 中国中医急症，32（8）：1458-1460，1463.

王桂彬，庞博，2023. 竹皮大丸经义释疑与校诠 [J]. 中医学报，38（6）：1181-1185.

王维武，2001.《金匮玉函经二注》导读 [J]. 中医药学刊，19（1）：40-41.

王霞灵，范红霞，2010. 中医妇科诊疗思维 [M]. 北京：人民军医出版社.

王兴华，范建民，2008. 金匮要略导读[M]. 北京：人民军医出版社.

熊继柏，1992. 产后病痉 [J]. 中国社区医师，8（9）：11-12.

闫志诚，李理，2016.2 型糖尿病合并抑郁症的中医治疗近况 [J]. 内蒙古中医药，35（4）：125-126.

杨建宇，李彦知，范竹雯，等，2014. 白云阁藏本《伤寒杂病论》"辨妇人各病脉证并治" 精读（二）[J]. 光明中医，29（4）：689-695.

姚渊，马晓北，2022. 滋阴潜阳法在《温病条辨》产后痉及郁冒中的应用 [J]. 中国中医药图书情报杂志，46（4）：41-44.

张建荣，2013. 仲景平衡阴阳法及用药特点 [J]. 陕西中医学院学报，36（5）：14-15.

赵进喜，张丽芬，2008.《金匮要略》与中医现代临床 [M]. 北京：人民军医出版社.

赵俐，2007. 辨证治疗产后发热 40 例 [J]. 上海中医药杂志，41（5）：58-59.

周大，陆为民，2011. 中医内科诊疗思维 [M]. 北京：人民军医出版社.

第三章

《金匮要略》妇人病方药现代应用与药理机制研究

《金匮要略》作为中医经典著作，对妇人病的诊治具有深远的影响。其中，关于妇人病的方药在现代医疗实践中仍展现出显著疗效和药理机制，为临床提供了宝贵的参考。《金匮要略》中的妇人病方药在现代医疗中仍具有广泛应用价值。通过深入研究其药理机制，可以更好地指导临床用药，提高治疗效果。未来，应进一步加强跨学科合作，运用现代科技手段揭示中药复方的作用机制，为中医药的现代化和国际化发展贡献力量。

第一节　《金匮要略》妇人病方药现代应用

《金匮要略》中的妇人病方药在现代临床应用中展现出了新的活力和价值。譬如当归芍药散在治疗妇人腹痛、月经不调等方面表现突出；温经汤在治疗痛经、更年期综合征等方面显示出独特的优势；桂枝茯苓丸治疗子宫肌瘤等妇科疾病疗效显著。随着中药现代化进程的加快，这些传统方剂的剂型也得到了创新，如颗粒剂、胶囊剂等，更便于患者服用和携带，同时结合现代科技手段，对药物的有效成分进行提取和纯化，提高了药物的疗效和安全性。

一、临床应用研究

（一）桂枝汤

1. 月经稀发或月经过少

患者往往初潮偏迟，肾气不足，阳虚血亏，加之行经冒雨、受寒等则更伤冲任，血为寒凝，经脉不通，故见月经错后稀发，量少色黯，腹痛期短。治宜补肾养血，温经调冲。可用桂枝汤解肌和营卫、化气和阴阳，且能温经散寒；配合四物汤养血活血调经；菟丝子、淫羊藿、熟地黄暖宫温肾填冲任；加黄芪、桃仁益气活血，以加强行血之力。营卫调，阴阳和，寒散宫暖，血脉通畅，则经水自下。《医学衷中参西录》谓："脾胃又为生血之源，诸经皆失其常司，是以月信不调且少也。"两药合用则有温经通脉、养血调肝之妙。血虚甚者，症见经色淡，头晕乏力等，合归脾汤；肾虚者，症见腰膝酸软、脱发等，合归肾丸。医嘱经前及行经期忌食生冷。如果不禁忌，则易发生月经不调、痛经，甚至不孕，易患子宫肌瘤、卵巢囊肿等妇科疾病。

2. 闭经

女子年逾 16 周岁，月经尚未来潮或来潮后又中断 6 个月以上者，称为"闭经"，闭经有原发与继发之别。中医辨证本病或虚、或瘀：由于阳气亏虚、先天禀赋不足、或后天脾胃不健而气血亏虚，冲任失养，经血化源不足则经闭不行；或情志失调，气机不畅，气不行则血、水亦不行，壅滞于内或阳虚不化、水饮内停表现为有形实邪阻滞，气血湿痰聚积，经脉不通，亦可致使经闭不行。临证治疗闭经，以桂枝温阳化气、温经通脉，白芍养血调经，生姜、甘草、大枣健脾和胃，资气血生化之源。全方温阳健脾，养血调经。若脾虚较盛者加党参、茯苓、白术，合四君子汤之意；若阳虚较重者，加干姜；若上热下寒，或寒热错杂者，加黄芩、半夏取半夏泻心汤之意，寒热平调。

3. 经行头痛

经行头痛，不外乎虚实两端。实者多痛于经前或经期，且多呈刺痛或胀痛；虚者多痛于经后或将净之时，其势较缓，或伴头晕。前者多寒多瘀，或肝火上扰；后者多气血不足，或阴虚阳亢。前者寒凝血瘀，络脉不通，不通则痛。治宜温经散寒祛风，化瘀通络止痛。可用桂枝汤合细辛、白芷、吴茱萸祛风散寒温经以止痛，配川芎、当归、牛膝活血祛风以止痛。尤其是川芎一味，"秉升散之性，能上行头目，为治头痛之要药"。用蔓荆子者，一方面其本身有清头目而止痛的作用，另一方面可协助芍药、甘草、大枣以监制温辛诸药，以避免辛散太过。诸药共同起协调作用，使气血调和，清窍得养，则痛自止。

4. 经行外感

女子行经之时气血偏虚，若复感寒邪，则营血亏于内，卫外之阳御邪于外，形成相对的卫强营弱。桂枝汤一者可补气血之虚，二者可调和营卫，祛邪于外。因此，对于气血亏虚的经行外感，恰为对证。临证中常以此方加减治疗经行外感，若兼有咳嗽者，加厚朴、杏仁，取桂枝加厚朴杏子汤之意；有痰者，加姜半夏以和胃化痰；睡眠欠佳者加生龙骨、生牡蛎取桂枝加龙骨牡蛎汤之意调和营卫交通阴阳。对于桂枝汤，临证之时加减应用，辨证施治，因人因时治宜，效果显著。

5. 经行眩晕

虚者居多，所谓"无虚不作眩"。但亦多夹痰夹瘀，故亦有"无痰不作眩"和"无瘀不作眩"之说。《金匮要略》云："心下有痰饮，胸胁支满，目眩，苓桂术甘汤主之""夫短气有微饮，当从小便去之，苓桂术甘汤主之"。方中党参补气健脾，振奋清阳，配白术、茯苓、甘草为四君子汤，健脾除湿，而布运水津；半夏、干姜化饮降逆温中；泽兰、益母草化瘀利水调经；尤以桂枝一味，温经散寒通阳，最能推动三焦气化流行，既助党参布张阳气，又助苓术化浊散饮，更佐泽兰、益母草利水调经。故阳气升，浊阴降，则眩晕自愈。

6. 经行腹痛

大抵出现在经前多为实，得热痛减多为寒，瘀块紫暗、下则痛缓多为瘀。以桂枝汤倍芍药，取小建中汤意，既可补气血之虚，又可温经散寒，缓急止痛。气虚明显者，症见经行乏力、小腹坠痛等，加炙黄芪；血虚夹湿者，症见头晕面黄、大便稀溏等，合当归芍药散；寒甚者，症见经行畏寒、小腹冷痛等，加乌药、小茴香、补骨脂等；瘀甚者，症见小腹刺痛或绞痛，血块多等，加延胡索、失笑散等；痛甚伴恶心呕吐、头痛者，为肝气挟冲气上逆，合吴茱萸汤。

7. 妊娠恶阻

头晕，厌食，恶心呕吐等，主要是冲气上逆、胃失和降所致。治疗原则健脾和胃，降逆止呕，一般可用桂枝汤和脾胃调阴阳，亦可用二陈汤、竹茹理气和中，化痰止呕；藿香、苏梗、生姜行气宽胸止呕，又能助桂枝汤散寒解表；诸药合用，营卫调，胃气和，逆气降，则呕吐自止。若证属脾胃虚寒，可合用《金匮》干姜人参半夏丸；若证属胃热，本方不宜。

8. 妊娠咳喘

妊娠期中，久咳不已，称为"妊娠咳嗽"，或称"子嗽"。一般由痰热上扰，肺失清肃所致。但亦有外感风寒，未能及时疏解，夹痰夹湿，内蕴于肺，肺失肃降而致咳嗽者，临证当辨别之。治疗则以化痰止咳，宣肃肺气为主，但要顾及安胎。可予桂枝汤疏风解表，厚朴、杏仁止咳平喘；僵蚕、蝉蜕、牛蒡子、浙贝母，一方面协桂枝汤解外邪，另一方面助厚朴、杏仁止咳喘；白术、藿香、苏梗、苎麻根健脾醒胃安胎。

9. 妊娠自汗

患者多素体虚弱，妊娠后更需气血养胎。气虚则卫阳不固，血虚则营阴不守，风邪乘虚而入，致使营卫不调，故形寒微热、汗自出。可予人参、白术、黄芪益气健脾，培后天之本以生血养胎；桂枝汤调和营卫以止汗；玉屏风散益气固表以止汗；砂仁、生姜、藿香、苏梗和胃止呕以安胎。

10. 妊娠小便不通

妊娠小便不通（古称转胞），一般出现在妊娠后期。主要是孕妇素体较弱，中气不足之故。胎居母腹，全赖气以载之，若中气不足，气虚下陷，随着胎儿的增大，不能上举其胎，胎重下坠，压迫膀胱，致使气化不行，导致小便不得出。可用人参、白术、黄芪益气健脾，升麻、桔梗助其升举大气；"四苓"利尿；更用桂枝一味，既能助人参、白术、黄芪、升麻、桔梗补气升陷以举胎，又能助"四苓"通阳化气以利水。胎举水利，故诸症除。

11. 胎动不安

妇人在妊娠期，出现腰酸腹痛，胎动下坠，或阴道少量出血者称为"胎动不安"，相当于现代医学的先兆流产。用桂枝汤治疗先兆流产张仲景早有记载，《金匮要略·妇人妊娠病脉证并治》曰："师曰：妇人得平脉，阴脉小弱，其人呕，不能食，无寒热，名妊娠，桂枝汤主之。"现代大多数医家多从肾虚、气虚、血虚、血热及癥瘕伤胎等方面进行辨证施治。尊崇经典并结合现代医家经验笔者在胎动不安的临证实践中注重调和阴阳，调理气机培补脾土，保护胃气。常用桂枝汤补脾健胃，调畅气机。一方面，用桂枝温阳化气，以酸敛的白芍佐制桂枝的辛温以防其活血动血；同时白芍合甘草酸甘养阴，益气安胎；另一方面生姜为"呕家圣药"，对于妊娠呕吐的病人尤为适宜，并合大枣温胃健脾。阴阳调和脾胃健旺则胎儿自可安全。桂枝汤全方无一安胎之药，却时时处处寓安胎之理。

12. 产后发热

产妇由于分娩时体力消耗及产创出血，产后的生理特点表现为阴血骤虚，阳气易浮，故产后1～2天可出现微热、自汗、恶风等症状。一般不需要治疗。若低热、自汗数日不解，经检查无明显原因时，应考虑产后卫气不和所致。《伤寒论》第54条指出当患者既无阴虚发热，又非阳明腑实，但反复治疗无效，究其原因乃为卫气不和。由于卫气具有防御外邪，温养全身，调节控制腠理的开阖，促进汗液正常分泌，并使体温维持相对恒定的作用，故当卫气不和，腠理开阖失司时，容易出现发热自汗而屡治不愈。对于产后卫气不和发热的患者，以此为辨证治疗的依据，以桂枝汤调和营卫，疏风解表；加用藿香、佩兰、青蒿、黄芩芳香祛湿清热；当归、泽兰养血化瘀止痛；通草清热通乳。营卫调，外邪祛，恶露畅，乳汁通，故热退而愈。

13. 产后关节痛

产后气血虚弱，百脉空虚，百节空虚，风寒之邪乘虚而入，以致脉络阻滞，气血不畅，营卫不和，不能荣养筋脉，故不荣则痛。治当顾及正气，用桂枝汤解肌调和营卫为主；配党参益气以助血行；更加四物汤、益母草、鸡血藤以补血活血，取其"治风先治血，血行风自灭"之理；姜黄、羌活、秦艽舒筋通络；附子、炮姜、细辛温经散寒，遵"勿拘于产后补虚，勿忘于产后多瘀"之训。诸药合用，使气血得复，营卫得和，筋脉得荣，风寒得散，则病愈而症消。

14. 产后自汗

产时气血耗伤，气虚则卫阳不固，血虚则营阴不守，以致自汗不止。《伤寒论》云："病常自汗出者……以卫气不共荣气和谐故尔……营卫和则愈，宜桂枝汤。"若汗出，动辄加剧，倦怠乏力者，合玉屏风散；畏寒者，加制附子；汗出较多，伤及阴液，宜桂枝汤减桂枝、生姜用量，合生脉散，加乌梅、生地黄、牡蛎以益气养阴。

15. 更年期综合征

常自汗出，或阵觉低热、自汗、恶风等，叠用滋阴、助阳、清热、敛汗等法无效，若改用桂枝汤可愈。遵《伤寒论》依"畏风自汗出，桂枝汤主之"的古训，用于治疗更年期自汗症取得了良好的疗效。实践证明，临床应用桂枝汤不必拘泥于外感表证，依"畏风自汗出，桂枝汤主之"的古训，可用于一切自汗症。根据临床辨证，可有所加减，剂量依患者的体质量按比例增减。《伤寒论》中就有桂枝加桂汤、桂枝附子等变方，为后人提供了范例，只要合理使用，必获良效。

（二）当归芍药散

1. 原发性痛经

张越等研究 38 例原发性痛经患者（14～35 岁），当归芍药散干预治疗后的总有效率为 89.47%，经临床观察，证明当归芍药散对原发性痛经有较好的治疗作用。刘格等研究了 30 例原发性痛经患者，平均年龄 25 岁，平均月经周期 3 年以上，当归芍药散水煎剂口服有效率为 90%，治疗后患者外周血液血小板生长因子 2α/前列腺素 E_2（$PGF_{2\alpha}$/PGE_2）明显下降，证明本方治疗原发性痛经有效。

2. 腹痛（慢性盆腔炎）

盆腔炎是女性盆腔生殖器及周围结缔组织、盆腔腹膜发生炎症反应的统称。西医多认为盆腔炎是由卫生条件不良、宫腔术后感染或其他炎症反应的蔓延所致。有关临床报道显示，用当归芍药散合薏苡附子败酱散治疗盆腔炎后遗症的研究中，显示中药复方能有效改善症状，在消除炎症反应上具有疗效可靠、安全性高、复发率低等优势。采用当归芍药散联合金刚藤咀嚼片以及本方联合微波理疗治疗盆腔炎患者疗效显著，临床症状得到有效改善，肿瘤坏死因子-α（TNF-α）、白介素（IL）-1b、IL-6、IL-4、血红素加氧酶、C 反应蛋白（CRP）、粒细胞-巨噬细胞集落刺激因子（GM-CSF）、纤维蛋白原、红细胞沉降率、血细胞比容、疼痛程度、主症及次症中医证候积分、$CD4^+$、$CD8^+$水平均明显降低，提示当归芍药散可显著降低血浆炎症介质、改善血流动力学、调节免疫等以达到治疗慢性盆腔炎的效果。

3. 卵巢囊肿

卵巢囊肿是常见的妇科肿瘤，患者常伴随下腹部疼痛不适，带下异常、月经不调及不孕等一系列表现，统称为卵巢囊肿综合征。西医认为该病与遗传因素、环境因素、女性日常生活习惯等有关。陈彩燕和薛善乐治疗多囊卵巢综合征患者，对照组予以口服达英 35 治疗，观察组在对照组的基础上联合服用当归芍药散，治疗 3 个月，结果观察组总有效率为 90%，对照组总有效率为 73.3%，且血清性激素如促卵泡激素（FSH）、促黄体生成素（LH）、雌二醇、睾酮水平均得到明显改善。临床报道中当归芍药散合桂枝茯苓丸治疗卵巢囊肿患者，卵巢囊肿体积缩小的时间明显缩短，患者体质状态恢复较快。李菲菲等在中药灌肠基础上联合服用当归芍药散治疗 90 例卵巢囊肿患者，发现联合用药对于患者的主症（如下腹胀痛、白带异常、月经不调）、次症（包括胸胁乳房胀痛、婚久不孕、神疲乏力、大便溏泄）以及彩超检测肿瘤大小的改善效果均优于非联合组。可见临床中当归芍药散合方及联合用药对治疗卵巢囊肿综合征疗效显著，值得推广。

4. 妊娠高血压

妊娠高血压综合征简称妊高征，高血压、水肿和蛋白尿等为其主要临床表现，症状较重者可发为子痫，出现抽搐、昏迷甚至可引发心力衰竭，严重威胁母婴生命。有研究将 62 例妊娠高血压患者作为研究对象，对照组予以口服安定复方利血平片常规剂量治疗，观察组服用自拟方当归芍药散加减治疗，结果中药在控制妊娠高血压方面达到满意效果，对胎儿发育无不良影响，说明中药疗效肯定，安全可靠；高原等观察当归芍药散加味辅助左旋氨氯地平联合用药治疗 80 例高血压患者，结果显示联合用药较单纯服用西药作用明显，观察组患者血压控制稳定，症状改善明显，不良反应发生率显著降低。由此可见，对于高血压及妊娠高血压综合征，单纯西药治疗不能很好地控制病情改善症状时，合理联合中药其治疗效果可显著提高。

5. 乳腺增生

有研究采用当归芍药散加味柴胡、五味子、川贝母治疗 100 例肝郁痰凝型乳腺增生伴溢乳症状的女性患者。患者年龄为 20～50 岁，以一个月经周期为一个疗程，经连续 3 个疗程治疗，总有效率达 94%。表明该方疏肝、解郁、止痛，对乳腺增生溢乳患者有较好的疗效。

（三）干姜人参半夏丸

1. 妊娠恶阻

有研究用该方治疗妊娠剧吐，结果显示采用干姜人参半夏汤治疗组比单纯用西药治疗组疗效显著。有研究运用本方加味治疗脾胃阳虚，胃有寒饮所致的妊娠恶阻效果明显。有研究在应用本方治疗顽固性妊娠呕吐时指出，干姜人参半夏丸适用于妊娠呕吐 1～3 个月不能消失且呕吐物中含有痰涎及食物呈现进行性加重的恶阻证者。

2. 眩晕

临床上也常见虚寒痰饮上逆所致眩晕者，有研究用干姜人参半夏汤加味治疗取得很好的效果。有研究临证运用干姜人参半夏丸加苓桂术甘汤治疗此症，改善明显。

（四）当归贝母苦参丸

1. 妊娠小便不利

顾映玉于临床观察子淋患者108例，分为2组，治疗组（55例）服用当归贝母苦参丸加味治疗，对照组（53例）服用阿莫西林治疗，对比治疗前后两组的尿常规指标、自觉症状等的变化。治疗后，治疗组自觉症状明显好转，尿常规指标恢复正常，两组对比显示治疗组治疗效果显著。当归贝母苦参丸加味治疗子淋患者有良好的临床疗效。

2. 妇科肿瘤

妇科肿瘤，多见阴道出血、白带增多等症状，属中医学"崩漏""带下""癥瘕"之范畴。"燥湿相混是贯穿某些癌症始终的主要病机"，肾乃先天之本，久病或年老体弱，致脏腑功能减退，先天之本不能充养，致使肾元亏虚，天癸枯竭，气血失和或者肝失疏泄，脾失健运，致使痰湿瘀血凝聚，久则化热成毒，"湿毒流注于下焦胞宫门户"故成此病。此病病位在胞宫，辨证为湿热下注，与肝、脾、肾三脏功能减弱有关，治宜补益虚损，清利湿热，解毒抗癌。遵循中医异病同治原则，方用当归贝母苦参丸为主方，辅用六君子汤，方中以辛甘温润之当归为君药，补益气血，活血止痛，润窍通利经脉。丹参活血通经，调畅气血；浙贝母辛散、利气解郁，化痰散结，并有开肺气、通水道，下病上治、提壶揭盖之妙；苦参清热燥湿维持脾脏生化气血。养血润燥与清热燥湿相对，使润而不腻，燥不伤阴。补骨脂补肾温脾固精，合六君子汤益气健脾，燥湿化痰。方中贝母多为川贝母，湿热气三者结滞较重，且体质强者，换用浙贝母。

（五）小柴胡汤

1. 经行发热

妇女经行发热多由经期或经期前后血海空虚，气血营卫失和导致。段富津教授认为经行发热以内伤发热最为常见，在治疗上当疏肝利胆、和解退热，方药以小柴胡汤加减，效果良好。陈非等观察小柴胡颗粒治疗经行发热患者的疗效，对照组患者给予口服酚麻美敏片，观察组患者给予口服小柴胡颗粒，第 2 个月时，对照组总有效率为 78.20%，观察组总有效率为 89.04%，第 3 个月时对照组、观察组总有效率分别为 81.27%、93.75%，证实了小柴胡颗粒治疗经行发热的优势。

2. 经行头痛

头为诸阳之会，足厥阴肝经会于巅顶，经期肝郁气滞、气血失调皆可致清窍失养，发为头痛，治宜疏肝行气养血，属于小柴胡汤病证范畴。贾春华教授运用小柴胡汤加减治疗经行头痛，1 个月后患者头痛症状改善颇多，以小柴胡汤和解枢机，诸药配伍气血相和，阴平阳秘，头痛乃除。胥丽霞以小柴胡汤联合四物汤加减治疗肝郁血瘀型经行头痛患者 1 例，7 剂后头部胀痛明显缓解，3 个月后经行头痛消失，疗效显著。

3. 经行感冒

《妙一斋医学正印种子编·女科》中记载："妇人遇经行时，身骨疼痛，手足麻痹，或生寒热，头疼目眩，此乃触经感冒。"女子经期血室正开，外邪易乘虚而入少阳，出现寒热往来等症状发为经行感冒。黄庆云对于中医辨证属于邪入少阳证的经行感冒患者予小柴胡汤加减治疗，4剂后即痊愈，半年内未再复发。魏绍斌教授治疗经行感冒患者，给予小柴胡汤合四物汤加减，服用2剂后症状明显减轻，3剂后痊愈，取得良好效果。

4. 痛经

中医认为，痛经的病因病机主要在于"不荣则痛""不通则痛"，小柴胡汤疏通三焦气机，以"和"法达到调经止痛之功。张婷婷教授治疗痛经合并高热患者，3周后痛经基本缓解，恢复日常学习生活。冯建春教授认为本病当以通调气血为治疗大法，运用桃红四物汤合小柴胡汤加减治疗，并嘱患者于经前5～7天开始服用，2周后痛经即明显好转，效如桴鼓。

5. 月经不调

女子平素善抑郁，或情志内伤，导致肝气郁结，肝之疏泄功能出现异常，冲任失调，血海蓄溢失常，则出现月经先期、月经后期或月经先后不定期等。方平认为本病的治疗应以疏肝补脾为主，在小柴胡汤原方基础上配伍赤芍、生山栀、茯苓、炒当归、川芎、川牛膝、制香附，疏利少阳枢机，使经血通畅。

6. 经前期综合征

经前期综合征是指女性在月经前周期性出现精神和身体症状的疾病，如烦躁易怒或情绪抑郁、浮肿等症状，有研究表明，肝气郁证与肝气逆证是其常见证，而小柴胡汤疏肝健脾，与本病的病机相符。谢萍教授认为本病病机当责之于枢机不利、肝郁气滞、气血失和，方选小柴胡汤合桂枝汤化裁治疗肝郁气滞型经行情志异常患者，1个月后患者情绪稳定，睡眠情况明显改善。宋艳以小柴胡汤加减治疗经前期综合征患者，对照组患者给予布洛芬、维生素 B_6、氟西汀治疗；治疗组患者给予小柴胡汤加减治疗，结果显示治疗组较对照组缓解乳房疼痛效果更佳。

7. 崩漏

崩漏病有虚实之分，虚证常由脾虚不能统摄血液而发，实证常由肝气郁结、瘀阻冲任而发，小柴胡汤治疗本病一则调和肝脾、通利枢机，二则理血散瘀，孙宁宁等以小柴胡汤合当归芍药散加减治疗本病，6天后出血明显减少，16天后血止，疗效显著。

8. 经断前后诸证

经断前后女性天癸将竭，精血不足，易受外界因素的影响，导致脏腑功能及气血阴阳失调，常见烘热面赤、进而汗出、烦躁易怒、头晕目眩、耳鸣心悸、失眠健忘、手足心热等症状，此乃邪犯少阳、枢机不利所致，当以"和解"交通阴阳为指导原则，着力于转枢运阳，疏肝解郁，方可恢复枢机之动态平衡，加强枢转过程中相关脏腑功能的调节，使阴阳平衡，枢机得利。耿玉强以小柴胡汤加减治疗本病，既透泻少阳邪热，又疏通枢机，3天后诸证缓解，证实了小柴胡汤治疗经断前后诸证的有效性。闫喜红应用小柴胡汤合桂枝汤治疗经断前后诸证患者，对照组给予常规西药治疗，干预组口服小柴胡汤合桂枝汤治疗，治疗后对照组总有效率为 76.47%，干预组总有效率为94.12%，中药较西药治疗有显著优势。

9. 妊娠恶阻

中医学认为恶阻的病机主要是冲气上逆，胃失和降，多由脾胃虚弱所致。妇人受孕之后，冲气上逆，而冲脉来自阳明，其气犯胃，胃气失和而致妊娠恶阻，治以小柴胡汤和胃降逆、升清降浊，枢机畅达、脏腑安和方能"上焦得通，津液得下，胃气因和"。郭春华等运用小柴胡汤联合中医护理的方法治疗妊娠恶阻，对患者辨证施治，阴虚加麦冬、天冬，湿热加黄连，1个疗程后患者病情明显改善，值得推广。

10. 妊娠感冒

妊娠感冒是妇女妊娠期间的常见病证，若平素体质稍差，或起居不慎，则易感外邪而出现咳嗽、鼻塞、流涕等症状，多数妊娠感冒患者在外感初起之时考虑孕期不愿服药治疗，往往在家休息调养后不愈方寻求中医治疗，故就诊时患者多表现为寒热往来、咽干咽痛、口苦等外邪入里、邪犯少阳的症状。张念志教授治疗本病采用小柴胡汤合沙参麦冬汤合桑菊饮化裁，诸药合用和解少阳、宣肺清热，治病与安胎并举，6 剂后诸证皆除，临床疗效显著。

11. 妊娠发热

孕后邪入少阳，易出现寒热往来的症状，《伤寒论》中记载："伤寒五六日中风，往来寒热……小柴胡汤主之。"故本病属于小柴胡汤证范畴。王秀霞教授运用小柴胡汤加减治疗妊娠发热患者，以和解少阳、补肾安胎为治疗原则，药用小柴胡汤去人参、半夏，加桑寄生、菟丝子、党参、白芍、续断、桔梗、金银花，服用 2 剂后体温即下降。

12. 妊娠咳嗽

妊娠咳嗽即"子嗽"，首见于《女科百问》之"妊娠而嗽者，谓之子嗽"，孕妇特殊的生理状态易受外邪侵袭，其表现与少阳病病机相和，可予小柴胡汤加减治之。臧大伟等以小柴胡汤加减治疗妊娠咳嗽患者 60 例，在小柴胡汤基础上咳嗽重者加川贝母、蜜紫菀、蜜百部、蜜款冬花；气虚者，重用党参；热胜者重用黄芩，加金荞麦、连翘；肝郁加陈皮、香附。3 天后症状基本消失，有效率达到 100%，效果显著。洪敏俐教授运用小柴胡汤治疗妊娠咳嗽，给予和解少阳、疏风清热治疗，在原方基础上配伍连翘、牛蒡子、桑白皮、桔梗、前胡、杏仁、瓜蒌、白术，服用 1 周即愈。

13. 产后发热

妇人产后多虚，血络受伤，邪气乘虚而入，发为产后发热，乃邪入少阳，当和解少阳为宜，扶正祛瘀。丁象宸教授运用小柴胡汤合生化汤加减治疗产后发热患者，1 剂热退，3 剂即恶露净，效果显著。江国荣等观察小柴胡汤治疗产后发热的疗效，对照组给予退热及抗生素治疗，治疗组口服小柴胡汤，结果显示，对照组总有效率为 88.37%，治疗组总有效率为 100%，且治疗组退热时间较对照组明显缩短，具有很好的临床应用价值。陈颖异用小柴胡汤加减治疗产后发热患者，经治疗 2 周后患者体温正常，其他不适症状均消失。

14. 产后郁冒

产后气血损伤，易感受寒邪而致病，《金匮要略》中描述："产妇郁冒，其脉微弱，不能食，大便反坚，但头汗出……小柴胡汤主之"，小柴胡汤乃和剂，可使枢机通利，胃气调和。龚红红等应用小柴胡汤加减治疗产后郁冒，在原方基础上配伍胆南星、鱼腥草、川贝母、浙贝母、连翘、杏仁，3 剂后发热即止，6 剂后患者痊愈，疗效显著。

15. 产后抑郁

产后抑郁属于中医学"郁证"范畴，《吴医汇讲》描述："郁证之起，必有所因，盖因郁致疾，不待外感六淫，而于情志更多。"产后女性脏器虚弱，若情志不畅、肝失疏泄、脏腑气血阴阳失调、心神失养皆可导致郁证的发生。从经络而言，足少阳胆附于肝，性喜条达而主疏泄，维持中焦升降出入的功能正常，对情志活动有很重要的调控作用。少阳主枢，犹如门轴一样维持人体的平衡，而枢机以和为要，和解之功唯有小柴胡汤可达，条达上下，宣通内外，疏通气机，从而解肝郁、清痰热、除心烦并调之以"至和"之法，使心气清和，烦闷自除。沈妍姝应用小柴胡汤加减治疗产后抑郁患者 42 例，第 1 个疗程后，治愈 24 例，好转 10 例，第 2 个疗程后，治愈 30 例，好转 7 例，临床疗效明显。田春玲等运用小柴胡汤合甘麦大枣汤加味治疗肝郁气滞型产后抑郁，对照组口服盐酸氟西汀胶囊治疗，观察组口服中药汤剂，治疗前后进行爱丁堡产后抑郁量表评定，观察组较对照组有明显治疗优势。

16. 产后缺乳

产后缺乳病的病机有两种，一种是女性气血虚弱，乳汁化生乏源；一种是以"郁"为始，气滞血瘀，乳汁运行不畅，从而发病。前者应以益气养血为主，后者则应以调和少阳、疏畅气机为主，可予小柴胡汤治疗。沈妍姝等应用小柴胡汤加减治疗产后缺乳病患者 60 例，在小柴胡汤基础上去大枣，加穿山甲、王不留行、漏芦、黄芪、通草、青皮、桔梗，1 个疗程结束后，治愈 24 例，好转 21 例；2 个疗程后，治愈 35 例，好转 18 例，疗效佳。

17. 盆腔炎性疾病

盆腔乃肝胆循经部位，盆腔炎性疾病以湿、热、瘀、虚四者为病理特点，其病程较长，易耗伤正气而损伤肝肾，久病情志不舒、多郁、下腹痛，属于正虚邪恋之证，可予清热解毒方小柴胡汤治疗。洪丽美等通过对小柴胡汤合当归芍药散的研究，观察该方治疗盆腔炎性疾病后遗症的临床疗效，对照组口服金刚藤胶囊，观察组口服小柴胡汤合当归芍药散，结果表明，观察组总有效率明显高于对照组，且不良反应发生率低，可推广使用。张瑾观察小柴胡汤联合当归芍药散治疗盆腔炎性疾病后遗症的疗效，总有效率为 93.0%，疗效显著。陈卫也证实了小柴胡汤联合当归芍药散在改善盆腔炎性疾病引发的慢性腹痛及腰骶部疼痛方面有显著作用。

18. 带下病

《妇科玉尺》记载："妇人多郁，郁则伤肝，肝伤则脾受克，湿土下陷，脾精不守，不能输为营血，而白物下流。"肝脏功能失常，肝郁克脾导致脾脏运化功能失常出现带下，以小柴胡汤治之疏肝健脾，使肝气畅达，带下自止。王晖以小柴胡汤合红藤败酱草汤加减治疗带下病患者 1 例，7 剂后带下量明显减少，取得良好效果。

（六）大承气汤

研究应用复方大承气汤促进妇科术后恢复的作用。观察妇科腹部手术治疗的 150 例患者，对照组术后予常规处理，观察组在其基础上给予复方大承气汤保留灌肠，结果观察组肛门排气、排便时间均明显早于对照组，术后 48 小时血清 CRP、IL-6 水平均明显低于对照组，复方大承气汤保留灌肠能有效促进妇科患者术后肠道功能恢复，减轻炎症反应，且较安全。

（七）当归生姜羊肉汤

1. 寒凝型原发性痛经

有临床研究将 150 例寒凝型原发性痛经患者随机分为药膳组、艾灸组和西药组，每组 50 例。药膳组采用当归生姜羊肉汤治疗，艾灸组采用艾灸治疗，西药组采用芬必得缓释胶囊口服治疗。治疗后，3 组患者视觉模拟评分法（VAS）评分均降低，且药膳组、艾灸组低于同期西药组，3 组患者血清 5-羟色胺（5-HT）水平均降低，且药膳组、艾灸组低于同期西药组，3 组患者命门、子宫、关元皮肤温度均升高（$P<0.05$），除第 1 个疗程，药膳组命门皮肤温度与西药组比较无差异外，艾灸组与药膳组各时间点与各穴皮肤温度高于西药组。药膳组总有效率为 90.0%（45/50），艾灸组为 92.0%（46/50），西药组为 70.0%（35/50），且 3 组患者均无明显不良反应发生。提示当归生姜羊肉汤治疗寒凝型原发性痛经的临床疗效优于单用西药治疗，且与常规艾灸治疗效果相当。

2. 产后巨幼红细胞性贫血

西医认为该病系由叶酸或维生素 B_{12} 缺乏所致。祖国医学认为本病属"血虚"范畴，宜补血活血，益气补虚。方中当归亚叶酸、维生素 B_{12}、维生素 E 等，具有活血补血之功；生姜含挥发油、姜辣素等，能刺激胃黏膜促进消化液分泌，增加食欲；羊肉为血肉有情之品，有补血生精之功。药食结合，疗效显著，宜产后巨幼红胞贫血患者长期服用。

（八）半夏厚朴汤

1. 更年期综合征

更年期综合征是妇女绝经前后出现性激素波动或减少所致，症见烘热汗出、烦躁易怒、潮热面红、眩晕耳鸣、心悸失眠、腰背酸楚、面浮肢肿、情志不宁等。刘丽明认为更年期综合征的病因是性情抑郁，肝郁气滞，或肾阴虚不足以养肝，肝郁不疏，或脾病及肝，肝病及脾，心脾两虚而致，运用半夏厚朴汤加减治疗更年期综合征 36 例，临床疗效显著。

2. 妊娠恶阻

妊娠恶阻病因是脾胃虚弱、生化乏源，或焦虑不安、肝气不舒、横逆犯胃，或气机郁滞、痰涎内阻、随气而上。张运凯认为，产生恶阻的主要病机为胃失和降、冲脉之气上逆而致，常见脾胃虚弱和肝胃不和两种证型，以理气和中、降逆止呕、健脾、抑肝为治则，应用半夏厚朴汤为基本方加味并施以化痰降逆之法治疗妊娠恶阻。在治疗妇科疾病的同时遇到有气郁、痰阻、气逆等并用半夏厚朴汤加减治疗。

3. 闭经

李显锋认为经闭之因，不外乎血虚、血瘀、气滞、痰结、寒凝等，由痰湿内闭、胸脉被阻、气机郁滞而致。运用半夏厚朴汤化痰除湿，宽胸理气治疗闭经。临床应先诊断是原发性闭经还是继发性闭经，并与早孕、生理性停经等疾病相鉴别，进一步检查明确病因，以进行针对性治疗。

（九）甘麦大枣汤

1. 更年期综合征

更年期综合征指妇女绝经前后出现性激素波动或减少所致的一系列以自主神经系统功能紊乱为主，伴有神经心理症状的一组综合征。运用中药方剂甘麦大枣汤加减治疗更年期期间出现的症状，效果良好，且较单纯西药治疗副作用少。

严宇仙用甘麦大枣汤合天王补心丹随症加减治疗更年期综合征 40 例，每疗程 1 个月，结果治愈 32 例，好转 5 例，无效 3 例，总有效率为 92.5%。冯振宇等应用加味甘麦大枣汤，治疗更年期抑郁症，在给药后的第 2、4 周末应用匹兹堡睡眠质量指数量表和汉密尔顿抑郁量表对患者进行诊断，中药组与黛力新两组的匹兹堡睡眠质量指数量表、汉密尔顿抑郁量评分值均较治疗前基线值明显下降，且疗效相当，中药组在安全性方面无黛力新组出现的口干、失眠、便秘、头晕等副作用，且具有良好的治疗依从性。

2. 产后抑郁症

本病指女性于产褥期出现的抑郁症状，是最常见的分娩并发症。临床上多表现为焦虑、沮丧、悲伤、易于烦躁，严重者还可能出现自杀倾向。中医将产后抑郁症归为"郁证"范畴，其发病机制大多是情志不舒导致肝气郁结和心脾两虚，故临床上治疗以疏肝解郁、养心补脾为主。甘麦大枣汤养心调肝，补心安神；柴胡疏肝散疏肝解郁，行气止痛，可合用治疗抑郁症。文献报道显示，柴胡疏肝散合甘麦大枣汤加减临床治疗抑郁症效果要明显优于氟西汀治疗抑郁症，且两方合用无明显不良反应和副作用。

3. 乳腺癌合并抑郁症

乳腺癌是一种恶性癌症，患此病者大部分女性都伴有抑郁状态，这会严重影响患者后期的康复治疗和生活质量，严重者还可影响患者的生存期限。甘麦大枣汤可和中缓急，养心安神；逍遥散则疏肝解郁，健脾运血；两方合用宜治疗乳腺癌合并抑郁症。张爱萍进行甘麦大枣汤合逍遥散加味治疗乳腺癌伴抑郁症的临床观察，将乳腺癌合并抑郁症患者分为治疗组和对照组，治疗组给予甘麦大枣汤和逍遥散加味，对照组给予西药阿普唑仑片。结果显示甘麦大枣汤合逍遥散加味较阿普唑仑起效慢，但两方合用的作用比阿普唑仑更加持久且不良反应较少，值得临床继续研究。

（十）桂枝茯苓丸

1. 子宫肌瘤

在中医学中，"子宫肌瘤"属"癥瘕"范畴。在西医学中，子宫肌瘤的保守治疗方法一般为使用促性腺激素释放激素激动剂、米非司酮、三苯氧胺、炔诺孕酮宫内缓慢释放系统、子宫动脉栓塞术、射频消融术、高强度聚焦超声治疗等药物或手术治疗。陶梦用四君子汤联合桂枝茯苓丸加减治疗子宫肌瘤患者 25 例，总有效率达 96%，疗效明显，可有效降低不良反应发生率、复发率、肿瘤标志物水平及激素水平，改善患者生活质量。王文洁等用桂枝茯苓丸联合米非司酮治疗子宫肌瘤患者 53 例，总有效率达 96.23%，效果理想，对调节免疫、血液流变学及改善性激素水平效果较好。王春红用四君子汤加减合桂枝茯苓丸治疗子宫肌瘤患者 71 例，总有效率为 92.26%，提示联合中药四君子汤和桂枝茯苓丸对治疗子宫肌瘤的临床疗效更佳，能改善其免疫功能及激素水平，也可使糖类抗原 125（CA125）和血管内皮细胞生长因子（VEGF）的表达水平降低，有一定的临床应用价值。潘清洁等使用针灸联合桂枝茯苓丸治疗子宫肌瘤患者 40 例，总有效率达 97.5%，研究显示，桂枝茯苓丸能够显著降低血清 VEGF、缺氧诱导因子-1（HIF-1）水平，对新生血管的形成产生抑制作用，子宫内膜的转移增殖和脱落分化能力明显降低，可提高临床治疗效果，加快患者恢复速度。

2. 子宫腺肌病

孙惠君等用桂枝茯苓丸联合孕三烯酮治疗子宫腺肌病 34 例，能有效缓解疼痛。江凤莹用桂枝茯苓丸联合米非司酮治疗子宫腺肌病 45 例，总有效率达 95.56%，能有效降低性激素水平，改善卵巢功能，不良反应少，安全。孙佳颖等用桂枝茯苓丸联合孕三烯酮治疗子宫腺肌病 40 例，能有效缓解子宫腺肌病的痛经及月经量过多。郗晓丽等用左炔诺孕酮宫内节育系统联合桂枝茯苓丸治疗子宫腺肌病 45 例，能改善患者痛经程度、月经量、子宫内膜厚度、子宫体积等。

3. 卵巢囊肿

卵巢囊肿属中医学"癥瘕""积聚"等范畴。西医对于卵巢囊肿的保守治疗法主要为使用三苯氧氨、孕三烯酮、米非司酮等药物治疗，或采用手术治疗等非保守治疗法。杨秋杰等使用桂枝茯苓丸联合加味逍遥丸治疗多囊卵巢囊肿患者 39 例，总有效率达 94.87%，可明显提高临床疗效，调节性激素水平，降低复发率。王飞等使用妇科千金胶囊联合桂枝茯苓丸治疗卵巢囊肿患者 53 例，总有效率达 94.34%，能改善患者卵巢功能及血液流变学指标，降低炎症因子水平。彭皇青等用桂枝茯苓丸联合大黄䗪虫丸治疗卵巢囊肿患者 30 例，总有效率达 83.33%，显著高于使用常规活血化瘀药物治疗组的 60.00%，且研究组不良反应发生率（6.67%）明显低于对照组（30.00%），疗效更好，能够缩小病灶体积，快速减轻症状，改善性激素水平。

4. 不孕症

西医学认为排卵障碍、输卵管因素以及子宫、外阴等因素是引起不孕症的女方因素，西医治疗不孕症常考虑多囊卵巢综合征、子宫内膜异位症、盆腔炎性疾病后遗症等妇科疾病因素，通常采用纠正盆腔器质性病变、诱导排卵及使用辅助生殖技术治疗。王文娟等用桂枝茯苓丸、臭氧注射联合机械疏通治疗输卵管阻塞性不孕症 52 例，总有效率达 76.92%，高于对照组的 57.69%，观察组患者的输卵管疏通率、妊娠率均明显高于对照组，能提高输卵管疏通率和妊娠率，降低输卵管再闭塞率，还能改善患者的中医证候和激素水平，降低机体炎症因子水平。徐玉贵等使用桂枝茯苓胶囊联合宫腹腔镜手术治疗盆腔炎性不孕患者 41 例，联合组患者近期总有效率为 95.12%，高于手术组患者的 80.49%，治疗 2 个月后，患者的中医证候积分均低于治疗前，且联合组患者明显低于手术组，可改善患者的血清性激素水平，对提高妊娠率等有重要意义。付静等用开郁二陈汤合桂枝茯苓丸治疗痰瘀互结不孕症 60 例，血清激素得以改善，中医证候得以缓解，对改善患者心理状态有帮助，可促进排卵及妊娠。杨志远使用补肾活血促卵方联合桂枝茯苓丸治疗月经不调型不孕症患者 48 例，治疗 1、3、6 个月后，研究组患者中医证候积分均明显低于对照组，研究组不良反应发生率为 6.3%，明显低于对照组的 25.0%，治疗后，两组内膜厚度、卵泡直径均明显大于治疗前，且研究组明显大于对照组，治疗效果显著，安全性高。

5. 痛经

西医学中治疗痛经以药物治疗为主，主要包括口服布洛芬、酮洛芬、双氯芬酸等前列腺素合成酶抑制剂以及口服避孕药治疗。李翠云使用芎归胶艾汤联合桂枝茯苓丸治疗子宫腺肌症痛经患者 28 例，总有效率为 96.43%，高于对照组的 71.43%，复发率、副作用率分别为 3.57%、7.14%，均低于对照组的 32.14%、39.29%，效果理想，可降低其疼痛程度，且副作用更少，复发率更低。王玉洁等使用温经化瘀汤联合桂枝茯苓胶囊治疗原发性痛经患者 48 例，总有效率达 93.75%，镇痛效果显著，且用药安全性高。

6. 乳腺增生

乳腺增生属中医学"乳癖"范畴。西医常用口服他莫昔芬、维生素、达那唑等药物及手术或物理微波外治疗法治疗乳腺增生。西药虽能控制病情，但尚无法根治，长期服用激素类药物易诱发子宫内膜炎、脱发等不良反应，且部分患者有药物依赖性。林奕岑等使用撤针联合桂枝茯苓丸治疗乳腺增生患者 43 例，总有效率达 97.67%，可有效缓解患者乳房疼痛和负性情绪，缩小乳房肿块，提高其生活质量。崔根荣用逍遥散联合桂枝茯苓丸加减治疗乳腺增生患者 25 例，临床治疗效果较好。彦志波用乳癖消片联合桂枝茯苓丸治疗乳腺增生患者 70 例，总有效率为 91.43%，疗效较好。杨宾等用桂枝茯苓丸联合枸橼酸他莫昔芬片治疗乳腺增生患者 61 例，总有效率达 88.52%，高于仅服用枸橼酸他莫昔芬片对照组（73.77%），其不良反应发生率（11.48%）明显低于对照组（31.15%），能有效改善乳腺增生患者临床症状、消退乳腺肿块、改善内分泌水平、提高治疗有效率，安全性更高。

7. 盆腔炎性疾病

中医古籍中无"盆腔炎性疾病"病名，按其症状可归属于"带下病""癥瘕"等范畴。西医常用治疗为甲硝唑与氨基糖苷类抗生素等药物治疗，超短波、微波理疗、特定电磁波谱疗法治疗机（TDP）等物理疗法，以及手术治疗和介入治疗。司清晨等使用桂枝茯苓丸联合微波治疗仪治疗气滞血瘀型慢性盆腔炎患者 47 例，有效率达 95.74%，患者发热、包块、腹痛、分泌物异常等症状消失时间较常规治疗患者消失时间短，临床疗效有明显提高，能改善症状，且炎症因子水平有所降低，安全性较好。王零零等使用雷火灸联合桂枝茯苓丸治疗慢性盆腔炎患者 51 例，治疗总有效率达 92.2%，明显高于西药组（76.5%），能抑制患者转化生长因子-1（TGF-1）/Smads 通路激活，减轻症状和机体炎症反应、改善血液流变学及影像学指标，疗效提高，且用药安全可靠。董艳双等使用桂枝茯苓胶囊联合阿奇霉素治疗盆腔炎患者 148 例，治疗总有效率达 94.59%，显著高于西药治疗组（85.14%），临床疗效确切，可改善卵巢血流动力学指标，提高患者抗氧化能力、减轻炎症反应，安全性高。

8. 子宫内膜异位症

中医学古籍无"子宫内膜异位症"的病名记载，据其临床表现可归属于"痛经""癥瘕""月经过多"等范畴。西医治疗子宫内膜异位症常用方法是手术治疗及服用口服避孕药、孕激素、抗孕激素、促性腺激素释放激素激动剂以及用醋酸甲羟孕酮、醋酸炔诺酮或左炔诺孕酮等孕激素。吴玉华等使用桂枝茯苓丸联合地屈孕酮治疗子宫内膜异位症患者 33 例，总有效率为 96.97%，高于仅使用地屈孕酮片治疗组（75.00%），临床疗效较好，可更有效地降低性激素水平，抑制子宫内膜细胞增生，还可降低疾病复发率，提高妊娠率，且安全性较高。陈顺霞研究发现，桂枝茯苓丸联合左炔诺孕酮宫内缓释系统及促性腺激素释放激素激动剂辅助治疗对中、重度血瘀型子宫内膜异位症行腹腔镜术患者，既能提高患者生活质量，又能在一定条件下满足患者保留子宫及生育能力的需求，有一定的临床实用价值。黄春生发现桂枝茯苓丸联合醋酸戈舍瑞林缓释植入剂治疗子宫内膜异位症患者，可明显改善子宫内膜异位症患者卵巢功能，降低患者血清 CA125、VEGF 表达水平，临床疗效好，有一定推广应用价值。

9. 月经不调

月经不调亦称月经失调，主要是指女性月经的经期、周期以及经量出现异常而发生的疾病。西医治疗月经失调，一般给予患者适当的性激素类药物，以调整患者月经周期，改善其临床症状。周伟伟使用桂附地黄丸联合桂枝茯苓丸治疗月经不调患者 50 例，能改善月经不调患者的临床症状，提高雌激素、孕激素水平，改善血清激素水平，降低不良反应发生率，安全性较高。车健等使用益母草颗粒联合桂枝茯苓丸治疗月经不调患者 24 例，总有效率达 95.83%，显著高于仅使用益母草颗粒治疗组，说明益母草颗粒联合桂枝茯苓丸能有效调节患者月经，保护女性子宫内膜的同时消散积滞，通经活血，提高止血效果，改善患者正常经期周期和经期血量，加快患者月经恢复速度，且安全性高，促进患者康复速度，改善患者临床症状，具有较高的临床推广应用价值。刘芳使用桂附地黄丸联合桂枝茯苓丸治疗肾虚血瘀型月经不调患者 23 例，获良效。郭鸣雁桂枝茯苓丸联合胚宝胶囊治疗月经不调患者 63 例，总有效率达 94%，高于纯西医治疗组 81%，能够快速改善其临床症状，有利于稳定其月经时间、月经量及月经周期，痛经症状得以改善，使其生活质量得到显著提升，对于确保其疾病恢复、提高受孕率具有积极意义。

10. 多囊卵巢综合征

中医学无此病名，据其症状表现可归属于"不孕""闭经""月经过少"等范畴。目前，西医常用的治疗方法是口服避孕药以及对症治疗。李建南等用桂枝茯苓丸联合西医药物治疗多囊卵巢综合征患者 46 例，总有效率达 93.02%，显著高于西医药物组，研究表明桂枝茯苓丸联合西医药物治疗多囊卵巢综合征能够改善疗效、促进排卵、调节性激素水平及胰岛素抵抗。王云等使用桂枝茯苓丸合二陈汤联合常规西药治疗多囊卵巢综合征患者 41 例，总有效率达 87.80%，可提高临床疗效，改善卵巢功能和性激素水平，降低胰岛素抵抗，安全性相对较好。

11. 其他

房铁生用桂枝茯苓丸加减治疗异位妊娠，获良效。李禹用桂枝茯苓丸加味防治血瘀型子宫内膜息肉术后复发 25 例，疗效确切。李福俐用桂枝茯苓丸治疗宫环出血 34 例，总有效率达 97.06%。孙瑾等用桂枝茯苓丸治疗人工流产后 75 例，能缓解子宫收缩痛，减少恶露量。关开等用桂枝茯苓丸治疗流产后阴道出血 60 例，能缩短出血时间，减少出血量，疗效明显。刘金敏用桂枝茯苓丸联合炔诺酮治疗功能失调性子宫出血 65 例，疗效可靠，能提高血红蛋白浓度，改善月经周期及子宫内膜厚度。赵梅等用桂枝茯苓丸加减治疗盆腔炎性疾病后遗症 45 例，获良效，能有效改善症状体征及血液流变学各项指标，缩小盆腔炎性包块。

（十一）芎归胶艾汤

1. 月经过少

由于冲任亏损，气血不足所致的月经量少，月经周期不规律，临床选用本方治疗，效果显著。

2. 崩漏

崩漏由气血两虚所致者，治疗宜益气止血。临床应用本方加味续服 7 剂，纳食转佳，面色温润，月经渐好，乏力症状改善。随访 3 个月，月经正常。临床疗效明显。

3. 经间期出血

女性月经间期不规则阴道出血属肾阴亏虚、冲任不固者，治疗应滋肾养阴、止血调冲，可以胶艾汤合二至丸治疗。疗效显著，血分有热或由癥瘕为患以致漏下不止者，本方宜慎用。

4. 妊娠胞阻

若女性妊娠早期伴有小腹疼痛，且喜温喜按，畏寒自汗，纳少便溏，腰酸背痛，考虑由于气血不足、冲任虚损所致者，可应用本方进行治疗，亦可对于胎动不安、堕胎、小产等有所作用，同时对属于血虚冲任损伤、病情偏寒者有奇效。

（十二）温经汤

1. 不孕症

有临床研究表明，温经汤治疗卵巢早衰型不孕症患者可以弥补单用激素替代疗法治愈后病情易复发的缺点，促进卵泡大小与卵泡数目的恢复，刺激雌激素分泌，亦可促进子宫动脉血流动力以及增加血液流变，还可改善卵巢组织微环境，通过调理冲任，疏肝理气，滋肾养阴从而达到恢复正常月经周期、量、色、质及人体生殖功能的目的。治疗肾阳虚型不孕症患者，温经汤加减联合常规西药治疗比单用常规西药有明显优势，在疗效及临床妊娠成功率上均高于单用常规西药治疗的小组。通过检索综合分析温经汤治疗 915 例排卵障碍性不孕症患者，其中干预组 476 例，对照组 439 例，发现在临床有效率、妊娠率、排卵率、子宫内膜厚度方面，口服金匮温经汤治疗优于使用克罗米芬治疗，后者的雌二醇水平显著低于前者，而且温经汤联合克罗米芬的妊娠率优于单用克罗米芬治疗患者。通过对虚寒型卵巢早衰患者进行温经汤联合调补冲任针灸疗法的治疗发现，治疗后患者双侧窦卵泡计数、子宫内膜厚度、平均卵巢体积大幅增长，温经汤结合激素替代疗法有着显著疗效，不仅能有效调节患者性激素水平，还能促进其卵巢功能恢复。运用温经汤治疗虚寒型多囊卵巢综合征患者，可改善宫颈黏液状态，改善患者性激素水平，有利于子宫内膜增厚，提高排卵率及妊娠率，同时能降低中医证候评分；还可以治疗卵巢储备功能减退的患者，使患者血清性激素水平显著改善，极大提高了患者妊娠成功率。

2. 痛经

研究提示应用本方治疗行经腹痛疗效显著、不良反应远少于西药布洛芬缓释胶囊治疗，且具有经济实惠、治病求本的优势，尤其是治疗寒凝血瘀型痛经患者，治疗后其炎症反应指标较佳，痛经持续时间极大降低。王慧等运用温经汤加减联合电针治疗子宫内膜异位型原发性痛经患者，一诊时患者月经周期、经期正常，月经量中等，色暗红，伴血块，常于经期前 3 天下腹坠胀，且沿大腿根部走窜疼痛，腰腹冷痛，得温痛减，舌黯，苔薄白，脉弦涩，予温经汤加减 7 剂联合电针针刺次髎、肾俞穴；二诊时，患者腰腹部及手脚有温热感，但又见便秘，口舌生疮，舌脉同前，遂予前方中干姜减量，加石膏、大黄、柴胡，服 14 剂；三诊时患者情况稳定继服 14 剂，连服 3 周期，联合两周 1 次电针治疗，后随访痛经未复发。

3. 月经不调

通过治疗寒凝血瘀型患者 60 例，对比使用地屈孕酮治疗的常规组和给予口服《金匮》温经汤的研究组，发现使用中药治疗月经后期寒凝血瘀型患者比使用常规西药疗效更好，临床常规用药地屈孕酮有助于改善痛经与月经紊乱，也可促进卵泡发育，但治标不治本，仍需用《金匮》温经汤散寒补气，滋阴养血以解决其寒凝血瘀、气血亏虚的根本病因。中药治疗能有效改善子宫内膜厚度，极大降低中医证候评分，且有较高的安全性。临床中，温经汤配合针刺、食疗、艾灸等其他适宜技术治疗虚寒型或寒凝血瘀型月经不调患者，其治疗总有效率均高于单纯西医治疗，对月经量异常有着明显的改善作用。

4. 盆腔炎

慢性盆腔炎是一种感染性疾病，好发于女性上生殖道，可累及子宫、卵巢、输卵管及其周围组织器官。炎症可仅发生于一个部位，也可同时累及多个组织器官，多由急性盆腔炎迁延不愈，或阴道不洁、性生活频繁，或痛经日久引起。治疗上常规西药治疗通常使用抗菌药物，如头孢菌素类、克林霉素类联合氨基糖苷类等，但疗效有限，且长期使用抗生素易出现耐药性，造成本病常反复发作。现用中医学理论指导方药及其他传统治疗手段溯本求源，联合西药标本兼治。治疗胞宫虚寒、瘀血阻滞的盆腔炎患者，运用温经汤加减效果良好，该疗法能有效降低炎症指标、盆腔包块直径和盆腔积液程度，发挥了《金匮》温经汤祛寒化瘀、温阳散寒的作用，减轻患者疼痛，达到治疗目的。

5. 产后病

既往临床研究提示温经汤对产后气血亏虚、元气大伤、正气不足导致风寒湿邪侵袭人体，损伤经络、筋骨失养的产后身痛患者有着显著的疗效。现代医学认为温经汤通过调节子宫的神经内分泌和血液循环等多个系统，对体内性激素水平浓度具有双向调控作用，从而调控月经周期、月经量；从中医学角度来说，温经汤温养冲任，温通经脉，补肾养精，补益气血，固本求源，以达到使经血来潮，恢复正常经量的目的。

（十三）竹皮大丸

1. 更年期综合征

临床研究选取 17 例患者，年龄最大 60 岁，最小 42 岁，其中合并原发性高血压者 3 例，缺血性心脏病者 4 例；绝经前 5 例，绝经后 12 例。中医辨证为郁证，属肝郁化火，痰热扰心型或肝火灼伤肾阴，心肾不交型。治疗用竹皮大丸，平均疗程 45 天。治疗结果：痊愈：心烦易怒，悲忧欲哭，胸胁胀满，时时汗出，烘热等症消失，14 例；好转：临床症状明显减轻，2 例；无效：临床症状无改善，1 例。更年期综合征多因情志不畅，肝郁化火生痰，痰热上扰神明或肝火灼伤肾阴，心肾不交所致。竹皮大丸出自《金匮要略·妇人产后病脉证治》，具有清肝泄热、化痰生津之效。方中竹茹清化痰热，白薇、石膏清热生津，柴胡、郁金疏肝理气，白芍、当归养血柔肝，桂枝、甘草、白芍调和阴阳。

2. 产后虚热

产后劳伤脏腑，瘀血内阻，败血瘀滞经络，营卫不和而作高热。症见小腹拒按，恶露量少，口渴不欲饮，属瘀血内阻发热之症。继而外感内伤发热与宿热搏结胃肠以致挟热下痢，症见下痢脓血、口渴喜冷饮等，故高热反复不休。方用竹皮大丸，并同五灵脂、蒲黄、山楂、麦芽活血消积之品相伍，双管齐下，相得益彰，旨在不止痢而痢自愈，瘀血却积滞消，则高热悉退。

3. 月经前后烦乱

经前烦乱不安是妇科常见症之一，究其原因，与热扰心神有关。据临床观察，此类患者多为阳盛体质。冲为血海，起于胞中，胞脉络于心，而心主血藏神，妇人经前太冲脉盛，阳热因之而动，上逆扰心，故见是证。竹皮大丸中竹茹、石膏甘寒清热降逆，白薇清热凉血，桂枝平冲，甘草和中，合用具有清热平冲之功。待血热得清，冲气不复上逆则气顺血安，心神得宁，烦乱自消。

（十四）蛇床子散

1. 外阴瘙痒

吴玉萍研究外阴瘙痒患者应用蛇床子散加减治疗对瘙痒评分及外阴瘙痒缓解时间的影响。观察 62 例外阴瘙痒患者纳入研究，随机分为试验组与参照组，每组 31 例。参照组用硝酸咪康唑治疗，试验组用蛇床子散加减治疗，对比两组治疗前与治疗 3 天、7 天后的瘙痒评分、不良情绪评分、睡眠质量评分和症状（外阴瘙痒、肿胀、烧灼感）缓解时间、不良反应发生率。结果示治疗前两组瘙痒评分、不良情绪评分、睡眠质量评分均无统计学意义；治疗 3 天、7 天后，两组瘙痒评分、不良情绪评分、睡眠质量评分均下降，试验组低于参照组；试验组外阴瘙痒、肿胀、烧灼感症状缓解时间短于参照组；试验组不良反应发生率低于参照组。因此，外阴瘙痒患者应用蛇床子散加减治疗的整体效果良好，能够在较短时间内有效减轻瘙痒、肿胀等症状，改善不良情绪及睡眠质量，且无严重不良反应产生。

2. 阴道炎

宋颖观察 70 例阴道炎患者，按随机数字表法分成对照组和观察组，每组 35 例，对照组予以甲硝唑治疗，观察组予以蛇床子散加减辨治，治疗后比较两组临床疗效。结果：对照组中痊愈 9 例（25.71%），显效 11 例（31.43%），有效 7 例（20.00%），无效 8 例（22.86%），总有效率为77.14%；观察组中痊愈 22 例（62.86%），显效 9 例（25.71%），有效 3 例（8.57%），无效 1 例（2.86%），总有效率为 97.14%。就治疗前在中医证候积分比较无明显差异性，但是治疗后对照组在阴部瘙痒、灼热疼痛、白带增多、脓性等分泌物的积分分别为（1.13±0.55）分、（0.62±0.28）

分、（0.81±0.18）分、（0.74±0.12）分；而观察组在相对应的中医证候积分分别为（0.45±0.11）分、（0.27±0.16）分、（0.46±0.13）分、（0.20±0.05）分，两组比较差异性明显，具有统计学意义。可见蛇床子散方加减辨治阴道炎疗效显著。

3. 外阴白斑

王子如等临床观察 40 例中医辨证为肝肾阴虚的更年期外阴色素减退性疾病患者，按就诊先后顺序将患者随机分组：治疗组采用补益肝肾中药内服配合蛇床子散加减局部熏洗外阴的方法治疗，于经前期每日早晚分次口服并配合外用，每 4 周为 1 个疗程，经期停用。连续治疗 3 个疗程。对照组予西药曲安奈德软膏局部用药 3 个月。分别在 6 个月、12 个月时随访，观察其近期疗效、远期疗效及治疗前后的临床症状评分。治愈 12 例（30%），显效 22 例（55%），好转 4 例（10%），无效 2 例（5%），近期总有效率为 95%。随访 12 个月，有效 34 例，复发 6 例，远期总有效率为 85%。对照组治愈 10 例（25%），显效 17 例（42.5%），好转 6 例（15%），无效 7 例（17.5%），近期总有效率 82.5%。随访 12 个月，有效 25 例，复发 15 例，远期总有效率 62.5%。两组近期有效率差异无统计学意义，远期有效率对比有统计学差异，治疗组远期有效率明显高于对照组。两组治疗前后临床症状均显著改善，且治疗组症状改善优于对照组，差异有统计学意义。提示蛇床子散加减方熏洗外阴配合中药内服补肝益肾，是一种疗效确切、安全无创的治疗方法，值得临床进一步推广应用。

4. 巴氏腺囊肿

祝慧慧于临床中选取巴氏腺囊肿患者 88 例，依据随机数字表法将其分为对照组与观察组，每组 44 例。对照组接受西药治疗，观察组接受西药联合中药蛇床子散加减熏洗。比较两组中医证候积分、疾病复发情况、疗效及不良反应情况。结果：两组疗程结束后中医证候积分均下降，且观察组较对照组低，差异有统计学意义；观察组疾病复发率较对照组低，差异有统计学意义；观察组治疗总有效率（95.45%）高于对照组（81.82%），差异有统计学意义；两组治疗期间均未出现明显不良反应。提示中药蛇床子散加减熏洗联合西药治疗巴氏腺囊肿可较好改善患者中医症状与体征，降低疾病复发率，提升患者治疗效果。

（十五）下瘀血汤

1. 痛经

痛经属中医学"经行腹痛"范畴。发生常由情志所伤、起居不慎或六淫为害等因素的影响，正如巢元方《诸病源候论》中记载"妇人月水来腹痛者，由劳伤血气，以致体虚，受风冷之气客于胞络，损冲任之脉"。罗元恺认为痛经多属瘀血壅阻，月经的宣泄以畅利为顺，不通则痛，瘀血壅阻胞脉，经血不能畅下，故下腹疼痛。患者过度运动，使冲任二脉受损，胞宫藏泻功能异常，经血不循常道，逆留胞宫，塞阻胞脉、胞络，停蓄成瘀，瘀积下焦，气血运行不畅，冲任瘀阻，胞宫经血流通受阻，不通而痛，发为痛经。治宜活血化瘀，理气调经。予下瘀血汤辨证加减，加用荔枝核、乌药、蒺藜、川楝子、郁金其行少腹之气滞而定痛，更加切合本病病机，可以破解下焦之瘀阻，使经脉通畅，解除疼痛，调理月经，从而改善患者的生活质量。川芎活血行气；当归养血活血，气血兼顾，养血调经，散瘀止痛之力增强；白芍药养血柔肝，缓急止痛；五灵脂活血化瘀止痛；甘草调和诸药。全方共奏养血活血、化瘀止痛功效。

2. 盆腔炎

瘀阻胞络为慢性盆腔炎的主要病机。慢性盆腔炎多由急性盆腔炎治疗不力，余邪未净，迁延日久，瘀阻胞络而致。瘀阻胞络，不通则痛，故其主要症状表现为下腹及腰部疼痛，且痛有定处、拒按。瘀阻日久可成癥积，在妇科检查或 B 超检查时可触及索条状增厚或包块。瘀阻胞络，新血难以归经，又可致月经过多、经期延长等。破血祛瘀为慢性盆腔炎的基本治法，慢性盆腔炎病程长，易复发，以致新邪与旧瘀多次相并，瘀阻日趋严重，用一般活血化瘀药难以除尽日久之瘀，以致服药时症缓，停药时复发。用药力较猛之破血逐瘀之品，适当配伍活血、通络、理气等药，以加速瘀阻的疏通及瘀血的消散，可收到事半功倍之效。下瘀血汤由大黄、桃仁、蟅虫组成，方中大黄善攻逐瘀血，桃仁破血行瘀，蟅虫逐瘀通经破结，三药合用，破血逐瘀之力颇猛，加延胡索、生蒲黄、皂角刺、红藤等以增祛瘀通络散结之力，香附、柴胡疏肝理气以助血行。瘀去络自通，络通痛自止，各种因瘀而致的伴发症亦随之而消。

3. 子宫肌瘤

子宫肌瘤属于中医学"积聚""癥瘕"范畴，与《黄帝内经》记载的"石瘕"颇为相似，属实质性肿瘤。《诸病源候论》谓："癥瘕者，皆由寒温不调，饮食不化，与脏气相搏结所生也。其病不动者，直名为癥。"《景岳全书·妇人规》曰："瘀血留滞作，唯妇人有之。"女子以气为本，以血为用，本病多以气血辨，徐福松、杨家林均认为"瘀血内停"是病机关键。患者素多抑郁，脾胃素虚，气滞血虚终可致胞宫血瘀气滞，败血留滞日久而成子宫肌瘤，病机属于邪实有余，重点在瘀血，治疗上宜采用破血逐瘀法。下瘀血汤加味。方中桃仁、蟅虫、大黄破血祛瘀；配以牡丹皮、赤芍活血化瘀；川牛膝能通血脉而引血下行；川芎活血行气；当归、生地黄养血活血，使瘀血去而不致阴伤；枳壳理气，使气行则血行；吴茱萸、桂枝温散寒邪；穿山甲珠软坚散结；甘草调和诸药；黄芪、山药益气健脾养血，扶正消癥。全方共奏祛瘀消癥、益气养血功效。

4. 卵巢囊肿

卵巢囊肿属中医学"肠覃""癥瘕"范畴。《灵枢·水胀》云："肠覃何如？ ……寒气客于肠外，与卫气相搏，气不得荣，因有所系，癖而内著，恶气乃起，息肉内生，其始生也，大如鸡卵，稍以益大，至其成如怀子之状，久者离岁，按之则坚，推之则移，月事以时下，此其候也……"指出该病是由感受寒邪，损伤气机导致寒凝气滞血瘀而成，在治疗上可"导而下"。《王旭高临证医案·积聚门》曰："少腹结块，渐大如盘。此属肠覃，气血凝滞而成。拟两疏气血。"体弱畏冷，寒邪凝滞，影响气血运行，气滞则血瘀，凝滞胞络，发而为病，故治宜温经散寒，活血化瘀，软坚消结。方用下瘀血汤，加三棱、莪术、王不留行以增强活血化瘀通络消癥之功，胡瀞月认为卵巢囊肿为内含液体的囊性肿物，配泽兰辛散温通，活血祛瘀利水，茯苓甘淡渗湿补中，引药下行达病所而利水湿，配以桂枝温通经脉，使气血畅通，桂枝配皂角刺温经通络，配附子散寒止痛、消痰软坚，进而消散囊肿。桂枝通血脉，桃仁化瘀血、消癥积，穿山甲珠具有消肿排脓、散瘀通络止痛的功效，生牡蛎固涩软坚。诸药合用使寒瘀得祛，诸症得解。

（十六）红蓝花酒

1. 痛经

痛经可由多种原因引起，其共同的病理基础是气血运行不畅，不通则痛。影响气血运行的原因很多，涉及气、虚、寒、湿等。李玉香等观察，在190例痛经患者中，因受凉饮冷引起者占56%以上，可见寒邪又是最重要的致病因素。红蓝花酒方中红蓝花即红花，辛甘而温，为血中气药，有活血化瘀通络之效，酒据考证用黄酒为宜，黄酒具有"温通血脉，厚肠胃，润皮肤，散湿气"之功，两药相伍，能温通血脉，化瘀补虚，特别是对虚、寒、湿、瘀所致的痛经，其效尤佳。临床验证，红蓝花酒口服液疗效明显高于田七痛经胶囊，且红蓝花酒口服液，药简力宏，无副作用，制备工艺简单，克服了中药汤剂的缺点，便于服用和推广，是中药治疗痛经的一个很好剂型。

2. 恶露不尽

对于产后恶露未尽，恣食生冷，以致寒凝血瘀，阻于胞宫，不通则痛。王明宇治以红蓝花酒，辛温通瘀，血得温破则散，经水调畅，腹痛顿除。

3. 预防人流术后盆腔粘连

黄琼等分析红蓝花酒预防人流术后宫腔粘连临床效果及安全性，为人流术后制定完善康复方案提供依据。选取人工流产术后续有生育意愿的患者200例为观察对象，随机分为对照组和研究组，各100例。术后均予以常规抗感染治疗及保健服务，研究组再予以红蓝花酒预防宫腔粘连。比较两组近期药物不良反应率，术后对患者完全流产率、术后 1 个月内感染率、术后随访 1 年内宫腔粘连发生率、月经过少率、再次妊娠率行组间比较。最终两组患者完全流产率、术后感染率、再次妊娠率组间差异无统计学意义；随访期内宫腔粘连率、月经过少率、薄型子宫内膜率研究组均明显低于对照组患者；两组术后 1 个月内均未收集到严重药物不良反应率，普通药物不良反应率组间差异无统计学意义。提示红蓝花酒可有效降低人流术后宫腔粘连率，促进患者术后宫腔恢复质量，且安全性高。

（十七）狼牙汤

1. 带下病

带下病是妇科常见病之一，西医根据致病因素分为滴虫性阴道炎、霉菌性阴道炎及老年性阴道炎。治疗多着重外治，多采用洗必泰栓等药物局部治疗。中药一般以大队清热利湿杀虫止痒药物熏洗，但选用狼牙汤外用也可治疗妇人带下病。狼牙汤治疗下焦湿热所致的带下病，并非滴虫性阴道炎一种，我们通过实验室观察结果证明狼牙汤应取根芽效果最佳。通过临床观察，狼牙汤不但对滴虫性阴道炎疗效显著，且对细菌性阴道炎也有一定疗效。说明狼牙汤不但能杀灭滴虫，而且有较强的抗菌作用，特别对于滴虫、细菌双重感染所致者，疗效尤佳。至于抗霉菌作用，有待后续进一步观察。

2. 外阴硬化苔藓

女阴硬化苔藓是以外阴干痒，小阴唇及肛门周围的界线分明的淡白色白斑，发生皲裂时有灼热痛感，兼有杂色带下为特征的妇科难治性疾病。高庆超采用狼牙汤加味治疗本病，取得较好的效果。患者经过狼牙汤加味治疗后，有杂色带下，阴中灼热感症状基本消失。本病与祖国医学阴痒、阴蚀相类似，多因肝经风热，脾虚蕴热，肾虚不荣，湿热邪毒入侵而成。狼牙汤加味能清热解毒、杀虫止痒、健脾燥湿，正中病机，故收效果。

（十八）土瓜根散

土瓜根散治疗阳郁、气滞血瘀型原发性痛经，佟力等观察选取阳郁质气滞血瘀型原发性痛经患者 69 例，按痛经症状积分分层随机分为土瓜根散治疗组 36 例，元胡止痛片对照组 33 例。土瓜根散温黄酒送服，3 克/次，3 次/日。元胡止痛片 1.25 克/次，3 次/日。两组均于经前 3 天开始服药，连服 7 天，连续服用 3 个月经周期。治疗前后分别评价痛经症状积分并检测血清中雌二醇（E_2）、孕酮（P）、前列腺素 $F_{2\alpha}$（$PGF_{2\alpha}$）及前列腺素 E_2（PGE_2）含量。结果显示，治疗后两组痛经症状积分均明显低于治疗前，土瓜根散组低于元胡止痛片组；总有效率分别为土瓜根散组 91.1%，元胡止痛片组 73.3%，二者比较差异显著；土瓜根散组 E_2 含量明显低于治疗前和元胡止痛片组；P 含量高于治疗前和元胡止痛片组；血清中 $PGF_{2\alpha}$ 和 PGE_2 水平、E_2/P 和 $PGF_{2\alpha}/PGE_2$ 比值均显著低于治疗前。可见土瓜根散治疗阳郁质气滞血瘀型原发性痛经疗效肯定。调节 E_2/P 和 $PGF_{2\alpha}/PGE_2$ 的比值是其作用途径之一。

（十九）葵子茯苓散

葵子茯苓散仅由冬葵子、茯苓两味药组成。张仲景设此方治疗妊娠水气证，即后世所谓妊娠后期，阴盛阳气不化，小便不利而成的"子肿"证。此方通窍利水，水有去路，阳气展布，诸证可愈，其内含"通阳不在温，而在利小便"之意。以此方加味活用于产后胞衣不下、腹痛、小便不通、大便难、恶露不下、缺乳、乳痈等证，均取得满意疗效。

1. 胞衣不下

妇人产后胞衣未能娩出，阴道出血量很少，有时甚至不见出血，腹部显觉增大，按压腹部或子宫部位，有大量血块或血液涌出，血色淡红，小腹微胀，头晕心悸，神疲气短，汗出肢冷。舌质淡、苔薄白，脉虚弱而涩。方以葵子茯苓散后诸症好转，胞衣自下，又继服数剂而康复。

2. 小便不通

妇人产后发现小便点滴而下，渐至闭塞不通，小腹胀急疼痛。西医拟诊为膀胱麻痹，尿路感染，经用青霉素、庆大霉素、新斯的明、乌洛托品等药，治疗未见效，无奈放置导尿管以缓解小腹胀痛之苦。闻其语音低弱，少气懒言观其面色少华，舌质淡、苔薄白，察其脉缓弱。方以葵子茯苓散后诸症好转，小便即畅通自如，小腹亦无胀急疼痛感，一如常人。《素问·灵兰秘典论》载："膀胱者，州都之官，津液藏焉，气化则能出矣。"患者产时失血耗气过多，致肺脾气虚，不能通调水道，膀胱气化不及，故产后小便不通。葵子茯苓散化气行水、滑利窍道，可加桔梗提壶揭盖，以利通调水道，加黄芪、人参等补益肺脾之气虚，助膀胱气化复元，故小便自通。

3. 缺乳

《三因极一病证方论》论缺乳之因有二，其一为"有气盛而壅闭不行者"，治则"盛当疏之"。以葵子茯苓散化气行水、滑利窍道，添柴胡、青陈皮、当归、白芍、炮山甲、王不留行疏理肝气、通络催乳，可致乳下如涌。

（二十）竹叶汤

竹叶汤主治产后正虚复感外邪而致发热，具有祛风解表、固扶阳气、扶正祛邪、表里兼治之功。临床灵活加减，治疗妇科妊娠发热、产后发热、带下等，每收良效。

（二十一）大黄甘遂汤

宋同勋曾用大黄甘遂汤治疗产后尿潴留，本病为产科急症，初诊意在以药探病，小量先服，服后有效。遂于二诊时加量追击，并配清热利尿通经的木通作向导，使药直达病所，故效如桴鼓。

（二十二）白头翁加甘草阿胶汤

朱树宽等以本方灵活化裁，治疗宫颈癌放疗后并发症，取得满意疗效。放疗后放射物质灼伤胃肠道，致热毒蕴结，久则气阴耗伤，出现腹泻、便血、后重、脱肛等不良反应。白头翁加甘草阿胶汤中，白头翁、黄连、黄柏清解肠中余毒，甘草、阿胶益气补中、养血止血。药证相合，故能获良效。

（二十三）肾气丸

1. 宫腔粘连

临床可见经常小腹疼痛，腰酸乏力，月经量少，近1年赤白带下，作子宫输卵管造影术提示子宫幼稚型、双角畸形，伴有子宫粘连。舌质淡胖，苔白腻，脉沉弱。证属脾虚湿阻、气血郁滞、病久及肾、肾阳虚衰。可拟健脾化湿、补肾温通。方用肾气丸加味治疗，临床疗效明显。

2. 盆腔炎

患者腹部压痛，辅助检查提示右侧附件增粗，左侧附件增厚，均有压痛。伴有头晕乏力，面色㿠白，小腹冷痛，腰腿酸软，下肢欠温，舌淡胖，苔薄白，脉沉弱。证属肾阳不足，寒凝胞脉。治乃振奋肾阳，温通胞脉，佐以疏肝理气。方用肾气丸加味。叠进月余，腹痛缓解。妇科检查正常，继以肾气丸续服。

3. 月经不调（排卵障碍）

临床见月经周期延长，伴有小腹疼痛，腰酸怕冷，量少、质稀、色淡，舌淡红，苔薄，脉细。其小腹绵绵疼痛，腰酸怕冷，舌质淡，脉沉细。属肾阳不足，冲任亏损。治拟温肾益冲，养血调经。方用肾气丸加味。叠进月余，月经逐渐正常，后可自然受孕。

4. 梦交腹痛

梦交腹痛，缘由命门火虚，肾阳不能温养心火，心肾不交，故梦交频作。每于梦交后则腹痛剧作，系房劳伤肾，元阳不足，不能温煦腹中筋脉，络脉绌急，故腹痛如绞，再参以舌脉不难看出病机之关键是肾亏，命门不足，故以肾气丸补肾气，益命火，益以龙牡、酸枣仁镇摄龙雷，交通心肾，芍药甘草酸甘以缓急止痛。诸药合用，功专而力峻，而诸症消矣！

5. 更年期综合征

患者年逾七七，任脉虚，太冲脉衰少，天癸竭，肾精亏损，阴损及阳，肾之阴阳二气不平衡，肾阳亏，命门真火不潜藏，龙雷之火动，则浮阳外越而现上热下寒之症。故治用金匮肾气丸，方中六味滋阴，壮水之主以制阳光；桂附温肾阳，益火之源以消阴翳；再加龙牡、龟甲以滋阴潜阳，引火归原，导龙入海，使龙归其宅。药症相符，则疗效显著。

6. 产后痹证

傅青主曰"产后百节开张，血脉流散"，此际宜慎调养，适寒温。若不避风寒，寒邪易乘虚而入。客于经脉，致寒凝血瘀，经脉不通则痛之产褥寒痹证。本案初因囿于产后多血虚，治疗效果不明显。产后虽多伤血，但亦伤肾。若临床患者见腰骶部冷痛明显，为产伤肾气，寒邪客络，故改从肾治而获效。

（二十四）泻心汤

1. 妊娠恶阻

妊娠恶阻轻者为心下痞，重者可吐涎沫和食物，严重者出现吐胆汁、呕血等情况。如痞或吐症状属于内有郁热证型，尤其伴有大便秘结者，即首选泻心汤。此下通上不为逆也，经过加味其效斐然。如马大正曾用泻心汤加味治疗本病：郑某妊娠 45 天，恶心呕吐，多涎，口淡，喜热饮，大便正常。曾用他法无效，且恶心呕吐加重，食入即吐，时中夹少量血液，大便秘结，舌淡红、苔薄白、脉细弦，治用辛开苦降，通补兼施，方选泻心汤加减，药后恶阻消失。

2. 行经惊恐

心烦惊恐诸证，论其病因多与火热有关，其病位多责之心肝，心主血、脉舍神；肝藏血、主疏泄，体阴而用阳。若余热未尽入血，肝之疏泄失常，心之神志受扰，故见本病，此皆缘于火。陈宝明曾诊疗一经期伴惊恐患者，该女患 26 岁，半年前因患伤寒而高烧持续不退，经住院治疗痊愈。继之每次行经时惊恐万状，躁动不安，甚则言语失控，举止失常，经尽后复如常人，西医诊断为行经恐吓症。曾四处求医，耗资近万元仍无起色。前服之方尽为安神定志之品。患者自述平素心烦失眠，颜面部阵阵潮热，口苦口干，大便数日一行，每次行经期心中烦乱难以忍耐，甚则惊恐不安。望其面部如醉酒色，呼吸气粗声高，舌质紫暗有瘀斑瘀点，脉洪大有力，辨为血分瘀热证，方用泻心汤加味，服药后大便已通，诸症缓解，后患者欣然来告，服药期正值经至，心烦惊恐诸证顿减，又继服上方月余而告愈。

3. 倒经

倒经是指月经期间在子宫以外部位如鼻黏膜、胃、肠、肺、乳腺等部位发生出血，亦称"代偿性月经""周期性子宫外出血"。刘渡舟先生曾诊用泻心汤原方治愈本病：某女患咳血病，自称在北京某大医院诊为子宫内膜异位症，每届经期则大口咳血不止，切其脉数而滑，舌质红绛、苔黄薄而干。辨为心胃之火，迫阳络而上为咳血。此为倒经之证。为疏三黄泻心汤，仅服五剂，则经事通顺，咳血之病未见复发。

（二十五）抵当汤

1. 药流不全

朱朝萍等在临床观察加味抵当汤治疗药流不全。选取 50 例患者随机分为两组，治疗组 35 例采用加味抵当汤口服，对照组 15 例给予新生化颗粒口服，均用药 5 天，于第 7 天观察临床疗效。治愈率治疗组为 91.4%，对照组为 46.6%，两组比较，差异有显著性意义。可见加味抵当汤治疗药流不全疗效肯定。

2. 闭经

闭经从中医理论分析，主要与热瘀、寒瘀相关，根据张仲景治"瘀"理念，选用抵当汤治疗，方证相符。患者心烦、易怒、渴欲饮水则辨证为热；闭经月余，舌有瘀斑则为瘀血内阻。方中桃仁、水蛭、虻虫、三棱、莪术破血逐瘀；大黄攻下泻热；牡丹皮凉血散瘀；醋郁金、桂枝行气散瘀；茯苓渗湿逐瘀；白芍养阴缓急；炙甘草益气和中。诸药共奏理气活血、清热通经之效。

（二十六）附子汤

孙长德在临床中灵活运用《金匮要略》附子汤治疗妇科杂病，如产后汗出，白带量多，阴痒和妊娠腹痛。

1. 产后汗出

产后感受风寒，汗出不止伴气短懒言，面色㿠白，口干不渴，舌苔白燥，脉微弱。法当温阳固表止汗。方用附子汤加味。产后失血伤气，百脉空虚，腠理不密，营卫不固，风邪乘虚而袭，治当扶正解表。阳气虚衰不能温煦四肢则肢冷。故以附子汤，温经扶阳。

2. 白带量多

白带量多而清稀，味腥，淋漓不断，伴腰酸，腹痛而凉，小便清长，舌淡、苔白滑，脉沉迟。证属肾阳不足，阳虚内寒。治以温经通阳、固涩止带为主。方投附子汤加味。白带日久，损伤肾气，肾阳不足，阴寒内盛，则白带清稀，血为寒凝，运行不畅，则月经愆期。故以附子汤温经逐寒。

3. 阴痒

症见阴痒而痛，夜间尤甚，局部可见腐烂，而流清液，少腹冷感，舌苔白滑，脉沉迟。当属阳虚阴寒证。治当温阳祛寒化湿。方选附子汤。湿为阴邪，易伤阳气，阳虚不能温化寒湿，而成阳虚阴寒证。湿滞为毒，则腐烂痛痒，故初拟利湿解毒不效者，用附子汤温阳逐寒，加以局部敷药以促腐烂愈合，缩短病程。

4. 妊娠腹痛

受孕伴有腹痛，用止痛剂数日无效，转中医诊治。见腹冷痛，下坠感，夜间尤甚，按之痛减，恶寒身倦，纳差，面色苍白，大便溏，小便清，舌苔白滑，脉沉弱。脉症合参属阳虚里寒证，治以暖宫散寒，遂用附子汤加味。阳虚里寒者寒凝气血，阳气不通，阻滞气机则腹痛，阳气不能外越时恶寒身倦。胶艾汤虽有暖宫止痛之功，而温经散寒之力不及，因而疗效不著。用附子汤温经祛寒，使阴寒得散，气血流畅，以达暖宫散寒、安胎止痛之效。

（二十七）小青龙汤

小青龙汤可用于治疗风寒外束、内兼水饮所致的月经疾病如痛经、闭经等。

1. 闭经

临床见一女子闭经。伴有恶寒发热无汗，一年来常吐痰涎，咳引胸痛，病者前额肌肤灼热而躯体覆以棉被，脉紧而滑。治乃解表散寒、温肺化饮是为大法。投以小青龙汤。其述服药后汗出热退喘平，思食，服稀粥已两次。当晚并见月经来经量中等，临床有效，继服痊愈。

2. 痛经

患者以经行腹痛为苦，若近日受寒感冒，面容苍白，语声低微。每次感冒受凉后经行腹痛加重，需口服止痛药才可缓解。伴有月经量少，色暗红，夹血块，恶寒腹冷，咳嗽咳痰，痰质稀色白，纳少，眠可，二便调，舌淡苔白，脉浮滑。治疗以解表散寒、温肺化饮为法。投以小青龙汤临床有效，继服痊愈。

（二十八）小建中汤

小建中汤可以用于治疗腹痛、月经不调、痛经、恶露不尽等妇科疾病。

1. 恶露不绝

临床患者若素体虚弱，产后阴道出血不止，量不多，色淡，腹痛绵绵，头晕头昏，精神疲惫，气短懒言，乏力纳差，舌淡，苔薄白，脉沉细无力。证属气虚失统，冲任不固。方用小建中汤加味治宜补气摄血。5 剂后头昏头晕减轻，纳食增加，精神转佳，阴道出血止，腹痛消失，效不更方，继服痊愈。

2. 崩漏

临床若见经血淋漓不断，色淡质稀，或夹有少量血块，伴见身体倦怠，头昏气短，心悸怔忡者，证属气血失统，冲任不固。方用小建中汤加味治宜调和阴阳、补气摄血。用药后效不更方，继服可愈。

3. 产后癫狂

产后气血亏虚，若情志不畅，神失所依引发产后癫狂证，表现出时而默默独语，彻夜不眠时而登高而歌，时而狂言骂詈，不避亲疏，伴见面色萎黄，倦怠食少，舌质淡，苔薄白，脉弦细稍数。治宜温补气血，养心安神。给予小建中汤加味调和阴阳，补气摄血。上述症状基本消失，继服小建中汤联合逍遥丸调理善后。

4. 腹痛

痛经系宿有虚寒之质，复因涉水受凉而诱发，致寒客冲任胞宫，经脉滞涩故以小建中汤加当归、香附、细辛活血理气、调经散寒而愈。妊娠腹痛及胞阻之症可见少腹冷痛，本虚寒之质，为寒内客所为。原方中恐桂枝之力不足而易以肉桂，目以寒之质而受妊唯恐胎动故更加阿胶、杜仲等血肉有情之品以固其胎元。产后腹痛，虚瘀兼有，考血虚之本在于气虚，是此气虚无以生血行血而致虚滞相兼。故以小建中汤加当归、黄芪、党参补气通血。如唐宗海所云："气之所致水亦无不至焉。"若妇人术后腹痛，冲任胞宫受损，致血气亏虚而滞涩，本"通则不痛"之义加入当归、赤芍通其瘀、行其滞，更佐杜仲、枸杞子充填冲任，如是则虚亏得补，滞得通而获良效。

（二十九）旋覆花汤

半产漏下多因冲任带脉受损所致，因半产致血瘀，血瘀气滞，血不归经，血行脉外，形成漏下。李永丽用旋覆花汤加味治疗药物流产后子宫出血 60 例，于药物流产后第 4 天开始服用，每天 1 剂，以 3 天为 1 个疗程，病轻者服用 1 个疗程，病重者服用 2～3 个疗程，总有效率为 83.33%。随访 1 年，58 例月经周期正常；2 例正常妊娠。陈传钗用旋覆花汤加味治疗半产漏下，2～3 天后，5 例漏下血止，少腹刺痛和（或）隐痛症状消失，月经正常来潮。

二、用 量 研 究

（一）肾气丸不同剂量的药效研究

检验肾气丸各成分不同剂量配比与药效学的关系，设计的检验回归方程在范围内有意义。其中方程显示，牡丹皮没有出现其中，提示牡丹皮对于小鼠血清超氧化物歧化酶（SOD）活性影响不大。为了保证肾气丸处方的完整性和有效性，在优化计算时，各药物取值范围在 3～24 克，以防出现过大或过小的临床上无意义剂量。将肾气丸各味药物在 3～24 克范围带入回归方程，计算 50 000 次进行处方优选，得肾气丸各药的最佳用量为桂枝 12 克，附子 12 克，干地黄 12 克，山药、山茱萸各为 12 克，茯苓、泽泻各为 9 克。补阳药与干地黄比为 2:1，补阳药与补阴药比为 2:3，补药与泻药之比为 10:3。同原方相比，桂枝与附子都有增大的趋势，而干地黄用量减少，为原方的一半，其他药物剂量不变。

对小鼠肝脏组织匀浆丙二醛（MDA）含量的影响为：肾气丸各药的最佳用量为桂枝、附子各4克，干地黄24克，山药、山茱萸各为12克，茯苓、泽泻各为9克，牡丹皮9克。补阳药与干地黄比为1∶3，补阳药与补阴药比为1∶6，补药与泻药之比为1∶1.9。

对小鼠肝脏组织匀浆SOD活性的影响为：方程显示，桂枝没有出现在方程中，故认为桂枝对于小鼠肝脏组织匀浆SOD活性影响较小。肾气丸各药的最佳用量为附子6克，干地黄24克，山药、山茱萸各为12克，茯苓、泽泻、牡丹皮各为4.5克。补阳药与干地黄比为1∶6，补阳药与补阴药比为1∶8，补药与泻药之比为1∶0.3。同原方相比，附子用量加大，但桂枝未出现在方程中，补阳药与干地黄之比也减少。

对小鼠骨髓细胞周期百分率（S期）的影响：肾气丸各药的最佳用量为桂枝、附子各为15克，干地黄24克，山药、山茱萸各为9克，茯苓、泽泻、牡丹皮各为9克。补阳药与干地黄比为5∶4，补阳药与补阴药比为5∶6，补药与泻药之比为3∶1。同原方相比，桂枝、附子用量比原方加大了4倍，其他药物剂量未变。

以上分析结果显示：适当加大肾气丸方中桂枝与附子的用量可增强本方抗衰老以及促进骨髓的造血功能的作用。根据回归方程，应用微机计算最优组合，并在此基础上进一步对方程进行综合分析，得出综合最优组合为桂枝9克，附子12克，干地黄24克，山药、山茱萸各12克，茯苓、泽泻、牡丹皮各为9克。与原方相比，桂枝、附子用量有所增加，补阴药与补阳药比例为1.4∶1（原方8∶1），其余药物用量不变。本研究为临床应用本方治疗肾阳虚证而加重方中的桂、附用量提供了药效学依据，并为掌握两药的剂量变化的范围提供了参考。

（二）当归芍药散不同剂量的药效研究

刘红等采用避暗法和水迷宫法测定小鼠的学习记忆功能并参照试剂盒方法对小鼠脑内NO进行测定来研究不同用量配伍当归芍药散对动物学习记忆功能及脑内神经化学物质NO的影响。结果表明：当归芍药散中归芍比为1∶1.34时，既能明显改善小鼠被动回避障碍又能明显改善小鼠空间辨别障碍，降低东莨菪碱所致的被动回避障碍小鼠脑内NO含量的升高，益智作用最佳。随后马世平等在此实验基础上，采用高效液相色谱法测定当归芍药散中芍药苷和阿魏酸的含量变化，用避暗法和水迷宫法测定小鼠的学习记忆功能，用化学刺激法测定镇痛药效，以脑匀浆自发脂质过氧化物丙二醛（MDA）的生成以及 Fe^{2+} 诱导小鼠肝匀浆脂质过氧化水平升高观察抗氧化作用。研究结果表明：当归芍药散归芍比为1∶1.134时益智作用最好；归芍比为1∶5.4时镇痛作用最强；归芍比为3∶1时抗氧化作用尤佳。

三、剂型研究

（一）小柴胡汤不同颗粒剂型的药效研究

用NIH小鼠对以中药配方颗粒和中药饮片制备成的小柴胡汤进行动物药效对比实验。结果：中药配方颗粒组和中药饮片组均能降低硫代乙酰胺所致小鼠血清谷丙转氨酶升高；均能减少化学法所致小鼠的扭体反应次数；均能降低渗入小鼠腹腔的染料量。结论：用中药配方颗粒和中药饮片制备的小柴胡汤对硫代乙酰胺性肝损伤有保护作用，对化学法所致小鼠的扭体反应有抑制作用，对醋酸所致小鼠腹腔毛细血管通透性增加也有一定的抑制作用。对肝损伤的保护作用中药配方颗粒似优于中药饮片；对镇痛作用和对小鼠腹腔毛细血管通透性的抑制作用差异不显著。

按临床使用剂型和剂量，对采用不同制备方法（配方颗粒和复方颗粒）配制的小柴胡汤的药理作用进行比较研究，探讨其药理作用的差异。实验结果表明：小柴胡汤配方颗粒与复方颗粒对四氯化碳性肝损伤均有显著的保护作用，对化学法所致小鼠扭体次数有明显的减少作用，对蛋清性足肿胀有明显的抑制作用，对酵母液所致发热有一定的解热作用，在所选择的药效学指标中：配方颗粒与复方颗粒各剂量组对所选指标均有明显作用，数值虽上下有所差异，但经显著性检验，各相应剂量组间差异不显著。

（二）大承气汤不同煎煮法的药效研究

随着高压煎药机的出现，目前患者主要应用传统的煎药方法和医院高压煎药机进行煎药后服用，因此对两种方法煎出的药汁疗效进行初步研究：

1. 大承气汤对燥结失水便秘模型小鼠排便的影响

模型组与空白组比较具有极为显著性差异，表明造模成功。给药组与模型组比较具有极为显著性差异，表明大承气汤具有促进排便作用。传统煎药组、煎药机煎药组随着剂量的增加促进该作用随之增加，但传统煎药组、煎药机煎药组相对应剂量组比较，排便时间高剂量组传统煎药方法均优于煎药机组，有显著性差异，中、低剂量组差异无统计学意义。黑粪总数，传统煎药各剂量组与煎药机各剂量组之间差异无统计学意义。

2. 大承气汤对复方地芬诺酯（Diphenoxylate Co.，DC）便秘模型小鼠排便的影响

模型组与空白组比较具有极为显著性差异，表明造模成功。给药组与空白组比较具有极为显著性差异，表明大承气汤对正常小鼠具有促进排便作用。传统煎药组、煎药机煎药组随着剂量的增加促进排便作用随之增加，但传统煎药组、煎药机煎药组相对应剂量组比较，排便时间、黑粪总数高剂量组传统煎药方法均优于煎药机组，有显著性差异，中、低剂量组差异无统计学意义。

3. 大承气汤对复方地芬诺酯（Diphenoxylate Co.，DC）便秘模型小鼠小肠推进运动试验

给药组与空白组比较具有极为显著性差异，表明大承气汤具有促进肠蠕动作用。传统煎药组、煎药机煎药组随着剂量的增加促进该作用随之增加，但传统煎药组、煎药机煎药组相对应剂量组比较，推进率高、中剂量组传统煎药方法均优于煎药机组，有显著性差异，低剂量组差异无统计学意义。

结果表明，大承气汤促进排便作用传统煎药方法制备的汤剂优于煎药机制备的汤剂，因此为了保证大承气汤的药效建议应用传统煎药方法或者对煎药机进行适当调整以保证临床疗效。

（三）当归散不同剂型的药效研究

研究酒炙、用酒方法与超细粉碎对当归散成分溶出及主要药效学的影响。结果显示：当归散用酒炙品配方，除总溶出物略有增加外，其余成分溶出量均低于生药当归散。超细粉碎可明显提高当归散溶出物、还原糖、蛋白质含量、黄芩苷、芍药苷的溶出效果，对阿魏酸、藁本内酯的溶出影响不大。超细散加酒后可明显提高其总溶出物、还原糖及蛋白质的溶出量，但不利于阿魏酸的溶出。酒炙当归散的镇痛作用、安胎作用略优于生药散，超细当归散的各药效指标皆明显优于传统散，模拟酒送服的超细加酒散优于超细散。因此，当归散用酒炙品配方不能体现原方用酒的意义，超细粉碎可显著提高当归散成分溶出，也利于其药效发挥。超细粉碎后用酒送服，既能体现原方用酒意图，又能增效和利于服用。

第二节 《金匮要略》妇人病方药药理机制研究

《金匮要略》妇人病篇所包含的方药，通过精准的辨证施治原则和巧妙的用药配伍，展现了中医在治疗妇科疾病方面的独特优势，这些方药不仅体现了中医的整体观念和辨证论治的思想，还在药理机制的研究中展现了丰富的层次和复杂的药物相互作用。随着现代药理学、药物化学和分子生物学等学科的不断发展，我们有望在未来更加全面和深入地揭示这些经典方药的药理机制，从而为中医在妇科及更广泛的临床领域的应用提供更加坚实的科学依据。

一、桂 枝 汤

（一）药理学研究

（1）调节免疫功能：该方对感染流感病毒小鼠，有提高巨噬细胞吞噬率及吞噬指数的作用，对正常小鼠则无此作用。该方对 T、B 淋巴细胞比率偏亢进或受抑制的动物，有显著双向调节使之正常化的作用。

（2）调节汗腺分泌：在不同功能状态下，桂枝汤表现出发汗、止汗的双向作用。以阿托品和安痛定肌内注射分别造成大鼠汗腺分泌受抑和亢进的病理模型，桂枝汤干预后能分别促进和抑制汗腺泌。

（3）双向调节血压：该方能明显降低自发性高血压大鼠的血压，能显著升高复方降压片所致低血压大鼠的血压，发挥双向调节血压的作用。

（4）抗病毒：桂枝汤能明显减轻流感病毒引起的小鼠肺部炎症，显著减少肺部组织中的病毒颗粒。桂枝汤的含药血清对病毒侵袭细胞有不同程度的延缓和抑制作用，包括流感病毒、副流感病毒- Ⅰ、腺病毒 3（AdV3）、腺病毒 7（AdV7）、单纯疱疹病毒- Ⅰ（HSV- Ⅰ）、单纯疱疹病毒- Ⅱ（HSV- Ⅱ）、柯萨奇病毒 B 组 4 型（CoxB4）、柯萨奇病毒 B 组 5 型（CoxB5）。

（5）抗菌：体外实验发现桂枝汤煎液对幽门螺杆菌、幽门弯曲菌、金黄色葡萄球菌、伤寒杆菌、结核杆菌等均有较强的抑菌作用，特别是能杀伤和消除幽门螺杆菌、幽门弯曲菌。

（6）止咳、祛痰：该方可以使氨水所致的小鼠咳嗽潜伏期显著延长，咳嗽次数明显减少；使小鼠肺脏内酚红排出增加而有明显的祛痰作用；对蟾蜍口腔黏膜上皮运动有保护作用。

（7）对消化系统的作用：①双向调节肠蠕动。该方能显著抑制因新斯的明静脉注射引起的小鼠肠蠕动亢进，并能对抗因肾上腺素引起的小鼠肠蠕动抑制作用，促进肠蠕动活动恢复到接近正常水平。②促进胃排空和肠推进。阿托品可显著抑制小鼠胃酚红排空并抑制小肠碳末推进，桂枝汤可以改善这种抑制作用，促进胃酚红排空和小肠碳末推进趋于正常水平。③减轻胃黏膜损伤。该方能够减轻冰醋酸造成的胃黏膜损伤，显著恢复胃黏膜和肛肠的琥珀酸脱氢酶、三磷酸腺苷酶、碳酸苷酶的活性，有益于促进溃疡的愈合。

（二）药物化学研究

桂枝汤中各单味药材的化学成分已被系统且广泛地研究。如桂枝中含有大量挥发油，从中鉴定出的成分有 200 余种，气相色谱-质谱（GC-MS）等多种方法鉴定出挥发油的化学成分有桂皮醛、桂皮醇、苯甲醛、甲氧基桂皮醛、3-羟基苯甲醛、原儿茶醛、白菖蒲烯、3-苯基-2-丙烯-1-醇乙酸酯等。其中桂皮醛是挥发油中最重要的活性成分，在挥发油中占比 70%～80%；白芍中含有萜类、挥发油类、黄酮类、多酚类等化学成分；生姜中含有挥发油、黄酮、多糖等；大枣中含有三萜类、皂苷类、生物碱类、黄酮类、糖苷类、核苷类、有机酸类、甾体类等化学成分；炙甘草中主要含有三萜皂苷类、黄酮类、多糖类等化学成分。

但是对桂枝汤全方化学成分研究较少。周硕等对桂枝汤不同提取部位进行体温调节作用研究，确定了对体温具有双向调节作用的部位 A，经过对部位 A 进行化学分离及结构鉴定，确定了 15 个化合物，分别为香草醛 4-羟基-3-甲氧基桂皮醛、桂皮醇乙酸酯、香豆素、桂皮醛、反式桂皮醇、反式桂皮酸、邻甲氧基桂皮醛、邻甲氧基桂皮醇、芒柄花素、甘草素、异甘草素、6-姜醇、（3S，5S）-姜辣二醇、（3R，5S）-姜辣二醇。对分离到的部分化学成分进行体温调节活性研究，确定了桂皮醛、反式桂皮醇、反式桂皮酸、邻甲氧基桂皮醛、邻甲氧基桂皮醇是通过影响下丘脑前列腺素 E_2（PGE_2）的含量产生对体温的调节作用，化合物桂皮醛、反式桂皮醇、邻甲氧基桂皮醛、邻甲氧基桂皮醇对环氧酶 2（COX-2）有抑制作用。袁鹏飞等使用高效液相色谱（HPLC）与电喷雾离子阱-飞行时间质谱（ESI-IT-TOF-MS）联用技术，对桂枝汤的化学成分进行了定性分析。研究采用了梯度洗脱技术，通过分析质谱数据、元素组成、对照品及文献参考，识别出桂枝汤中的 51 种化合物，其中有 20 种化合物为首次在桂枝汤中报道。Wang 等用快速高分离度液相色谱-四极杆-飞行时间串联质谱（RRLC-Q-TOF-MS）和快速高分离度液相色谱-二极管阵列检测器-离子阱-飞行时间质谱联用技术（RRLC-DAD-IT-MS）分析了桂枝汤提取物中的化学成分，检测到 187 种化学成分，包括黄酮类、三萜类、单萜类、没食子酰葡萄糖、有机酸等。这些成分中的大多数来源于炙甘草（122 种）和白芍（36 种）。只有 15 种来自于大枣，6 种来自于桂枝，5 种来自于生姜。原因可能是生姜中许多成分极性低而很难用水提取。

（三）药物动力学研究

桂枝汤在解热和抗炎方面的药物动力学研究取得了重要进展。富杭育等研究发现，桂枝汤的最低起效剂量为 0.47g/kg，临床等效剂量时，效应消退半衰期为 2.62 小时，维持效应时间为 8.95 小时，达峰时间为 1.64 小时。另一研究显示，其在发热大鼠中的最小起效剂量为 0.42g/kg，作用期为 10.6 小时，生物相当药量的消除半衰期为 1.34 小时。

在抗炎方面，贺玉琢等则认为，桂枝汤显著抑制二甲苯引起的小鼠皮肤毛细血管通透性增加，最低起效剂量时，效应消除半衰期为 2.76 小时，维持时间为 15.72 小时，达峰时间为 1.31 小时。

周爱香等研究表明，桂枝汤符合二房室模型分布，最小有毒剂量为 11.94g/kg，消除半衰期和表观分布半衰期分别为 17.10 小时和 1.19 小时。研究者根据药物动力学参数设计的给药方案显示，以半衰期为依据的方案药效明显高于一次给药组，提示效应消除半衰期在实际应用中更具指导意义。

二、桂枝茯苓丸

（一）药理学研究

（1）调节内分泌：该方用于多囊卵巢综合征伴胰岛素抵抗（PCOS-IR）大鼠，通过参与内分泌水平、卵巢形态学、颗粒细胞凋亡和自噬相关蛋白的调控，可治疗 PCOS-IR 大鼠的排卵障碍。

（2）抗炎、抗肿瘤：该方能降低机体内各项炎症指标，对子宫内膜异位症、慢性盆腔炎、自身免疫性脑脊髓炎等均疗效显著；又能通过促进线粒体途径凋亡、增强肿瘤免疫、抑制血管因子、阻滞细胞周期及逆转多药耐药等多种作用，改善卵巢癌动物模型及细胞模型的病理状态。

（3）抗凝、改善微循环：该方能降低血液黏稠度、改善血流动力学及血液流变学，恢复正常的血液循环。

（4）保护神经功能：该方能改善缺血性脑梗死的神经损伤症状。有效改善认知功能，降低胆碱能的分泌，对脑血管病之轻中度的认知功能障碍具有显著疗效。

（5）抗肝纤维化、抗氧化：该方能降低肝血管的血流阻力、阻止病理性血管增生、改善肝组织血液流变学、抑制氧化应激，起到抑制肝纤维化的作用。

（6）改善肺功能：该方能减轻慢性阻塞性肺疾病之急性加重期症状，改善肺功能。

（二）药物化学研究

桂枝茯苓丸的化学成分研究显示出其复杂的化学组成。根据王珩等的研究，桂枝茯苓丸中主要成分包括肉桂酸、芍药内酯苷、苦杏仁苷、芍药苷和丹皮酚，这些成分在一定浓度范围内与其峰面积之间呈现良好的线性关系，且丹皮酚的含量最高。

此外，蒋希羽等采用超高效液相色谱-四极杆-静电场轨道阱（UPLC-Q-Exactive-Orbitrap-MS）技术，对桂枝茯苓丸进行了更为全面的成分鉴定，共鉴定出 60 种化合物。这些化合物包括 8 种氨基酸类、13 种有机酸类、4 种黄酮类、2 种单萜类、3 种芳香醛类、3 种鞣质、2 种糖苷类、2 种酰胺类及其他 23 种化合物。这一研究不仅提供了桂枝茯苓丸成分鉴定的快速准确方法，还为进一步探讨其体内药效物质基础和作用机制奠定了良好的基础。

三、附 子 汤

（一）药理学研究

（1）抗炎：对骨关节炎（OA）模型大鼠，该方可抑制炎症反应，减轻软骨细胞和细胞基质的损害，达到促进软骨修复的作用。附子汤对症干预寒湿痹阻型骨关节炎效果更佳。该方可以抑制炎症因子的释放，缓解类风湿关节炎，显著抑制滑膜成纤维细胞的细胞增殖。

（2）抗心肌缺血、强心：附子汤通过抑制肾素-血管生成素-醛固酮系统的活性，下调慢性心衰大鼠的神经细胞因子的含量，改善心室重构，从而改善心功能、减轻心衰症状。该方主药为附子，其成分以乌头碱为主，具有强心、消炎、镇痛等作用，对垂体-肾上腺系统有兴奋作用，这与附子温补肾阳的中医理论相一致。

（3）镇痛、抗氧化：该方有镇痛作用，能延长热板小鼠痛阈，减少醋酸刺激所致的小鼠扭体反应次数，提高机体抗氧化能力。

（二）药物化学研究

王雅芝、段灿灿等研究通过建立"药味-活性成分-相关靶点"网络图，运用医学网络分析（network analysis）插件对网络特征指标分析附子汤得知：degree 排名前 5 的活性成分是山奈酚（白芍、人参；degree=40）、灌木远志酮 A（人参；degree=36）、11，14-二十碳二烯酸（附子；degree=33）、花生四烯酸（人参；degree=28）、石竹胺（人参；degree=28）。其中山奈酚是人参和白芍共有的活性成分，11，14-二十碳二烯酸在总排名和单味中药中 degree 均较高，进一步说明这些成分可能是附子汤中发挥作用的关键成分。

四、胶 艾 汤

（一）药理学研究

（1）调节内分泌激素，保胎：该方治疗胎动不安临床疗效确切，可显著改善血清 P、E_2 及人绒毛膜促性腺激素 β 亚基（β-HCG）水平，改善妊娠结局。该方可提高缩宫素致流产模型小鼠的保胎率，提高其平均产仔数，对先兆流产孕鼠具有保胎作用。

（2）促进凝血、止血：该方能减少人流术后的阴道流血的出血量，而且能缩短出血时间，降低术后不良反应的发生。该方治疗子宫出血模型大鼠，能增加血栓素 B_2 的含量和血小板聚集率，降低子宫出血时间和子宫出血量。

（3）补血、提高免疫：胶艾颗粒剂能显著升高血清 HC_{50} 和血清 K 值，能增加血红蛋白（Hb）含量和红细胞（RBC）数量增加胸腺和脾脏的重量能使淋巴细胞转化率升高，且与剂量呈正比例关系，胶艾颗粒剂可明显升高腹腔吞噬细胞（PMΦ）的吞噬百分率，这说明胶艾颗粒剂能增强机体的免疫应答反应，能使绵羊红细胞（SRBC）溶解，产生空斑，提高小鼠溶血值，增加空斑形成细胞（PFC）数。

（二）药物化学研究

刘春杰等人依托中药系统药理学分析平台（TCMSP），检索胶艾汤 7 味中药的活性成分和基因靶点，并构建化合物-靶点网络、化合物靶点-疾病靶点和靶点-通路网络，通过筛选获得 64 个化合物，化合物-疾病相应关键靶点 32 个。蛋白质相互作用网络包含 20 个靶点，关键靶点涉及前列腺素内过氧化物合成酶 2（Ptgs2）、凝血酶（F2）、肿瘤坏死因子（Tnf）、白细胞介素-6（IL-6）、组织因子（F3）等。基因本体条目 61 个，其中生物过程相关的条目 34 个，细胞组成相关条目 20 个，分子功能相关的条目 7 个。京都基因与基因组百科全书（KEGG）通路富集分析通路 4 条。该研究初步验证了胶艾汤的基本药理作用及其机制，为进一步探究其药理作用奠定了基础。

五、当归芍药散

（一）药理学研究

（1）改善胎盘功能：该方能改善控制性超促排卵模型小鼠的胎盘功能，促进胚胎生长。

（2）抗氧化、抗衰老。该方可抑制氧化应激，对子宫缺血再灌注损伤具有保护作用。该方还能有效地清除机体内心肌、卵巢、基底前脑中的自由基，提高 SOD 活性，具有较好的抗衰老的作用。

（3）改善子宫功能：该方能促进缺血-再灌注损伤小鼠子宫的生理功能恢复。

（4）降脂、降压：该方可有效降低妊娠期高血压模型大鼠的收缩压、舒张压及 24 小时尿蛋白量，并对血脂相关指标有良好的调节作用。

（5）调节内分泌、保护卵巢功能：该方通过改善内分泌代谢指标、血液流变学和子宫动脉血流动力学，提高免疫功能，对肾虚肝郁型早发性卵巢功能不全患者，具有较好的临床疗效，可减缓卵巢功能退化。

（6）减轻肾损伤：该方能改善足细胞结构完整性，修复肾小球损伤，减缓肾病综合征中蛋白尿的发展进程。

（7）抗炎、调节免疫：该方能降低大鼠机体内的促炎因子水平、提高抗炎因子水平，进而改善慢性盆腔炎大鼠的机体免疫状态。

（8）调节肠道菌群：该方可优化小鼠肠道菌群，降低海马脑区 Aβ1-42 的表达，改善阿尔茨海默病小鼠的认知功能。

（9）保肝、利尿：该方能抑制肿瘤坏死因子 α（TNF-α）表达和脂质过氧化，对抗结核药物所致肝损伤有保护作用；当归芍药散能上调肝硬化腹水大鼠肾脏水通道蛋白 2（AQP2）的表达，这可能是其发挥利水作用的机制之一。

（10）镇痛：该方对福尔马林炎性疼痛模型有显著的镇痛作用。

（11）保护心肌细胞：该方能够有效保护心肌细胞，减轻垂体后叶素所致心肌缺血的损伤程度。

（二）药物化学研究

在对当归芍药散中的化学成分进行深入研究中，现已鉴定出多个重要成分。葛胜宇等的研究显示，当归芍药散中的各个成分分别来自不同的药材。具体而言，白芍中检测到 10 种化学成分，包括白芍苷、芍药内酯苷、苯甲酸等；白术中发现 4 种成分，如苍术内酯及东莨菪素；泽泻中有 5 种成分，包括尿嘧啶核苷和泽泻醇；川芎中则识别出 8 种成分，如丁烯肽内酯和川芎内酯；而茯苓则检测到 11 种成分，包括阿魏酸和茯苓新酸等；当归中共检测到 9 种成分。

（三）药物动力学研究

在关于当归芍药散的药代动力学研究中，陈林霖等的研究通过对大鼠灌胃当归芍药散提取物，利用高效液相色谱法（HPLC）对血浆中的关键成分进行定量分析，揭示了芍药内酯苷、芍药苷、阿魏酸和藁本内酯的吸收特征。研究表明，方中臣药当归归-川芎对君药白芍成分的吸收影响表现为多重吸收现象，同时君药的存在显著降低了臣药成分的血药浓度和生物利用度。

在另一项针对当归芍药散的研究中，罗焕敏等采用相同的高效液相色谱法，测定了昆明种小鼠灌胃后不同时间点体内阿魏酸和芍药苷的血药浓度，并利用药物动力学软件对浓度-时间数据进行拟合，提取了这两种成分的主要药动学参数。这些数据不仅有助于理解当归芍药散中成分的药代动力学特性，也为临床应用提供了重要的实验依据。

六、当归贝母苦参丸

（一）药理学研究

（1）抗炎、抑制前列腺增生：该方能下调增殖细胞核抗原（PCNA）、凋亡抑制蛋白 Bcl-2 的表达、增加 Bcl-2 相关 X 蛋白（Bax）的表达，对丙酸睾酮所致的实验性小鼠良性前列腺增生（BPH）有抑制作用。

（2）抗肿瘤：当归贝母苦参丸的含药血清可以抑制人胃癌细胞系（SGC-7901）、人胃癌细胞（MKN-45）增殖，减弱其侵袭转移能力。

（3）降低顺铂毒副作用：该方具有抑瘤作用和对顺铂化疗的增效减毒作用。

（二）药物化学研究

当归贝母苦参丸的主要成分包括苦参、当归和浙贝母，根据张立富的研究，其中，苦参的有效成分主要由黄酮和生物碱组成，尤其是苦参碱、槐果碱、氧化苦参碱和氧化槐果碱等生物碱被认为是其主要药效成分。当归则含有丰富的挥发油和水溶性成分，包括阿魏酸、丁二酸、烟酸等多种氨基酸，挥发油成分主要为藁本内酯和正丁烯基酞内酯，藁本内酯的含量较高，超过 45%。浙贝母则富含甾醇类生物碱，主要成分包括贝母素甲、贝母素乙、浙贝宁等。

胡杨的研究则通过网络药理学探讨了当归贝母苦参丸在治疗前列腺癌的分子机制，发现槲皮素、木犀草素、芒柄花黄素、谷固醇和豆甾醇等化合物在网络中具有较高的度值，表明这些成分可能作用于多种靶点，从而在抑制前列腺癌的过程中发挥重要作用。研究指出，这些靶点包括前列腺素 G/H 合成酶 2（PTGS2）、热激蛋白 90、自主神经 β2 肾上腺素受体、拓扑异构酶 II α（TOP2A）和雄激素受体等，这些靶点与前列腺肿瘤的发生和发展密切相关，提示在当归贝母苦参丸的治疗过程中，这些靶点可能作为主要靶点被抑制。

七、干姜人参半夏丸

（一）药理学研究

该方降逆止呕的作用明显，对生殖发育无毒性。同时可抑制离体子宫平滑肌的收缩。对孕鼠的生殖功能及胚胎发育未见明显影响，对孕鼠及胎仔无明显的毒性。

（二）药物化学研究

干姜人参半夏丸中各单味药材的化学成分已被系统且广泛地研究。例如，干姜的主要化学成分包括挥发油、姜酚类、二苯基庚烷类和黄酮类化合物。王哲等研究者从干姜中成功分离出 5 个化合物，分别为甲基-6-姜酚、4-姜酚、β-桉醇、2，5-二羟基没药烷-3，10-二烯和 6-姜脑，其中后者 3 种化合物为首次从干姜中分离得到的单体化合物。

（三）药物动力学研究

岳苹等研究发现，干姜人参半夏汤在（5.688g/kg）剂量下对未孕小鼠及致畸敏感期孕鼠未表现出明显毒性，对母鼠心、肝、肾及胎仔指标无显著影响。经过 14 天短期重复灌胃后，干姜人参半夏汤组小鼠外周血及脾脏中辅助性 T 细胞（CD4$^+$T）细胞显著降低，而细胞毒性 T 细胞（CD8$^+$T）细胞显著升高，提示其可能存在一定的免疫抑制作用，需进一步研究作用机制。

八、当 归 散

药理学研究

该方能抑制异常的子宫收缩，可有效改善两种先兆流产动物模型的阴道出血症状；也可以改善促排卵引起的子宫内膜容受性降低状态。

九、白 术 散

（一）药理学研究

该方具有保护胃黏膜、改善肠胃运动、抗心肌缺氧缺血、抗菌、抗炎、镇痛等作用。

（二）药物化学研究

白术散未见全方化学成分的研究报道，单味药的研究较多，例如，白术主要包括挥发油类、内酯类、多糖类及其他成分如尿苷（uridine）、2，6-二甲氧基苯酚（2，6-dimethoxyphenol）、紫丁香苷（syringin）、白鲜碱 A（dictamnosideA）、甘露醇（D-mannitol）等；川芎中主要含有苯酞、生物碱、酚酸、多糖等化学成分。苯酞类成分是川芎中重要的活性成分，挥发油是伞形科植物的特征性成分之一，在川芎中含量较高，主要包括苯酞、烯萜和烯醇类，酚酸类成分也是川芎的主要活性成分，具有多方面的药理作用，其中阿魏酸含量较高，且关于阿魏酸药理活性的相关研究报道也较多，川芎中的生物碱虽具有较强的生物活性，但其含量很少，成分主要有川芎嗪（tetramethylpyrazine，TMP）、1-乙酰基-β-咔啉、腺苷等。川芎中还存在萜类、黄酮、甾体、皂苷、酰胺、脑苷、多糖、苯丙素、聚炔等化学成分。花椒含有挥发油、生物碱、酰胺类、多酚类和黄酮类等多种活性成分；牡蛎的物质组成分为无机质和有机质两部分：无机质以碳酸钙为主，占牡蛎壳质量的90%以上，其中钙元素占（39.78±0.23）%，此外还含有铜、铁、锌、锰、锶等 20 多种微量元素；有机质又分为可溶性有机质和不溶性有机质，其含量随贝壳种类和生长期不同而异。

十、小 柴 胡 汤

（一）药理学研究

该方毒性很小，具有显著的抗炎、保肝利胆、抗肝纤维化、解热、镇痛、解痉、镇静、抗抑郁、抑瘤、抗惊、增强非特异性抗感染免疫、抑制变态反应等作用。其解热、抗炎、增强免疫等作用可缓解寒热往来征象；其抗炎、保肝、解痉及镇痛等作用，可缓解"胸胁苦满"症（在日本则以腹诊中季胁下有抵抗、压痛为特点）；其镇静抗惊、促进消化分泌、镇吐等作用，有助于默默不欲食和心烦喜呕症状的治疗。对柯萨奇 B3m 病毒感染的乳鼠，小柴胡汤有保护心肌及调节细胞免疫作用。

（二）药物化学研究

小柴胡汤单味药材的化学成分分析较多，研究柴胡的主要成分有皂苷类、木脂素类、挥发油类、黄酮类、多糖类、炔类及萜类化合物等，包括柴胡皂苷 A、柴胡皂苷 G、柴胡皂苷 B2、柴胡皂苷 D 等 32 种皂苷类成分，芦丁、槲皮苷、槲皮素、芹菜素等 11 种黄酮类成分，酪氨酸、原儿茶酸等 18 种酸类成分，东莨菪内酯等 4 种其他成分。其中壬二酸、3，5，6-三羟基-4，7-二甲氧基黄酮、13-羟基-9，11-十八二烯酸、甲氧基-十五烷酸为首次从柴胡中发现的化学成分；半夏的主要成分有氨基酸类、生物碱类、有机酸类、挥发油类、黄酮类等；人参的主要成分包括皂苷类、氨基酸类、多糖类、挥发油类、蛋白质类等；甘草含有三萜皂苷类、黄酮类、多糖类、香豆素类、氨基酸类、挥发油类等化学成分；黄芩的主要成分是黄酮及其苷类、萜类、挥发油类、微量元素类等；生姜主要含有黄酮类、姜酚类、嘌呤类、挥发油类、多糖类、氨基酸类成分。其主要成分为姜辣素、姜烯酚、6-姜酮酚、甲基-6-异姜酚、6-异姜酚等；大枣具有生物碱类、核苷类、黄酮类、皂苷类、有机酸类、多糖类、香豆素类等成分。研究中，使用电喷雾液质联用四极杆-飞行时间质谱技术对小柴胡汤中的化学成分分析，共鉴定出 79 种化合物，其中初步鉴定出 69 种生物活性成分，有菊粉、姜辣素相关化合物，有汉黄芩素、白杨素 7-O-β-D-葡萄糖醛酸吡喃糖苷等 30 种黄酮，还有柴胡皂苷 A、柴胡皂苷 D、人参皂苷 Rb1、人参皂苷 Rg2 等 26 种皂苷。Du 等采用高压液相色谱-电喷雾电离四极杆-飞行时间质谱联用从小柴胡汤中分离鉴定出 110 个化合物，其中 26 个化合物来自柴胡、36 个来自黄芩、22 个来自人参、1 个来自半夏、16 个来自甘草、5 个来自生姜、4 个来自大枣；分离鉴定出黄酮-O-葡萄糖醛酸、芹菜素-6，8-二葡萄糖苷、紫薇苷、白杨素-6-C-β-D-吡喃葡萄糖苷-8-C-α-L-阿拉伯吡喃糖、甘草素、甘草素-7-O-葡萄糖苷-4′-O-(1→2)-葡萄糖苷等 44 种黄酮化合物，乙酰赛科西洋皮苷、2′-O-乙酰基-柴胡皂苷、3′-O-乙酰基-柴胡皂苷、三七皂苷 R_2、人参皂苷 Rg_1、人参皂苷 Rd、甘草皂苷 A_3、甘草皂苷 G_2 等 50 种皂苷化合物，3，4-二羟基苯甲酸、咖啡酸、1-(4-羟基-3，5-二甲氧基苯基)-7-(4-羟基-3-甲氧基苯基)庚酮等其他成分。

（三）药物动力学研究

刘晓帆采用高效液相色谱-质谱联用（HPLC-MS）方法测定小柴胡汤在大鼠血浆中黄芩苷和汉黄芩苷的含量，结果显示黄芩苷和汉黄芩苷的半衰期相较于给予黄芩提取物的大鼠组有明显缩短的情况。这一现象表明小柴胡汤中的某些化学成分起到了加快黄芩苷和汉黄芩苷在大鼠体内消除的作用。此外，推测可能存在肝肠循环，帮助理解小柴胡汤的药物代谢过程。

十一、大 承 气 汤

（一）药理学研究

（1）促进胃肠运动：该方具有增加肠蠕动、增加肠胃容积、改善肠管血液循环及降低毛细血管通透性等作用。

（2）解热：该方对脂多糖（LPS）所致发热及脑膜炎发热均有很好的退热效果。

（3）抗炎：该方干预急性肺损伤大鼠，可降低血清促炎因子，升高抗炎因子，并可降低急性胰腺炎患者炎症因子水平，从而抑制炎症反应，以及调节血清淀粉酶水平。

（4）抗胰腺纤维化：通过抑制大鼠胰腺组织 Wnt/β-连环蛋白信号通路（Wnt/β-catenin 通路）的激活，该方对大鼠胰腺纤维化具有明显改善作用。

（5）调节免疫：该方能提高外周血血清免疫球蛋白 A（IgA）、免疫球蛋白 G（IgG）、免疫球蛋白 M（IgM）水平，提高胸腺指数和脾脏指数，对脓毒症大鼠有免疫调节和免疫保护作用。

（6）减轻脑水肿：该方能减轻脑水肿，起到促进脑出血手术患者术后神经功能恢复的作用。

（7）消肿止痛：大承气汤药粉外敷联合红外线照射治疗胫腓骨骨折患者，能减轻患者的肢体肿胀程度和疼痛程度，其疗效优于单纯红外线照射。

（8）调节肠道菌群：该方可降低哮喘小鼠肠道大肠埃希菌和肠球菌的含量、提高乳酸杆菌的含量，恢复肠道菌群结构。

（二）药物化学研究

大黄是大承气汤的重要组成部分，其主要活性成分为蒽醌和蒽酮，具有显著的泻下作用。此外，厚朴则富含木脂素、生物碱、挥发油和黄酮，其中厚朴酚与和厚朴酚含量较高，是其质量控制的重要指标。枳实主要含有黄酮和生物碱，柚皮苷和新橙皮苷为其主要成分。芒硝的主要成分为含水硫酸钠。

在对大承气汤中化学成分的分析中，陆杰等采用超高效液相色谱-线性离子阱-静电场轨道阱高分辨质谱联用技术（UPLC-LTQ-Orbitrap-MS）进行了快速且准确的定性分析，鉴定出73种化合物。这些成分中包括16种黄酮、23种蒽醌、13种木脂素、6种酚类、2种生物碱、5种香豆素及其他成分。这一研究结果进一步阐明了复方的复杂成分构成，为其药理作用提供了科学依据。

（三）药物动力学研究

韩刚等通过高效液相色谱法测定大黄酸在大鼠体内的血药浓度变化，发现其浓度-时间曲线符合二房室模型。同时，大黄及大承气汤的主要药动学参数，如曲线下面积（AUC）和最大血药浓度（C_{max}），显示出显著性差异，说明大承气汤中大黄与其他成分的配伍对大黄酸在大鼠体内的血药浓度产生了降低的影响。

姜丽等采用超高效液相色谱-串联质谱法（UPLC-MS/MS）对大承气汤中多种有效成分进行了深入研究。研究中，探讨了灌胃大承气汤后，芦荟大黄素、大黄酸、大黄素、大黄酚、大黄素甲醚、柚皮苷、橙皮苷、新橙皮苷及厚朴酚等多种成分的体内药物动力学过程。结果表明，这些成分在特定浓度范围内呈现良好的线性关系，且其精密度和回收率均满足生物样品分析的要求，分析过程稳定可靠。

十二、当归生姜羊肉汤

药理学研究

该方治疗寒凝型原发性痛经疗效显著，可以降低视觉模拟评分（VAS）和血清5-羟色胺（5-HT）的含量。

十三、枳实芍药散

（一）药理学研究

（1）调节胃肠功能：该方可以治疗便秘型肠易激综合征；且对慢性应激刺激所致肠道高敏性模型大鼠，可降低肠道的敏感性，调节肥大细胞及其P物质的分泌。

（2）抗炎、抗溃疡：该方能有效治疗实验性溃疡性结肠炎，阻断炎症反应。

（二）药物化学研究

余远盼等的研究通过高效液相色谱技术，比较了枳实与白芍的不同配伍比例以及枳实的生品和炮制品在枳实芍药散中的化学成分差异。研究结果表明，辛弗林、柚皮苷、新橙皮苷等成分在不同配伍比例下的提取率存在显著差异，且炮制过程对化学成分的溶出有影响。例如，清炒和麸炒处理后的枳实，其主要成分含量均高于生品，而炒炭后则显著下降。此外，白芍与枳实的配伍显著提高了芍药内酯苷和没食子酸的含量，提示合理的配伍及炮制过程对化学成分的提取具有重要作用。

此外，王博龙等的研究则基于网络药理学探讨了枳实芍药散的活性成分及其作用靶点与信号通路。通过分析，研究者识别出 26 个主要活性成分及 143 个靶点，并通过构建蛋白互作网络，筛选出 35 个关键靶点。这些靶点主要涉及解热抗炎、神经递质调节及细胞代谢等生物过程。KEGG 信号通路分析则显示，枳实芍药散的药理作用与多个生物过程相关，包括抗炎、神经调节及抗肿瘤等，展现了其在炎症、胃肠及神经系统疾病中的潜在治疗效果。

十四、下 瘀 血 汤

（一）药理学研究

（1）抗炎、保肝降脂：该方通过抑制中性粒细胞浸润及炎症反应，减轻酒精引起的脂肪生成，促进脂肪酸氧化，具有保护肝脏的作用。下瘀血汤及其乙酸乙酯部位组分可有效治疗甲硫氨酸-胆碱缺乏（MCD）诱导的小鼠非酒精性脂肪性肝炎，改善肝脏脂质代谢，抑制炎症反应及血管新生。

（2）抑制肝、肾纤维化：该方能抑制肝星状细胞活化，并诱导其凋亡，调控巨噬细胞功能，抑制肝窦毛细血管化，抗脂质过氧化等，可通过多途径发挥抗肝纤维化作用。下瘀血汤对腺嘌呤致肾纤维化大鼠具有保护作用。

（3）保护肾功能：该方可通过下调 AQP2 明显改善肾组织病理损伤。可降低血糖、增加 SOD 活性和 NO 的含量，保护肾脏，延缓糖尿病肾病的发生。

（4）调节细胞凋亡：该方可抑制裸鼠肝癌细胞移植瘤的生长，促进移植瘤细胞凋亡。

（5）抗凝：该方具有改善热结血瘀模型大鼠血液流变学、血管内皮细胞损伤和微循环的作用。

（二）药物化学研究

邓哲等通过超高效液相色谱-四极杆-飞行时间串联质谱分析鉴定了下瘀血汤的活性成分：共有 49 个成分，其中包括山奈酚、儿茶素、苦杏仁苷、芦荟大黄素、大黄素和大黄酚葡萄糖苷等是其抗肝癌潜在活性成分。研究表明，这些成分通过半胱氨酸蛋白酶 3（CASP3）、雌激素受体 1（ESR1）、过氧化物酶体增生激活受体 γ（PPARG）、原癌基因 MYC（MYC）等多个靶点及途径发挥抗肝癌作用。

十五、竹 叶 汤

药理学研究

该方具有解热、抗菌、抗炎、保护胃黏膜、抑制平滑肌痉挛、抗心肌缺血等作用。

十六、竹 皮 大 丸

药理学研究

（1）抗菌消炎：竹皮大丸中的草药成分具有明显的抗菌消炎作用，可以有效地消除细菌和病毒引起的炎症和感染。

（2）消食化积：竹皮大丸可以刺激胃肠蠕动，促进消化液的分泌，从而有助于消化食物和排泄废物。

十七、白头翁加甘草阿胶汤

（一）药理学研究

该方具有抗炎、解热、抑菌、抗阿米巴原虫、增强免疫能力等作用。

（1）抗氧化：白头翁含有白头翁素，其属于一种特有的植物激素类物质，有较强的抗氧化作用，可以抑制肝脏过氧化物的释放，并增强 SOD 的活性。

（2）清热凉血：白头翁具有凉血、清热、解毒的作用，可用于热毒血痢、温疟、血衄、痔出血等病症的治疗，具有很好的疗效。

（3）杀虫：白头翁还具有杀虫的功效，在体外抗阴道滴虫的试验中，当白头翁的 60% 乙醇浸膏或水提液浓度达到 5% 时，5 分钟左右即可杀灭滴虫。

（4）镇静镇痛：白头翁中的白头翁素具有镇静、镇痛及抗痉挛的作用，效果通常较好。

（5）抗病毒：白头翁还可以用于辅助治疗流行性感冒，具有很好的抗病毒疗效。

（6）抑菌：白头翁中含有白头翁素，对葡萄球菌、链球菌、白喉杆菌等有明显的抑制作用。

（二）药物化学研究

白头翁加甘草阿胶汤中各单味药材的化学成分已被系统且广泛地研究。如白头翁中含有三萜皂苷类、三萜酸类、香豆素类、木脂素类、脂肪酸类以及小分子类等；炙甘草主要包括三萜皂苷类、黄酮类及多糖类等成分；阿胶由蛋白及其降解产物、硫酸皮肤素和透明质酸等糖胺多糖类物质和其他小分子物质组成；秦皮的特征性成分主要是香豆素类、木脂素类及环烯醚萜类化合物；柏皮中含有栀子苷、小檗碱和甘草酸等；黄连的化学成分主要包括生物碱类、木脂素类、黄酮类、酸性成分等。

（三）药物动力学研究

白头翁皂苷 B4（anemoside B4）作为白头翁中主要的抗炎活性成分，在治疗肺部炎症方面具有潜力。刘春雨等开展相关研究以评估其经肺部给药的可行性。在药代动力学方面，发现白头翁皂苷 B4 经全身给药后，其肺组织渗透性不佳。然而，经气管肺部给药后，白头翁皂苷 B4 能够在肺内充分滞留。经测算，肺组织局部生物利用度相比静脉给药要高出 1000 倍以上，并且在肺部的抗炎药物浓度能够维持长达 48 小时之久。同时，结合体外气溶胶液滴粒径分布及其空气动力学特性评价结果，以及在脂多糖（LPS）诱导小鼠肺损伤模型中的抗炎实验结果进行综合分析。得出结论：吸入给药是白头翁皂苷 B4 治疗肺部炎症的理想给药途径。

十八、胶 姜 汤

（一）药理学研究

现代药理学研究表明，阿胶中的胶原蛋白和氨基酸成分通过促进血红蛋白合成和血小板生成，改善贫血和出血症状，多糖成分具有免疫调节作用。阿胶还可促进骨髓修复、抗炎、抗肿瘤、抗疲劳以及抗衰老等作用。干姜中的姜辣素通过抑制 COX-2 和 NF-κB 通路发挥抗炎作用，促进血液循环，改善寒凝血瘀症状。

（二）药物化学研究

胶姜汤中各单味药材的化学成分已被系统且广泛地研究。如干姜的化学成分主要为挥发油类、姜辣素类、二苯庚烯烷类。阿胶的主要化学成分为胶原蛋白、氨基酸、多糖和微量元素。

但是对胶姜汤全方化学成分研究几近空白。《金匮要略》，其第二十二篇讲："妇人陷经，漏下黑不解，胶姜汤主之。"张磊教授运用乌贼鱼骨丸合胶姜汤加减治疗冲任不固之崩漏。

（三）药物动力学研究

目前，关于胶姜汤的药物动力学研究较少，多数研究集中在单药的药物动力学特性上。王丽等研究发现，阿胶小分子肽和氨基酸易于吸收，但大分子胶原蛋白的生物利用度较低。阿胶中的氨基酸成分主要通过肠道吸收，半衰期较短。干姜中的姜辣素具有较高的生物利用度，但其代谢较快，半衰期较短，主要通过肝脏代谢，其代谢产物具有一定的生物活性。

十九、半夏厚朴汤

（一）药理学研究

（1）抗炎、保护神经元：该方能抑制 LPS 诱导的小胶质细胞炎症反应，并在人神经母细胞瘤细胞中表现出神经保护作用。

（2）抗抑郁：该方可改善卒中后抑郁（PSD）大鼠的抑郁症状，减少梗死面积，减低炎症反应。

（3）止呕、镇痛：该方可以治疗顺铂导致的水貂之呕吐；还能减少冰醋酸所致的小鼠扭体次数，有良好的镇痛效果。

（4）促进消化道功能：该方能拮抗顺铂对小鼠胃肠排空的抑制作用，且与吗丁啉作用相当，使胃残留率显著降低，小肠推进率也显著增加。

（5）镇静：方中紫苏和厚朴对喉反射有抑制作用。该方对于气道及食管无器质性病变的患者，在发生神经性疾病、支气管炎或哮喘时，常可收到显著的疗效。

（二）药物化学研究

沈璐团队采用超高效液相色谱-四极杆-静电场轨道阱高分辨质谱联用技术，结合二级质谱数据、保留时间，与相关数据库和文献进行比对，共鉴别了半夏厚朴汤中 90 种化合物，主要包括苯丙素类、氨基酸类、黄酮类和三萜类成分。半夏所含化学成分主要包括生物碱类、多糖、挥发油、有机酸、半夏蛋白、氨基酸以及微量元素等；厚朴主要有苯丙素和木脂素类、挥发油、苷类、黄酮类和生物碱等，其中厚朴酚、和厚朴酚等脂溶性成分含量较高；茯苓以三萜类及多糖为主要活性物质，除此之外还有甾醇类、挥发油以及氨基酸类化合物。

（三）药物动力学研究

马莎莎等研究认为，使用液相色谱-串联质谱联用技术能够在大鼠灌胃给予半夏厚朴汤复方水煎液后，同时监测目标成分厚朴酚与和厚朴酚在大鼠血浆中的浓度情况。通过这种方法，得以开展半夏厚朴汤中厚朴酚与和厚朴酚在大鼠体内的药代动力学研究。

二十、甘麦大枣汤

（一）药理学研究

（1）调节肠道菌群：该方可有效改善注意缺陷多动障碍模型 SHR 大鼠的核心症状，上调前额叶皮质层多巴胺受体 D1（DRD1）、多巴胺受体 D2（DRD2）表达，同时影响肠道菌群的分布。

（2）抗抑郁、抗焦虑：该方通过调整抑郁症患者的 5-HT、中性粒细胞（NE）水平，能治疗抑郁症，并通过降低小鼠脑内海马区 5-HT 的含量，发挥抗焦虑作用。

（3）降脂、改善微循环：该方能显著降低血清总胆固醇（TC）、甘油三酯（TG）、血清低密度脂蛋白胆固醇（LDL-C）的含量，降低全血黏度、血浆黏度和血细胞比容值。

（4）调节免疫：该方可明显升高患者的 IgA、IgG、IgM 水平，升高 NK 细胞绝对数水平，能提高恶性肿瘤抑郁症患者的免疫功能，改善其生活质量。

（二）药物化学研究

蒲莲莲等采用超高效液相色谱-四极杆-飞行时间质谱联用技术（UPLC-Q-TOF-MS/MS）技术分析、鉴定了甘麦大枣汤的主要化学成分，共分析鉴定出 95 个化合物，包括黄酮类、萜类、有机酸类、氨基酸类以及其他类，进一步筛选出 12 个关键活性成分，通过网络拓扑分析获得核心靶点，并对其抗抑郁的作用机制进行了探讨。

二十一、小 青 龙 汤

（一）药理学研究

（1）抗炎：该方可显著降低小鼠肺部炎症水平评分，降低血清白细胞介素-1β（IL-1β）、TNF-α、转化生长因子 β（TGF-β）、环氧化酶-2（COX-2）的含量，显著升高 IκBα 的含量，减轻慢性阻塞性肺病（COPD）小鼠气道炎症和气道重塑。该方可抑制细胞外信号调节激酶/c-Jun 氨基末端激酶（ERK/JNK）、p38 丝裂原活化蛋白激酶（p38MAPK）信号通路活化，改善肺功能，治疗老年慢性支气管炎急性发作期。

（2）抗过敏：该方有抗组胺作用，可提升血清中 TGF-β、IL-10 水平，降低 IL-17 水平，明显改善肺气虚寒型变应性鼻炎患者生活质量。

（3）平喘：该方对豚鼠离体气管之平滑肌有松弛作用，并有抗乙酰胆碱能神经作用，对支气管有解痉作用，其方中的解痉成分水溶性较差而乙醇溶性较好。

（二）药物化学研究

陈科伶等研究采用高效液相色谱法分析小青龙汤的化学成分，发现其化学成分为芍药苷、甘草苷、桂皮醛、甘草酸和五味子醇甲。这为理解小青龙汤的药效物质基础提供了一定的依据。

（三）药物动力学研究

怡悦等在小青龙汤对盐酸氮卓斯汀的药物动力学研究中发现，口服小青龙汤对静脉注射盐酸氮卓斯汀的血药浓度无影响，但经口给予盐酸氮卓斯汀后再服用小青龙汤可显著降低氮卓斯汀最大浓度并延长平均滞留时间，推测为不溶性复合物形成所致。

张奇等采用高效液相色谱法，以盐酸麻黄碱为测定指标，研究青龙贴和小青龙汤的单剂量给药后的血药浓度及生物利用度，研究结果显示，青龙贴剂的效应持续平稳，能够有效避免肝脏首过效应及对胃肠道的刺激，且效果优于小青龙汤。这项研究为小青龙汤的经皮给药途径提供了重要的药物动力学参考，进一步支持了其在临床应用中的潜力。

二十二、泻 心 汤

（一）药理学研究

（1）抗动脉粥样硬化（AS）：泻心汤效应成分可通过降低炎症因子 IL-1β、IL-6、TNF-α 的分泌和 mRNA 的表达，抑制内皮细胞炎症反应，从而发挥抗 AS 作用。

（2）止血与抗凝双向调节：泻心汤可作用于内源性凝血系统，通过促进血管收缩达到止血和凝血作用，且对胃黏膜损伤具有保护作用。

（3）抗菌：泻心汤通过大黄素、小檗碱和黄芩苷的多成分协同作用，破坏细菌细胞膜完整性、抑制 DNA 复制及毒力因子表达，对金黄色葡萄球菌（包括 MRSA）和淋球菌等病原体表现出广谱抗菌活性，并与苯唑西林等抗生素联用产生协同效应（FIC 指数≤0.5）。

（4）抗炎：泻心汤通过抑制 NF-κB 和 MAPK 信号通路，下调 TNF-α、IL-6、IL-1β 等促炎因子表达，并减少 COX-2/iNOS 介导的 NO 和 PGE2 生成，从而发挥多靶点抗炎作用。

（5）抗细菌内毒素作用：熊玉霞等研究表明，泻心汤全方及拆方（单味药）均具有抗内毒素活性，其水溶部位通过抑制内毒素介导的炎症反应及细胞毒性发挥作用。

（6）降血糖作用：韩超等观察了泻心汤对正常、四氧嘧啶（ALX）致糖尿病（DM）小鼠以及地塞米松致胰岛素抵抗（IR）、糖耐量减退（IGT）模型大鼠的影响。结果表明，泻心汤能拮抗 ALX 诱导的小鼠高血糖，明显降低正常小鼠 ALX-DM 模型小鼠的空腹血糖，改善地塞米松致 IR 大鼠模型的 IGT，降低病鼠的 FBG 及口服葡萄糖后 2h 血糖。以上结果提示，泻心汤具有类似磺脲类药物和双胍类药物的降糖作用。

（二）药物化学研究

大黄的主要化学成分包括蒽醌类、蒽酮类、二苯乙烯类、苯丁酮类、多糖类、鞣质类和挥发油等。黄连化学成分主要包括生物碱、脂类、多糖类等。黄芩所含主要化学成分有黄酮类、挥发油、萜类、有机酸等。

（三）药物动力学研究

严东明等研究发现，小鼠灌服泻心汤后血浆中检测到黄芩苷、汉黄芩苷和另一黄酮类成分，其中黄芩苷含量最高。泻心汤灌胃给予 4.5g/kg、9g/kg、18g/kg 后，黄芩苷主要药代学参数分别为：$T_{1/2}$＝2.77h、5.69h、6.20h，$AUC_{0-\infty}$＝9.09mL·μg^{-1}·h^{-1}、23.49mL·μg^{-1}·h^{-1}、39.57mL·μg^{-1}·h^{-1}，C_L＝12.52L·h^{-1}·kg^{-1}、6.962L·h^{-1}·kg^{-1}、11.50L·h^{-1}·kg^{-1}，V_d＝50.11L/kg、79.56L/kg、102.95L/kg，C_{max1}＝1.89μg/mL、3.32μg/mL、4.79μg/mL（Tp1＝0.08h），C_{max2}＝1.46μg/mL、2.57μg/mL、4.16μg/mL（Tp2＝3h）。结论：泻心汤中黄酮类成分可以吸收进入体内，其中以黄芩苷为主。

二十三、温 经 汤

（一）药理学研究

（1）调节性激素：该方能调节大鼠的性激素，对运动性月经失调有防治作用，又能明显增加大鼠间脑-脑垂体灌流实验中黄体生成素的分泌。在垂体前叶细胞培养中，温经汤能降低催乳素的释放。

（2）改善子宫功能：该方通过下调子宫内膜血管内皮生长因子（VEGF）的表达，上调白血病抑制因子（LIF）、STAT3、磷酸化信号转导和转录激活因子 3（P-STAT3）的蛋白表达水平，增加子宫内膜厚度，修复虚寒证模型大鼠子宫内膜的损伤，治疗妇科虚寒证。

（3）诱导细胞凋亡、调节免疫：该方能改善低氧应激，诱导细胞凋亡，防治子宫内膜异位症。温经汤加味治疗肾虚血瘀证子宫内膜异位症的疗效确切，有解除局部微环境免疫抑制状态和阻断微血管新生的作用。

（4）增加耐力：该方能使小鼠在冷水中的游泳时间显著延长。

（5）改善血液流变学：该方用于实验性虚寒型血瘀大鼠，能明显改善血液流变学多项指标。

（6）镇痛：该方能减少醋酸所致小鼠扭体反应次数，延长扭体反应出现的时间。

（7）促进造血：该方可升高急性大出血小鼠的血红蛋白含量和红细胞数量。

（二）药物化学研究

李秋桐等建立了温经汤物质基准的特征指纹图谱，并阐明了温经汤中桂皮醛和甘草酸等7种药效成分在饮片-水煎液-冻干粉的量值传递规律，评价了温经汤物质基准的可靠性和科学性。

李军鸽等通过实验研究显示温经汤中阿魏酸、莪术醇、莪术二酮等成分具有改善血供的作用，同时阿魏酸、莪术醇以及人参三萜皂苷类、藁本内酯、丹皮酚、芍药苷、芍药内酯苷、甘草总黄酮、甘草皂苷、甘草次酸等具有抗炎镇痛的作用，此外，槲皮素、芹菜素、山柰酚、黄芩素、柚皮素、肉桂酸、桂皮醛等成分也是温经汤中发挥药理作用的重要成分。

二十四、土 瓜 根 散

药理学研究

该方具有抗凝、降脂、改善微循环的作用，可降低全血黏度、血浆黏度及血细胞比容，降低纤维蛋白原的含量，降低甘油三酯的含量和 β 脂蛋白的含量，改善纤维蛋白原及血小板黏附率异常，抑制血小板聚集，改善微循环。

二十五、旋 覆 花 汤

（一）药理学研究

该方能有效阻断大鼠肝纤维化，抑制肝窦毛细血管化的形成，可证明活血化瘀为主的方药治疗肝纤维化的有效性。

（二）药物化学研究

旋覆花是旋覆花汤中的主要组成成分之一，牛峥等研究表明旋覆花主要含有倍半萜类、黄酮类、其他萜类、甾体类、挥发油、多糖类等多种化合物。

（三）药物动力学研究

旋覆花在旋覆花汤中占据重要地位。石晓伟研究运用液质联用技术，在大鼠灌胃给予欧亚旋覆花提取物后，对其血浆中的化学成分展开研究，并探究这些成分的药代动力学情况。通过对血浆中化学成分的鉴定以及药代动力学参数的获取等工作，为后续进一步探讨旋覆花汤的作用机制提供了坚实的基础。

二十六、大黄甘遂汤

（一）药理学研究

该方具有导泻、利尿、减轻肝纤维化作用。能上调肝硬化大鼠腹膜水通道蛋白 1（AQP-1）的表达，发挥其利尿作用；能抑制贮脂细胞的激活和转化，减少成纤维细胞的生成，对四氯化碳（CCl_4）导致的小鼠肝纤维化有明显的治疗作用。

（二）药物化学研究

大黄是大黄甘遂汤的主要组成之一，其主要化学成分包括蒽醌类、蒽酮类、二苯乙烯类、苯丁酮类、多糖类、鞣质类和挥发油等。

甘遂也是大黄甘遂汤的主要组成之一，其主要化学成分为假白榄烷型二萜和巨大戟烷型二萜、大戟烷型和甘遂烷型三萜。

阿胶主要成分为蛋白质、氨基酸、微量元素以及硫。其中氨基酸是含量最丰富的化学成分，包括苏氨酸、缬氨酸、甲硫氨酸、异亮氨酸、亮氨酸、苯丙氨酸和赖氨酸 7 种人体必需氨基酸，尤其以甘氨酸和脯氨酸的含量较高。阿胶中的蛋白质含量在 74.56%~84.94%之间，主要为胶原蛋白。阿胶中还含有多糖，其中硫酸皮肤素是已分离出的一种。

二十七、抵 当 汤

药理学研究

（1）改善微循环、抗凝：该方可有效缓解糖尿病心肌病患者临床症状，改善血流动力学指标；早期干预可增强血管内皮细胞（VEC）间黏附连接，增强血管稳定性，改善血管通透性，延缓糖尿病大血管病变的发展。该方能显著降低全血黏度、血浆黏度及血细胞比容，亦降低纤维蛋白原的含量。通过老年期血管性痴呆治疗实验研究表明，该方有改善记忆作用，并改善血液流变学和微循环。这证实了中医治疗"久瘀血……喜忘"的宝贵经验。

（2）调节细胞凋亡、保护神经细胞：该方能调控大鼠脑组织中 Bax、Bcl-2 及半胱氨酸天冬氨酸蛋白酶-3（Caspase-3）凋亡相关基因表达，可抑制过度的内质网应激损伤，对脑出血半暗带区的神经细胞有保护作用，能减轻细胞凋亡，从而达到治疗急性脑出血的效果。

（3）调节糖脂代谢：该方具有降脂效应，可有效地抑制大鼠实验性颈动脉损伤后再狭窄，可升高血清脂联素水平，降低血清瘦素水平，对胰岛素抵抗模型大鼠发挥调节糖脂代谢作用。

（4）调节免疫：该方可使细胞间黏附分子-1（ICAM-1）和血管细胞黏附分子-1（VCAM-1）表达减少，延缓糖尿病大鼠视网膜病变的发展，可降低慢性前列腺炎大鼠的前列腺组织匀浆中 TNF-α、IL-6、IgG 的含量，从而改善免疫功能。

二十八、矾 石 丸

该方具有抗阴道滴虫、抗菌、抗炎、抗病毒等作用。

二十九、红 蓝 花 酒

（一）药理学研究

红花药理作用多样而广泛，具有降压、抗心律失常、抗缺氧、补充微量元素、调节生殖和免疫功能、抗肿瘤等作用。

（二）药物化学研究

红花的化学成分复杂，包括黄酮类、聚乙炔类、吲哚类、甾醇类、木质素类、脂肪酸、挥发油、烷基二醇类、有机酸类和甾醇类等化合物 200 多种。韩炜等利用溶剂提取和硅胶柱层析，对红花地上部分的化学成分进行研究，通过理化常数和波谱解析，鉴定了 4 个单体化合物，分别为棕榈酸、羽扇豆醇、β-谷甾醇、羽扇豆醇棕榈酸酯。

三十、小 建 中 汤

（一）药理学研究

（1）改善胃肠功能：在空肠和结肠组织中分布有瞬时受体电位锚蛋白 1（TRPA1）、5-HT、5-羟色胺受体 3 型（5-HT3R）和 5-羟色胺受体 4 型（5-HT4R），TRPA1 激活后可使 5-HT、5-HT3R 和 5-HT4R 释放增加而促进胃肠道蠕动。小建中汤可恢复高脂饮食诱导的大鼠胃肠功能紊乱。

（2）抗炎、抗溃疡、镇痛：该方能够减轻高脂饮食诱导的肠道疼痛和炎症反应；能抑制 TRPA1 通道的活性，减少其下游炎症物质释放，改善胰腺炎症，缓解腹部疼痛。

（3）调节免疫、抗疲劳：该方能够提升脾虚泄泻幼鼠的特异性免疫功能，提高肠黏膜模型免疫球蛋白 A（SIgA）的分泌水平；能提高小鼠抗疲劳能力，提高代谢产物清除率，增强机体能源物质稳定性。

（4）调节肠道菌群：可以促进拟杆菌属、普雷沃菌属的生长，而抑制螺杆菌属、大肠埃希菌属的生长，调节肠道菌群。

（5）抗抑郁：该方通过改善大鼠自主活动，可有效逆转慢性不可预知温和应激（CUMS）大鼠抑郁样行为，具有明确的抗抑郁作用。

（二）药物化学研究

贾暖等研究基于网络药理学探讨小建中汤治疗抑郁症多靶点、多通路的作用机制，结果从小建中汤中筛选出 68 个活性成分，包括荷叶碱、可可碱、左旋千金藤啶碱等；共得到 144 个与抑郁症相关的重合靶点，根据网络节点自由度筛选出核心作用靶点基因 36 个。由此得出结论，小建中汤治疗抑郁症具有多靶点、多途径、多通路的特点。

三十一、肾 气 丸

（一）药理学研究

（1）调控骨脂代谢：该方通过 AKT 通路调控骨脂代谢，治疗小鼠绝经后骨质疏松肾阳虚证。

（2）改善肾功能、抗肾纤维化：该方可以提高腺嘌呤与单侧输尿管梗阻（UUO）诱发慢性肾衰竭模型大鼠的生存质量，改善肾功能，减少 24 小时尿蛋白定量，减轻肾脏的病理损害，降低肾脏纤维化损伤程度。

（3）调节肠道菌群、改善肠道功能：该方通过恢复阳虚体质的肠道菌群结构及代谢变化，可改善阳虚体质症状；可改善衰老大鼠的十二指肠黏膜消化酶的表达，使吸收细胞分化增多，并提高十二指肠黏膜上皮分化能力。

（4）抗氧化、抗衰老：该方可提高机体清除氧自由基的能力、提高抗氧化功能、减缓细胞端粒缩短效应，发挥延缓衰老的药理作用。

（5）调节内分泌与生殖：该方能升高下丘脑-垂体-肾上腺轴（HPA）中血清促肾上腺皮质激素（ACTH）和皮质醇的含量、下丘脑-垂体-甲状腺轴（HPT）中血清促甲状腺激素（TSH）、三碘甲状腺原氨酸（T_3）、甲状腺素（T_4）的含量，改善肾阳虚证；能促进精子生成，也可改善卵巢功能，重建生殖内分泌的生理平衡，达到调经种子之功效。

（6）调节糖脂代谢：该方在糖尿病的不同时期，均有显著的维持体重及降低空腹血糖的作用，对调节脂代谢具有积极作用。

（7）抗炎、调节免疫：该方能提高机体免疫力，调节前列腺局部免疫功能，降低前列腺内炎症细胞因子，减轻炎症细胞浸润，抑制纤维组织增生，恢复前列腺分泌功能。

（8）利尿：体外实验研究发现，以肾气丸含药血清干预大鼠肾小管上皮细胞，可调节"精氨酸加压素 2 型受体-环磷酸腺苷-蛋白激酶 A-水通道蛋白 2（V2R-cAMP-PKA-AQP2）"通路，表明肾气丸有利尿作用。

（9）平喘：该方可以改善肾阳虚哮喘大鼠体内激素分泌水平，治疗肾阳虚哮喘。

（10）调节细胞凋亡：该方能减少肝细胞的脂性凋亡，有防治大鼠非酒精性脂肪性肝炎的作用。

（二）药物化学研究

研究人员通过建立小鼠模型，评估了肾气丸的治疗效果，并利用超高效液相色谱-四极杆-飞行时间质谱（UPLC-Q-TOF-MS）对其成分进行了深入分析，识别出 97 个体外成分和 24 个体内成分。其中，8 个成分显示出显著的线粒体保护作用，附子碱和芍药苷被认为能够激活腺苷酸活化蛋白激酶（AMPK），进而增强腺苷酸活化蛋白激酶-乙酰辅酶 A 羧化酶-肉碱棕榈酰转移酶 1-乙酰辅酶 A 脱氢酶（AMPK-ACC-CPT1-ACADM）途径的线粒体功能，有效减轻肝损伤。

李文兰等标定出 14 个指纹特征峰，该方法具有良好的稳定性和重现性。这一指纹图谱不仅为金匮肾气丸的质量评价提供了重要参考，同时也结合了复方药物及单味药的物质信息，进一步确定了药效部分特征峰的来源。

（三）药物动力学研究

中成药金匮肾气丸（PCM-JKSQP）是临床有效治疗肾阳虚证（KYDS，一种伴有肾脏损伤的代谢性疾病）的经典复方，但其活性成分和治疗机制尚不明确。研究将肉桂酸、丹皮酚、马钱素、莫诺苷、芹黄素和茯苓酸 A 这 6 种化合物作为活性成分进行药代动力学分析，并认为这 6 种活性成分可能主要通过丝裂原活化蛋白激酶（MAPK）、缺氧诱导因子-1（HIF-1）和磷脂酰肌醇 3-激酶-蛋白激酶 B（PI3K-AKT）信号通路及其核心靶点发挥治疗作用。药代动力学结果还表明，尽管肉桂酸和丹皮酚代谢迅速，半衰期和保留时间短，但这 6 种成分吸收很快；马钱素和莫诺苷的峰浓度并不高，芹黄素和茯苓酸 A 的保留时间较长。

李文兰等的研究旨在探讨金匮肾气丸（包含熟地黄、肉桂、附子、泽泻等成分）里桂皮酸与丹皮酚在新西兰兔体内的药代动力学规律。采用反相高效液相色谱法（RP-HPLC）测定新西兰兔口服金匮肾气丸后桂皮酸与丹皮酚的血药浓度。研究结果显示，桂皮酸的线性范围为 0.06～15μg/ml（相关系数 $r=0.9997$），最低检测浓度是 0.054μg/ml，其在兔体内的药动学过程符合二室模型；丹皮酚的线性范围为 0.2～10μg/ml（$r=0.9999$），最低检测浓度为 0.02μg/ml，在兔体内的药动学过程符合一室模型。此研究揭示了复方给药后这两种成分在兔体内的药代动力学规律。

三十二、蛇 床 子 散

该方具有抗滴虫、抗菌、抗真菌、抗心律失常、抗过敏、祛痰、平喘、性激素样及增强免疫能力等作用。外用蛇床子散熏洗，对细菌性阴道炎、滴虫性阴道炎、外阴阴道假丝酵母菌病、非特异性阴道炎等，具有较好的抑菌和止痒作用。

三十三、狼 牙 汤

有研究认为，方中狼牙即仙鹤草之嫩芽，有抗菌、抗寄生虫、抗病毒、抗疟、抗肿瘤、抗炎、降血糖、止血等作用。该方对于滴虫、细菌双重感染所致者，疗效尤佳。

三十四、猪膏发煎

该方具有保肝利胆、保护胃黏膜、改善微循环、抗疲劳等作用。

第三节 《金匮要略》妇人病方药现代研究展望

《金匮要略》为中医药现代研究提供了宝贵的资源和启示。本文通过对《金匮要略》妇人三篇中方药的现代临床研究以及相关药理作用进行简单分析，旨在为现代研究仲景方药提供一定方向。当归散、大承气汤、白头翁加甘草人参汤、旋覆花汤缺乏治疗妇科疾病的现代研究，故未纳入讨论。最后，提出了现阶段方药的现代研究的不足以及改进方向，以期为仲景方药的发展和创新提供参考。

一、妇人病篇独有的方剂

该部分讨论的是《金匮要略》妇人三篇特有的方剂，此类方剂以治疗妇科疾病为主。本章归纳总结这些方剂的现代临床研究进展以及其药理作用，分析它们在治疗妇科疾病中的作用机制，同时简单介绍了它们治疗其他方面疾病的进展。

（一）桂枝茯苓丸

桂枝茯苓丸可用于治疗慢性盆腔炎、子宫内膜异位症、子宫肌瘤、卵巢囊肿、多囊卵巢综合征、乳腺增生、不孕症、痛经、异位妊娠、子宫内膜息肉术后复发、人工流产后的子宫收缩痛和阴道出血、功能失调性子宫出血、月经不调、卵巢癌、宫颈癌、子宫内膜癌、乳腺癌等妇科疾病。桂枝茯苓丸的治疗效果主要和以下几个方面有关。

第一，桂枝茯苓丸可以通过调节性激素和细胞因子水平来治疗卵巢囊肿、子宫内膜异位症、月经不调、多囊卵巢综合征和原发性痛经等疾病。尤俊文等证实了桂枝茯苓丸联合加味逍遥丸可以通过减少性激素黄体生成素（LH）、卵泡刺激素（FSH）、雌二醇（E_2）的水平，同时降低促炎细胞因子 IL-6 和 TNF-α 的水平，减轻炎症反应，最终缩小卵巢囊肿的体积。丁宁等发现桂枝茯苓丸联合孕三烯酮胶囊通过降低促炎细胞因子 IL-2、IL-8 水平来减轻炎症，降低血管内皮生长因子（VEGF）水平降低血管生成，并提高 FSH 和 E_2 水平治疗子宫内膜异位症。刘芹等证实桂枝茯苓丸联合米非司酮通过降低孕酮（P）、FSH、LH、E_2 水平治疗子宫肌瘤。田颖等证实桂枝茯苓丸联合炔雌醇环丙孕酮片及二甲双胍通过调节 FSH、T、LH 和 E_2 等性激素水平治疗多囊卵巢综合征。王大为等证实了桂枝茯苓胶囊通过提高 E_2 水平并降低 IL-1β、TNF-α 和 β-内啡肽来减轻炎症反应，极大地缓解了原发性痛经。周丽娟等证实桂枝茯苓丸合大柴胡汤通过降低黄体生成素和睾酮素调节月经周期，同时改善患者的痤疮。

第二，桂枝茯苓丸还通过抑制 VEGF、基质金属蛋白酶（MMP）水平，减少血管生成，从而抑制肿瘤及异位内膜的生成，可用于治疗子宫肌瘤和子宫内膜异位症。潘清洁等发现桂枝茯苓丸通过减少大鼠的 VEGF 和缺氧诱导因子-1α 水平阻止血管生成来治疗子宫内膜异位症和子宫肌瘤。陈光元等发现桂枝茯苓丸可以下调 MMP-2、MMP-9 来阻碍异位内膜的种植、转移和侵袭。

第三，桂枝茯苓丸还通过免疫调节治疗子宫内膜异位症和卵巢癌等疾病。韩晶等发现桂枝茯苓丸可以提升大鼠血清免疫球蛋白 Ig A、Ig M、Ig G 水平，孙秀丽等发现桂枝茯苓丸可以提高患者的外周血 CD3[+]、CD4[+]、CD4[+]/CD8[+]水平，降低 CD8[+]水平，说明桂枝茯苓丸通过减少 T、B 淋巴细胞分化，抑制单核巨噬细胞活化，增强免疫功能，治疗子宫内膜异位症和卵巢癌。

第四，桂枝茯苓丸还通过调节细胞的自噬、周期等治疗乳腺癌、卵巢癌和盆腔炎等疾病。桂枝茯苓丸通过阻滞 MCF-7 细胞的 DNA 合成期，抑制癌细胞增殖，从而发挥对乳腺癌的治疗作用。此外，它还能通过上调荷瘤鼠的 $p21^{waf/cip}$ 表达，阻碍肿瘤细胞增殖，抑制卵巢癌肿瘤的生长。桂枝茯苓丸还可以通过上调 caspase-3、caspase-8 的表达，促进大鼠子宫组织中炎症细胞的凋亡，从而抑制炎症反应，改善盆腔炎症。

桂枝茯苓丸还可以通过调控多种信号通路治疗各种妇科疾病。例如桂枝茯苓丸通过激活 PI3K/AKT/mTOR 信号通路治疗多囊卵巢综合征；通过抑制 NGF/Erk 信号通路和提高升高 β-内啡肽来止痛，缓解子宫内膜异位症的疼痛；通过抑制 PI3K/AKT/mTOR 和 JAK2/STAT3 信号通路、调控 VEGF/VEGFR2 信号通路减缓肿瘤生成。

除了治疗妇科疾病之外，桂枝茯苓丸还可以治疗糖尿病及其并发症，通过降血糖、抗氧化降低血液黏度并促使血管扩张从而治疗 2 型糖尿病，激活 Keap1/Nrf2/ARE 通路治疗糖尿病周围神经病变，激活 Nrf2/ARE 通路治疗糖尿病肾病。此外，桂枝茯苓丸还能通过抑制 NF-κB/Snail 信号通路所介导的上皮间质转化改善气道重塑来治疗慢性阻塞性肺病，以及通过抑制炎症和改善尿动力学治疗慢性前列腺炎和通过改善纤维组织的血液流变学治疗肝纤维化。

（二）芎归胶艾汤

芎归胶艾汤在《金匮要略》中又名胶艾汤，主要用于治疗子宫出血、崩漏、贫血、胎动不安、先兆流产、子宫腺肌病、月经不调、痛经、子宫肌瘤、慢性盆腔疼痛等妇科疾病。芎归胶艾汤主要通过以下 3 个方面来治疗上述的妇科疾病。

第一，芎归胶艾汤通过调节雌激素水平、激活凝血系统、促进子宫收缩来止血，从而治疗子宫出血、崩漏。赵丕文等证实芎归胶艾汤通过调节雌激素受体（ER）介导的雌激素水平来促进子宫内膜增生和创面修复，从而治疗子宫出血。李祥华等证实芎归胶艾汤通过调节血栓素 B_2 和 6-酮-前列腺素 $F_{1α}$ 的水平，同时激活凝血系统，以起到止血作用。

第二，芎归胶艾汤通过提升血细胞水平起到补血作用以治疗贫血，并且芎归胶艾汤的补血作用可能和其正丁醇部位相关。贾梅等证实芎归胶艾汤的正丁醇部位提取物可以升高血虚模型大鼠的红细胞、白细胞和血小板水平，而从芎归胶艾汤的其他部位提取物没有发现这种功能。

第三，芎归胶艾汤可以通过调节免疫反应，提高患者的免疫功能，其安胎功效可能来源于其调控免疫反应与性激素的能力，从而治疗胎动不安、先兆流产、习惯性流产等疾病。王健人等发现芎归胶艾汤可以通过提高患者的 P、E_2、β-HCG 的水平来治疗寒凝血瘀型胎动不安。张强等证实芎归胶艾汤通过降低 Th1 型细胞因子水平并提高 Th2 型细胞因子水平来减轻炎症反应，从而保证胚胎着床和妊娠维持处于正常水平。

除了治疗妇科疾病之外，芎归胶艾汤还可以治疗特发性血小板减少性紫癜，或通过提高血小板计数和血红蛋白水平治疗过敏性紫癜，还有证据表明胶艾汤能有效改善全膝关节置换患者术后贫血及膝关节功能，并可以用于治疗乳糜尿、血尿等疾病。

（三）当归芍药散

当归芍药散主要用于治疗痛经、慢性盆腔炎、盆腔炎性包块、卵巢囊肿综合征、妊娠高血压综合征、早发性卵巢功能不全、子宫内膜异位症、输卵管积液、多囊卵巢综合征等妇科疾病。当归芍药散主要通过以下 4 种机制治疗这些妇科疾病。

第一，当归芍药散通过调控前列腺素（PGF）水平来止痛，从而治疗痛经。莫小梅等发现当归芍药散加减可以极大地缓解脾虚血瘀型痛经，经当归芍药散治疗后 PGE_2 水平升高，$PGF_{2α}$、$PGF_{2α}/PGE_2$ 水平降低。

第二，当归芍药散通过调节免疫反应、提高免疫功能、调节炎症反应，治疗盆腔炎性疾病。赵志成等发现当归芍药散中的活性成分，如山柰酚、β-谷甾醇等可以抑制炎症因子释放，并激活特异性免疫系统,有望治疗盆腔炎性疾病。木则帕尔·太来提等发现当归芍药散通过抑制 NF-κB 相关蛋白表达、促进炎症细胞因子分泌来治疗慢性盆腔炎。高升等发现当归芍药散可以调节免疫细胞水平,如降低 CD8$^+$细胞和淋巴细胞水平,提高辅助性淋巴细胞、CD3$^+$和 CD4$^+$细胞的数量来减轻炎症反应,治疗慢性盆腔炎。

第三,当归芍药散可以通过减少细胞间黏附分子 1(ICAM-1)和 MMP-2 减少组织损伤、防止组织粘连、抑制炎症反应、促进组织修复,从而治疗慢性盆腔炎。张志鹏、杨宝芹等发现当归芍药散可能通过降低 ICAM-1 水平来治疗慢性盆腔炎。杨宝芹等还发现当归芍药散会通过降低 MMP-2水平来促进组织修复,从而控制慢性盆腔炎。

第四,当归芍药散可以通过调节内分泌、调控性激素水平来影响子宫与卵巢的功能。赵锐等发现当归芍药散可以降低患者的 LH、FSH 水平,提高 E$_2$ 水平,从而治疗肾虚肝郁型早发性卵巢功能不全。杨阳等发现加味当归芍药散联合温针灸可以通过降低性激素水平来产生更多的优质卵泡,从而治疗多囊卵巢综合征。

除了上述的各种妇科疾病之外,当归芍药散还可以治疗脑部疾病,如通过调控 TLR4/MYD88/NF-κB 信号通路抑制神经炎症治疗阿尔茨海默病;治疗肝脏疾病,如通过调节 TLR4 通路和 NF-κB/NLRP3 通路抑制肝组织炎症从而改善肝纤维化;治疗肾脏疾病,如降低 NF-κB 蛋白、TNF-α、IL-1β、IL-6 的释放从而治疗糖尿病肾病。此外,当归芍药散还能通过调节血脂代谢、抗氧化、保护心肌细胞来治疗心血管系统疾病,并且对肠易激综合征、慢性胃炎等胃肠系统疾病有良好的治疗作用。

(四)温经汤

温经汤用于治疗痛经、崩漏、闭经、产后身痛、慢性盆腔炎、不孕症、卵巢早衰和储备功能减退、子宫腺肌病、输卵管囊肿、多囊卵巢综合征、功能性子宫出血、子宫内膜异位症等妇科疾病。温经汤治疗这些妇科疾病可以和以下几种机制有关。

第一,温经汤可以通过减少疼痛介质的分泌以及缓解血管的痉挛与收缩达到止痛的目的,从而治疗痛经等疾病。成秀梅等发现温经汤可以减少疼痛介质的分泌,同时缓解寒凝血瘀时卵巢血管的痉挛与收缩,改善了卵巢的局部血供,从而缓解寒凝血瘀型痛经。

第二,温经汤可以通过免疫调节、调控炎症,从而治疗输卵管闭塞不孕症和慢性盆腔肿瘤等疾病。盛温温等证实了温经汤可以通过调节髓样分化因子 88、Toll 样受体 2 和 NF-κB 的基因表达来减少 TNF-α 的分泌,从而治疗输卵管炎性不孕症。肖心萌等发现温经汤可以通过降低炎症指标(如 C 反应蛋白和红细胞沉降率等)来缩小慢性盆腔炎的包块。茅菲证实温经汤通过降低 VEGF 和促炎的 IL-17、PEG$_2$ 的水平改善了子宫血流灌注的状态,从而治疗子宫内膜异位症。

第三,温经汤可以通过调节性激素水平,从而治疗多囊卵巢综合征、崩漏等疾病。张雯雯等发现温经汤可以通过促进相关性激素的分泌(如雌激素与孕激素)来提高排卵率和妊娠率,从而治疗多囊卵巢综合征。周凡凡等认为温经汤可以通过调节性激素的水平来减小子宫内膜的厚度,从而减轻月经过多的症状。

第四,温经汤可以调控相关蛋白与相关酶来治疗子宫内膜异位症与崩漏等疾病。庄梦斐等人发现温经汤可以通过减少骨连接蛋白、波形蛋白和锌指蛋白水平,同时提高间质标志物 N-钙黏蛋白水平来抑制异位内膜病灶的生长,从而治疗子宫内膜异位症。周娜等发现温经汤加减可以通过缩短凝血酶原时间来缓解崩漏。

除了上述的各种妇科病之外,温经汤还可以用于治疗各种皮肤病,如痤疮、湿疹、荨麻疹、带状疱疹、白癜风等,以及多种内科疾病,如甲状腺功能增进或减退、泄泻、便秘、糖尿病周围神经病变等。

（五）甘麦大枣汤

甘麦大枣汤用于治疗更年期综合征、产后抑郁、更年期抑郁、更年期女性慢性咳嗽、卵巢癌等妇科疾病。

第一，甘麦大枣汤可以治疗更年期综合征。王晓波等证实甘麦大枣汤可以通过提高去甲肾上腺素（NE）和 5-羟色胺（5-HT）水平以缓解更年期综合征患者的抑郁和失眠。

第二，甘麦大枣汤可以治疗产后抑郁。费国娟等证实加味甘麦大枣汤通过改变肠道菌群和提升血清 5-HT 的水平来治疗气血两虚型的产后抑郁症。

第三，甘麦大枣汤可以治疗女性更年期抑郁症。张文渊等证实甘麦大枣汤联合益坤饮可以治疗更年期抑郁，改善患者的性激素水平（如 FSH、LH、E_2 等）、负面情绪及临床症状。

第四，甘麦大枣汤可以治疗更年期女性慢性咳嗽。张灏等将 68 例更年期女性慢性咳嗽患者分为两组，一组使用甘麦大枣汤联合栀子豉汤治疗，另一组使用复方甲氧那明胶囊治疗，最终发现中药组的治愈率和有效率远高于西药组，证实甘麦大枣汤可以治疗更年期女性慢性咳嗽。

第五，甘麦大枣汤可以治疗卵巢癌。沈淑琴证实甘麦大枣汤和归脾汤可以改善卵巢癌患者的激素分泌水平、中医证候积分和临床效果，改善患者的卵巢功能，并减轻化疗带来的毒副作用。

除了上述的妇科疾病之外，甘麦大枣汤还可以通过改善前额叶皮质层损伤来治疗注意缺陷多动障碍。此外，甘麦大枣汤还可以用于治疗便秘、末梢神经炎、小儿神经性尿频、偏头痛、抑郁症、神经症、梅尼埃病、小儿抽动症等疾病。

（六）竹皮大丸

竹皮大丸在临床上常用于治疗更年期妇女失眠、妇科内分泌失调、妇女更年期综合征、更年期综合征、经前烦乱、产后高热等妇科疾病。张蓉等将 80 例妇科内分泌患者分为两组，两组均使用枸橼酸氯米芬胶囊治疗，治疗组在此基础上加用竹皮大丸治疗，最终结果表明，治疗组的总有效率高达 97.5%，对照组仅为 72.5%。苏少华等使用竹皮大丸治疗更年期综合征取得了不错的治疗效果。此外，竹皮大丸还可以用于治疗失眠、呕吐、癥症、阳痿、早泄、阳强不痿、男性不育、男性更年期综合征、精液不液化等疾病。

（七）当归贝母苦参丸

当归贝母苦参丸可以用于治疗慢性盆腔炎性疾病后遗症、湿热带下、阴痒、阴道炎、外阴癌、外阴肿瘤、复发性外阴阴道假丝酵母菌病、妊娠小便淋痛等妇科疾病。国医大师段亚亭教授运用当归贝母苦参汤加减治疗盆腔炎性疾病后遗症。国家级名老中医张杰运用当归贝母苦参丸加减治疗湿热带下和阴痒。刘春龙教授运用当归贝母苦参丸合六君子汤成功治疗了外阴基底细胞癌。刘婧婧等证实了当归贝母苦参汤加味联合氟康唑通过口服和阴道结合给药治疗湿热下注型的复发性外阴阴道假丝酵母菌病具有良好疗效，她们将 60 例患者分为两组，发现联合用药的总有效率、中医证候积分、阴道清洁度的改善程度方面均大于单独使用氟康唑的效果。米海霞等使用当归贝母苦参丸加味治疗了 30 例湿热下注型妊娠小便淋痛，证实当归贝母苦参丸缓解尿频、尿痛，提高红细胞和白细胞的转阴率，提高治愈率。除了治疗上述的妇科疾病之外，当归贝母苦参丸对多种肿瘤有良好的抑制作用，它能通过下调胃癌细胞 SGC-7901、Bcl-2 相关 X 蛋白 BAX、人第 10 号染色体缺失的磷酸酶（PTEN）、环氧合酶-2（COX-2）mRNA 和蛋白来治疗胃癌；下调肿瘤组织中 MMP-13 和碱性成纤维细胞生长因子（bFGF）的表达，进而抑制肿瘤侵袭和血管生成，从而治疗肝癌。当归贝母苦参丸对生殖系统疾病也有不错的治疗效果。加味当归贝母苦参丸能通过缓解脊髓氧化应激，降低 IL-1β、TNF-α 水平并提高 IL-10 水平起到抗炎作用，改善前列腺组织的病理损伤，从而治疗前列腺炎。当归贝母苦参丸 29 个潜在活性成分可能通过 AKT1、TP53、TNF、IL-6、

VEGFA 等靶点调控炎症反应来治疗慢性尿路感染。此外，当归贝母苦参丸还可以用于治疗肾癌、胶质母细胞瘤、胃癌、慢性附睾炎、慢性乙型肝炎等疾病。

（八）蛇床子散

蛇床子散主要用于治疗妇女的外阴疾病。吴玉萍使用蛇床子散加减治疗外阴瘙痒，王子如等使用蛇床子散联合口服中药治疗外阴色素减退，袁媛等使用加味蛇床子散治疗细菌性阴道病，叶燕红使用蛇床子散外洗配合硝酸异康唑阴道片治疗外阴阴道假丝酵母菌病，黄彦肖等使用加味蛇床子散熏洗治疗外阴上皮内非瘤样病变，王玲玲使用蛇床子散加味坐浴治疗和红霉素眼膏联合甲硝唑溶液治疗婴幼儿阴道炎，以上均取得了不错的治疗效果。除了妇科疾病之外，蛇床子散还对湿疹有着不错的治疗作用，它能够通过抑制 IL-4、IL-18、IL-33 等炎症细胞因子分泌，促进 γ 干扰素释放，恢复 Th1/Th2 失衡，减轻炎症反应，从而治疗湿疹。除此之外，蛇床子散还可以用于治疗湿疹、病毒性疱疹、足癣、荨麻疹、痤疮、漆疮、龟头或包皮念珠菌感染等疾病。

（九）下瘀血汤

下瘀血汤可以用于治疗子宫内膜异位症、异位妊娠、人工流产术后阴道出血、卵巢囊肿、慢性盆腔炎、输卵管堵塞、子宫肌瘤、痛经等妇科疾病。朱振华等使用加味下瘀血汤治疗了 42 例子宫内膜异位症患者，总有效率高达 85.7%，止痛效果高达 90%，26 名患者肿瘤或结节缩小，2 名患者受孕。高鹏翔教授使用下瘀血汤治疗异位妊娠取得了不错的治疗效果。李永丽使用下瘀血汤加味治疗了 50 例人工流产术后阴道出血患者，总有效率高达 88%。张英娥等使用下瘀血汤加味治疗了 45 例卵巢囊肿患者，总有效率高达 95.6%，仅 2 例无效。王振宇使用下瘀血汤加味治疗了 60 例慢性盆腔炎患者，总有效率高达 88.33%。张杰教授使用下瘀血汤加味治疗输卵管堵塞取得了不错的疗效。除了上述的妇科疾病外，下瘀血汤还对肝脏和肾脏疾病有着不错的治疗效果。它能通过改善肝脏脂质代谢及血管新生，调控 NLRP6/NF-κB 信号通路减轻巨噬细胞活化，抑制 NLRP3 和中性粒细胞浸润及炎症反应，减轻乙醇引起的脂肪生成并促进脂肪酸氧化，从而治疗脂肪性肝炎；通过调控 BAMBI/Smads 信号通路抑制胶原蛋白沉积，增加血管紧张素转换酶 2（ACE2）的表达，抑制 ACE、血管紧张素 Ⅱ（Ang Ⅱ）、胶质细胞源性神经营养因子（GDNF）和 TGF-β1 的表达，治疗肝纤维化；通过抑制检查点激酶 1（CHEK1）和细胞周期蛋白依赖性激酶（cyclin-CDK）细胞增殖信号通路或调控与 Nanog 信号通路，从而促进胱天蛋白酶-3 的表达、抑制 Bcl-2 水平，抑制 Hep G2 肝癌细胞增殖，从而治疗肝癌；通过抑制 Wnt/β-catenin 和 TGF-β1/Smad 信号通路串联治疗肾纤维化，通过调控 AQP2 表达治疗肾小管损伤。此外下瘀血汤还可以用于治疗荨麻疹、急性放射性肠炎、间质性肺纤维化、晚期癌性肠梗阻、冠心病心绞痛、狂犬病等疾病。

（十）半夏厚朴汤

半夏厚朴汤主要用于治疗"妇人咽中有炙脔"的梅核气病，有关半夏厚朴汤的研究主要集中在呼吸系统和消化系统的疾病，对治疗妇科疾病的研究较少，主要治疗更年期综合征、妊娠恶阻、慢性盆腔炎。吕敏等使用半夏厚朴汤合甘麦大枣汤治疗了 43 例更年期咽炎，其中 41 例均取得了良好的治疗效果，仅 2 例无明显改善。刘丽明搜集了 36 例半夏厚朴汤治疗的更年期综合征，其中痊愈或显效 34 例，仅 2 例无效，总有效率高达 94.4%。温桂荣使用半夏厚朴汤加减治疗妊娠恶阻取得了较好的疗效。除了上述的妇科疾病外，半夏厚朴汤还对其他多种疾病有着不错的治疗效果。它可能通过木犀草素、黄芩素等成分，调节 RIPK1/RIPK3/MLKL、PI3K-Akt 等信号通路，作用于 PPARG、MAPK3 等靶点，从而防治食管癌；改善患者的临床症状和气道重塑，提高肺功能指标，抑制炎症因子水平，从而治疗慢性阻塞性肺病；改善患者临床症状，降低其炎症因子水平，从而治疗中耳炎和肺损伤；通过抑制慢性间歇性低氧暴露引起的内质网应激，进而减轻心脏细胞凋亡，改善心功能，从而治疗心肌损伤。此外，半夏厚朴汤还可以用于治疗胃食管反流、胃肠功能紊乱、呼吸系统疾病、慢性萎缩性胃炎、慢性咽喉炎、良性甲状腺结节、喉源性咳嗽、感知性头晕、卒中后抑郁、肿瘤等疾病。

（十一）干姜人参半夏丸

干姜人参半夏丸主要用于治疗妊娠恶阻与妊娠呕吐。范建红等使用干姜人参半夏丸合桂枝汤治疗了 48 例妊娠恶阻患者，总有效率高达 95.8%。周宇使用干姜人参半夏丸加味治疗了 21 例妊娠呕吐患者，服药 7 天后所有患者均不再恶心呕吐。王静将 62 例重症妊娠呕吐患者分为两组，一组仅用西药常规治疗，另一组在西药治疗的基础上加用干姜人参半夏汤治疗，治疗组总有效率高达 93.55%，对照组总有效率仅为 67.74%。除此之外，干姜人参半夏丸还可以用于治疗寒性呕吐、眩晕、痞满、腹痛、慢性肾衰竭患者消化道症状等疾病。

（十二）红蓝花酒

红蓝花酒可以用于治疗宫腔粘连、痛经、产后恶露不尽等妇科疾病。黄琼等发现红蓝花酒可以通过调节 TGF-β1/Smads 通路来防止大鼠宫腔粘连。她们还将 200 例人工术后宫腔粘连患者平均分为两组，一组使用红蓝花酒治疗，另一组使用左氧氟沙星片治疗，结果表明，红蓝花酒治疗组的宫腔粘连率、月经过少率、薄型子宫内膜均低于西药组，说明红蓝花酒可以有效防止宫腔粘连。刘茂林发现红蓝花酒通过降低血浆中前列腺素的含量起到缓解痛经的效果。李玉香将 190 例痛经患者分为治疗组（110 例，红蓝花酒口服液治疗）和对照组（80 例，田七痛经胶囊治疗），治疗组总有效率高达 97%，对照组总有效率仅为 72.5%。王明宇使用红蓝花酒治疗产后恶露不尽取得了不错的治疗效果。此外，红蓝花酒还可以用于治疗心动过缓心律不齐和荨麻疹等疾病。

（十三）狼牙汤

狼牙汤主要用于治疗妇人带下病和外阴硬化苔藓等妇科病。刘茂林等将 86 例带下病患者分为治疗组（54 例，使用狼牙汤治疗）和对照组（32 例，使用洗必泰栓治疗），最后研究结果表明，中药组的总有效率高达 92.22%，远高于对照组的 65.62%。高庆超使用狼牙汤加味治疗外阴硬化苔藓，取得了不错的治疗效果。

（十四）土瓜根散

土瓜根散主要用于治疗原发性痛经与异位妊娠等妇科疾病。佟力等将 69 例阳郁质气滞血瘀型痛经患者随机分为两组，其中 36 例使用土瓜根散治疗，33 例使用元胡止痛片治疗，最终结果表明土瓜根散组的总有效率高达 91.12%，对照组仅为 73.33%，并发现其功效可能是通过降低 E_2/P 及 $PGF_{2\alpha}/PGE_2$ 比值达到的。许润三教授使用土瓜根散合桂枝茯苓丸治疗异位妊娠，取得了不错的治疗效果。

（十五）葵子茯苓散

葵子茯苓散可用于治疗胞衣不下、缺乳等妇科疾病。周德清等使用葵子茯苓散加味治疗胞衣不下和缺乳，均取得了良好的治疗效果。除此之外，葵子茯苓散还可用于治疗尿路结石、急性肾炎等疾病。

（十六）白术散

白术散主要用于治疗先兆流产或胎动不安。张小花等发现白术散可能通过升高血清孕酮和 β-hCG 水平来维持妊娠继续，从而起到保胎的效果。马大正使用白术散治疗胎动不安，取得了不错的治疗效果。

（十七）枳实芍药散

枳实芍药散可以用来治疗经后腰腹疼痛和产后腹痛。郑晶教授使用当归芍药散治疗经后腰腹疼痛、尹光侯使用当归芍药散治疗产后腹痛，均取得了不错的治疗效果。枳实芍药散还可以用于治疗胃肠系统疾病，有研究表明，它通过对"脑-肠-菌轴"功能的调节，以及调节血清血管活性肠肽（VIP）的表达从而改善便秘型肠易激综合征大鼠胃肠功能的紊乱；调节结肠组织中 AQP3 的表达从而治疗便秘；除此之外，枳实芍药散还可以用来治疗中风后偏瘫、带状疱疹、顽固性呃逆等疾病。

（十八）竹叶汤

竹叶汤主要用来治疗缺乳、产后发热、产后精神失常等疾病。全宗景使用竹叶汤治疗缺乳、杨卓群使用竹叶汤治疗产后发热，陈锐使用竹叶汤治疗产后外感伴精神失常，上述均获得了不错的疗效。

（十九）大黄甘遂汤

大黄甘遂汤可以用来治疗产后尿潴留，宋同勋使用大黄甘遂汤治疗产后尿潴留，获得了不错的治疗效果。除此之外，大黄甘遂汤还可以用于治疗肝硬化腹水、肝纤维化、附睾淤积症等疾病。

（二十）矾石丸

矾石丸主要用于治疗妇女带下病。毕明义等使用矾石丸治疗了 208 例带下异常患者，总有效率高达 94%。陈世五使用矾石丸治疗了 309 例白带病，经随访证实，全部患者均被治愈。

二、妇人三篇中的其他方剂

本部分的方剂为在《伤寒论》与《金匮要略》中多个篇章中重复出现的方剂，可以用于治疗一些妇科病，但这些方剂不是专为治疗妇科病而设立。下面总结了这些方剂的现代临床研究进展以及其药理作用，主要介绍它们在治疗妇科疾病中的作用，同时简单介绍它们治疗其他方面疾病的进展。

（一）小柴胡汤

小柴胡汤具有解热、抗炎、保肝、抗肿瘤、抗病毒、免疫调节等药理作用，治疗的疾病范围非常广泛，包括神经系统、消化系统、呼吸系统、泌尿系统、内分泌、耳鼻喉科、皮肤系统疾病。此外，小柴胡汤还可以用于治疗月经病、痛经、经前期综合征、崩漏、绝经前后诸症、更年期综合征、妊娠病、产后病、乳腺病、盆腔炎性疾病、带下病、多囊卵巢综合征、先兆流产等妇科疾病。宋艳将 62 例经前期综合征合并乳房胀痛患者，对照组患者给予布洛芬、维生素 B_6、氟西汀治疗；治疗组患者给予小柴胡汤加减治疗，结果显示治疗组总有效率高达 90.32%，对照组仅为67.74%。闫喜红将 102 例经断前后诸证患者分为两组，其中 68 例使用小柴胡汤合桂枝汤治疗，34例使用常规西药治疗，经中药治疗后总有效率高达 94.12%，西药组仅为 76.47%。江国荣等将 86例产后发热产妇平均随机分为两组，观察组使用小柴胡汤治疗，对照组使用抗生素治疗，结果显示，观察组总有效率为 100%，对照组仅为 88.37%。沈妍姝使用小柴胡汤加减治疗了 42 例产后抑郁患者，两个疗程后，治愈 30 例，好转 7 例，仅 5 例无效。沈妍姝等使用小柴胡汤加减治疗了 60 例产后缺乳病患者，治疗两个疗程后，治愈 35 例，好转 18 例，仅 7 例无效。韩振国等使用小柴胡汤合并攻坚汤治疗 185 例乳腺增生患者，治疗 4～6 个疗程后，治愈 89 例，显效 78 例，好转 14 例，仅 4 例无效。秦春华等发现小柴胡汤可能通过降低糖类抗原 125、糖类抗原 153、癌胚抗原的水平来治疗乳腺癌，并减少化疗带来的不良反应。施燕将 80 例多囊卵巢综合征患者平均随机分为两组，治疗组使用小柴胡汤加减治疗，对照组使用口服达英-35 治疗，最终结果表明小柴胡汤通过降低 LH、LH/FSH、T 水平治疗多囊卵巢综合征，她们还证实小柴胡汤加减可以治疗先兆流产。

（二）肾气丸

肾气丸具有调节内分泌、增强免疫、抑制炎症等功效，常被用于治疗弱精子症、慢性前列腺炎、支气管哮喘、老年尿道综合征、糖尿病肾病、高血压肾病、慢性肾小球肾炎、痛风、慢性肾衰竭、慢性心衰等疾病。此外，肾气丸还可以治疗多囊卵巢综合征、不孕、子宫腺肌病、更年期综合征、产后病、宫腔粘连、盆腔炎、月经不调等妇科疾病。刘亚敏等证实肾气丸通过调节 PI3K-AKT-GLUT4、PI3K-AKT-mTOR 两通路相关因子表达和雌激素、雄激素分泌来治疗多囊卵巢综合征。马丽亚等发现肾气丸可能通过上调 LKB1-AMPK 信号通路活性来改善胰岛素抵抗、性激素水平异常和卵巢囊性改变，从而治疗多囊卵巢综合征。陈怡君等使用肾气丸治疗 139 例多囊卵巢综合征患者，证实肾气丸可以通过降低 LH、LH/FSH、T 水平，提高 FSH、E_2、P 水平来治疗肾阴虚和肾阳虚型的多囊卵巢综合征。邝爱华将 70 例因子宫内膜异位症导致不孕的患者平均随机分为两组，对照组使用常规治疗，观察组在常规治疗的基础上加用金匮肾气丸水蜜丸治疗，经肾气丸治疗患者的 1 年妊娠率及足月产率均显著高于对照组。叶云鹏证实肾气丸加减可以有效治疗肾虚型不孕症。李仁灿使用肾气丸治疗更年期综合征和产后痹证，黄九使用肾气丸治疗宫腔粘连、盆腔炎、月经不调，获得了不错的治疗效果。

（三）泻心汤

泻心汤常用于治疗胃溃疡、胃炎、胃癌、动脉粥样硬化、2 型糖尿病、糖尿病肾病等疾病，此外，泻心汤还可以用于治疗宫颈糜烂、阴道炎、淋病、功能性子宫出血、子宫内膜异位症、生殖器疱疹、妊娠恶阻等妇科疾病。现有研究中，泻心汤多用于治疗阴道炎，对非淋菌性阴道炎有明显疗效，尤其是对滴虫性阴道炎效果更佳。例如，汪桂芬用泻心汤粉加味治疗阴道炎 380 例，其中霉菌性阴道炎 345 例，治愈 267 例，好转 69 例；滴虫性阴道炎 35 例，均治愈，总计痊愈 311 例，好转 69 例，有效率达 100%。姜坤用泻心汤粉治疗老年性阴道炎 108 例，痊愈 24 例，显效 60 例，好转 23 例，无效 1 例，有效率超过 99%。泻心汤对宫颈糜烂也有很好的治疗效果。例如，许彩凤用泻心汤粉加味治疗宫颈糜烂 60 例，显效 28 例，有效 36 例，无效 6 例，总有效率高达 90%。宁惟莲用泻心汤粉加冰片和猪胆汁治疗宫颈糜烂 217 例，有效率达 90% 以上。另有研究发现泻心汤能够通过抑制淋菌治疗淋病，且分煎效果大于合煎。此外，刘渡舟教授使用泻心汤治疗子宫内膜异位症，孙文辉用泻心汤加味制成软膏治疗青年女性生殖器疱疹，周德荣使用泻心汤加减治疗功能性子宫出血，马大正使用泻心汤治疗妊娠恶阻，均取得显著疗效。

（四）抵当汤

抵当汤具有改善胰岛素抵抗、改善微血管和周围血管循环、延缓糖尿病大血管病变、抗血管纤维化、提高免疫力、抗肿瘤、保护脑组织及神经细胞、改善血管内皮功能、保护肾脏、抗炎和抗衰老等作用，可以用于治疗前列腺肥大与增生、不稳定型心绞痛、糖尿病、下肢深静脉血栓形成、栓塞性静脉炎、外伤后便秘、溃疡性结肠炎、脑出血等疾病。此外，抵当汤还可以用于治疗子宫内膜异位症、子宫内膜增厚、子宫肌瘤、盆腔瘀血、崩漏、不全流产等妇科疾病。曾继保等将 90 例子宫内膜异位症患者分为两组，其中 52 例使用抵当汤加味治疗，38 例使用口服丹那唑治疗，最终研究结果表明，中药组治疗总有效率高达 96.15%，西药组仅为 76.32%。刘兴明使用抵当汤治疗了 28

例子宫肌瘤，总有效率高达 100%。冯丽等使用抵当汤加减治疗崩漏，取得了不错的疗效。汪碧云使用抵当汤加减治疗了 60 例盆腔淤血综合征患者，总有效率高达 95%。王改梅等使用抵当汤和桂枝茯苓丸治疗了 75 例生育期子宫内膜增厚患者，总有效率高达 86.67%。康丽等将 60 例不全流产患者平均随机分为两组，两组均先使用米非司酮片治疗 3 天，随后对照组使用产妇安颗粒治疗，治疗组使用抵当汤合寿胎丸加减治疗，最终研究结果表明，中药组治疗效果高于西药组，抵当汤合寿胎丸加减能够通过降低血清 β-HCG 水平来促进子宫内膜修复，缩短阴道出血时间，从而治疗不全流产。

（五）当归生姜羊肉汤

当归生姜羊肉汤主要用于治疗产后身痛、痛经、妊娠及产后巨幼红细胞贫血等妇科疾病。杨洪安等使用当归生姜羊肉汤加味治疗 96 例产后身痛患者，总有效率高达 97.9%，仅 2 例无效。刘倩等将 150 例寒凝型原发性痛经患者分为三组，分别使用当归生姜羊肉汤、艾灸、西药治疗，药膳组总有效率高达 90%，艾灸组高达 92%，西药组仅为 70%。李明州将 60 例妊娠期巨幼红细胞贫血患者和 120 例产后巨幼红细胞贫血患者分别分为两组，分别使用当归生姜羊肉汤、叶酸片联合维生素 B_{12} 治疗，治疗组和对照组的有效率均为 100%，但当归生姜羊肉汤治疗组的治愈率高达 76.66%，远高于西药组的 55.33%。除了上述的妇科疾病之外，当归生姜羊肉汤能有效改善脾肾阳虚证。当归生姜羊肉汤可经 AGE-RAGE 信号通路、cAMP 信号通路、MAPK 信号通路、IL-17 信号通路、Ca M 信号通路等，增强肠黏膜屏障和调节肠道动力，促进血液的生成，改善血液循环，对肾脏损伤具有一定的修复作用，能有效改善脾肾阳虚证大鼠的整体状况。除此之外，当归生姜羊肉汤还可以用于治疗肠易激综合征、阴茎勃起功能障碍、频发性室性期前收缩、多发性神经炎、咳嗽、小儿腹泻、消化性溃疡、感冒等疾病。

（六）桂枝汤

桂枝汤具有抗炎、抗菌、抗病毒、降低血糖和心血管保护等作用，常用于治疗心血管疾病、类风湿关节炎等疾病；还可以治疗痛经、闭经、崩漏、子宫内膜薄、月经过少、胎动不安、妊娠恶阻、更年期综合征、绝经前后诸症、更年期综合征、产后病等。马丽鑫等发现桂枝汤能通过 HIF-1 和 IL-17 等通路降低血清中的 $PGF_{2\alpha}$ 含量和减轻子宫炎症并抑制扭体反应，从而缓解原发性痛经。邓月霞等将 84 例子宫内膜薄、月经量少的患者分为两组，一组使用补佳乐和地屈孕酮片治疗，另一组在此基础上加用桂枝汤加葛根治疗，最终研究结果表明，中西医组的总有效率为 83.33%，高于西医组的 76.19%。

（七）附子汤

附子汤常用于治疗老年骨质疏松、风湿性关节炎、强直性脊柱炎、膝骨关节炎等疾病。此外，附子汤还可以用于治疗产后汗出、白带异常、妊娠腹痛、阴痒、恶露不下、子宫肌瘤等妇产科疾病。

（八）小青龙汤

小青龙汤具有抑制炎症、改善气道重塑、抗过敏、神经及组织修复作用，主要用于治疗呼吸系统疾病，如咳嗽、哮喘、慢性阻塞性肺病、慢性肺源性心脏病、肺炎、鼻炎、支气管炎、肺间质纤维化、肺癌等。除此之外，小青龙汤可以用于治疗痛经与闭经等妇科疾病。

（九）小建中汤

小建中汤具有改善机体能量代谢，加快血清代谢产物的清除，促进糖酵解过程；激活

Keap1-Nrf2-ARE 信号通路抗氧化，以及抗疲劳功能，可以用于治疗荨麻疹、肠易激综合征、消化性溃疡、小儿肠系膜淋巴炎、稳定型心绞痛、胃肠功能紊乱、不宁腿综合征、心悸、脓毒性心肌病等。此外，小建中汤还可以用于治疗妇科疾病。李娟和王小燕使用小建中汤治疗白塞综合征、更年期综合征、痛经、产后病、崩漏、恶露不尽等，取得了不错的治疗效果。

（十）猪膏发煎

猪膏发煎主要用于治疗妇女"阴吹"。王德生、黄万钧等使用猪膏发煎治疗阴吹，取得了不错的治疗效果。

三、研究不足及展望

目前对于仲景方药的研究较多，但仅有少数方剂研究较为深入，有些方剂研究较少或无研究。未来应该多研究这些缺乏研究的方剂，同时从以下几个方面深入研究仲景方药。第一，从化学、药理、临床等多角度研究仲景方药。通过现代化学分析技术深入研究仲景方药的化学成分、药理作用和作用机制，并结合传统中医理论深度揭示其治疗疾病的内在规律。而且需要多做临床实验研究，有许多仲景方药缺乏相关的临床实验研究，未来应通过临床研究证实仲景方药的疗效和安全性，为其在临床上的推广应用提供依据。第二，结合现代医学的个体化治疗理念，探讨仲景方药在不同个体中的应用规律，实现精准治疗。第三，借鉴西医药物研究方法和理念，结合中医药特色，深化对于仲景方药的研究，探索中西医结合的新模式。

《金匮要略》妇人三篇中的方药对于中医药治疗妇科疾病的现代研究具有重要的价值和意义。通过对其现代研究的探讨，可以为中医药学的发展和创新提供新思路和方法。未来应该继续深化对仲景方药的研究，探索其在现代医学中的新应用，为推动中医药学的发展作出更大的贡献。

参 考 文 献

安家盛，周正，党伟丽，等，2021. 甘麦大枣汤对注意缺陷多动障碍动物模型 SHR 大鼠前额叶皮质层细胞损伤的影响 [J]. 河北中医药学报，36（5）：1-4，41.

白羽，徐广宇，2016. 三黄泻心汤合煎和分煎样品的抑菌活性研究 [J]. 健康之路，15（3）：203.

毕明义，赵迎春，陈洪荣，1994. 矾石丸治疗带下病 208 例 [J]. 山东中医杂志，13（2）：68-69.

边子珍，王艳秋，2004. 三黄粉治疗阴道炎疗效观察及分析 [J]. 中国社区医师（24）：41.

蔡滨，梁晓强，倪效，等，2021. 大承气汤对大鼠胰腺纤维化的改善作用及 Wnt/β-catenin 通路的影响 [J]. 疑难病杂志，20（5）：497-501，507.

车健，刘航，2020. 益母草颗粒联合桂枝茯苓丸治疗月经不调的应用效果 [J]. 实用妇科内分泌电子杂志，7（26）：58，63.

陈宝明，2005. 大黄黄连泻心汤的应用 [J]. 基层医学论坛（04）：346.

陈晨，郑梅，蔡红琳，2013. 干姜人参半夏汤的研究概况 [J]. 云南中医中药杂志，34（1）：76-77.

陈传钗，陈珑，2002. 旋复花汤治半产漏下体会 [J]. 浙江中医杂志，37（4）：143.

陈非，潘涛，2014. 小柴胡颗粒治疗经行发热 64 例临床观察 [J]. 中国药业，23（22）：98-100.

陈光元，黄平，廖小花，等，2021. 桂枝茯苓丸对子宫内膜异位症大鼠的治疗作用及机制 [J]. 临床合理用药杂志，14（5）：26-28.

陈晶晶，张念志，2019. 张念志治疗妊娠期合并上呼吸道感染 [J]. 长春中医药大学学报，35（3）：427-430.

陈科伶，付正丰，黄青松，等，2022. 小青龙汤化学成分分析及其对慢性阻塞性肺疾病急性发作期小鼠的作用 [J]. 中成药，44（12）：4037-4040.

陈林霖，戚进，寇俊萍，等，2012. 当归芍药散配伍对主要成分体内吸收影响的研究 [J]. 中国实验方剂学杂志，

18（1）：121-124.

陈琦，赵亚硕，宋纪显，等，2023. 半夏厚朴汤通过抑制炎症反应改善 CIH 小鼠肺脏损伤的机制研究 [J]. 世界科学技术-中医药现代化，25（1）：351-358.

陈锐，2011. 竹叶汤临床新用 [J]. 中国社区医师，27（48）：14.

陈世五，1963. 关于金匮"矾石丸"治疗妇科白带病的实验介绍 [J]. 山东医刊，3（12）：27-28.

陈顺霞，2022. 桂枝茯苓丸联合 LNG-IUS 及 GnRH-a 对中、重度血瘀型 EMT 术后患者临床疗效观察 [D]. 合肥：安徽中医药大学.

陈卫，2015. 小柴胡汤合当归芍药散治疗盆腔炎性疾病后遗症 32 例临床体会 [J]. 中国民族民间医药，24（18）：82.

陈祥艳，马大正，孙云，等，2022. 胶艾汤治疗胎动不安的疗效及对内分泌激素、妊娠结局的影响 [J]. 中华中医药学刊，40（9）：59-62.

陈晓乐，李永亮，李明彦，等，2024. 基于网络药理学与实验验证探讨加味半夏厚朴汤防治食管癌的作用机制 [J]. 中医学报，39（10）：2191-2202.

陈怡君，蔡梅玉，2018. 八味肾气丸治疗肾虚型多囊卵巢综合征临床分析 [J]. 中外医疗，37（7）：170-172，175.

成秀梅，杜惠兰，李丹，等，2009. 温经汤对寒凝血瘀模型大鼠卵巢舒-缩因子的影响 [J]. 中国中医基础医学杂志，15（10）：762-763.

崔根荣，2020. 逍遥散联合桂枝茯苓丸加减治疗乳腺增生的临床观察 [J]. 实用妇科内分泌电子杂志，7（36）：50-51.

崔红倩，迟宇昊，申远，2024. 白芍的化学成分和药理作用研究进展 [J]. 新乡医学院学报，41（3）：291-297.

崔婉华，王彦志，李泽之，2018. 干姜的化学成分研究 [J]. 中国药学杂志，53（14）：1160-1164.

邓月霞，杨雪，孙健，2020. 桂枝汤加葛根联合西医治疗子宫内膜薄、月经过少的临床应用 [J]. 宁夏医学杂志，42（1）：79-81.

邓哲，欧阳昭广，龙红萍，等，2022. 基于 UPLC-Q-TOF-MS 分析下瘀血汤活性成分及其抗肝癌作用机制网络药理学研究 [J]. 中国中医药信息杂志，29（8）：9-17.

丁宁，王昕，夏晓杰，2019. 桂枝茯苓丸对子宫内膜异位症患者血清 IL-2、IL-8、VEGF 及卵巢功能影响 [J]. 辽宁中医药大学学报，21（3）：110-113.

董艳双，魏中平，赵红霞，2023. 桂枝茯苓胶囊联合阿奇霉素对盆腔炎患者的疗效观察 [J]. 中国妇幼保健，38（1）：30-33.

樊赟，樊纪民，李俐，2021. 抵当汤临床应用举隅 [J]. 国医论坛，36（3）：5-6.

范建红，王小军，2013. 干姜人参半夏丸合桂枝汤治疗妊娠恶阻 48 例 [J]. 中国民间疗法，21（3）：40-41.

房铁生，2017. 桂枝茯苓丸加减治疗宫外孕验案 1 则 [J]. 中国民间疗法，25（7）：55.

费国娟，杨芙蓉，汪鸣，等，2024. 加味甘麦大枣汤对气血两虚型产后抑郁症患者肠道菌群和血清 5-HT 的影响 [J]. 中国微生态学杂志，36（2）：211-217.

冯丽，阳纯平，李禹，等，2019. 抵当汤加减治疗瘀血内阻型崩漏出血期的临床应用 [J]. 广州中医药大学学报，36（1）：128-131.

冯婷婷，魏绍斌，程建华，等，2012. 魏绍斌教授从少阳辨治经行感冒经验介绍 [J]. 新中医，44（12）：178-179.

付静，朱桂兰，王娜梅，2019. 开郁二陈汤合桂枝茯苓丸治疗痰瘀互结不孕症疗效研究 [J]. 陕西中医，40（3）：341-343.

付琳，付强，李冀，等，2021. 黄连化学成分及药理作用研究进展 [J]. 中医药学报，49（2）：87-92.

傅慧群，2012. 桂枝汤及其类方在中医妇科中的应用 [J]. 天津中医药，29（1）：54-56.

富杭育，贺玉琢，周爱香，等，1992. 以解热的药效法初探麻黄汤、桂枝汤、银翘散、桑菊饮的药物动力学 [J]. 中药药理与临床，8（1）：1-4，7.

高步婵，赵锐，杨帆，等，2019. 当归芍药散配合穴位埋线治疗肝郁肾虚型卵巢储备功能下降 [J]. 中医药信息，36（1）：87-91.

高庆超，1996. 狼牙汤加味外治女阴硬化苔癣 15 例 [J]. 中医外治杂志，5（2）：43.

高升，高飞，闫亚楠，等，2016. 当归芍药散对慢性盆腔炎大鼠外周血 Th、Tc 细胞和 NO、IL-4、IL-10 的影响 [J]. 中药新药与临床药理，27（4）：528-533.

葛胜宇，范琢玉，田玉顺，等，2023. 当归芍药散化学成分和临床应用的研究进展 [J]. 吉林医药学院学报，44（5）：373-375.

龚嫒嫒，符思，王微，等，2016. 半夏厚朴汤临床应用研究进展 [J]. 环球中医药，9（7）：901-904.

龚红红，王文娜，2018. 小柴胡汤治疗产后郁冒的探讨 [J]. 中国中医药现代远程教育，16（17）：83-84，95.

顾映玉，2016. 清淋汤治疗子淋 55 例 [J]. 光明中医，31（7）：953-954.

关开，王晓男，2016. 桂枝茯苓丸治疗流产后阴道出血 [J]. 长春中医药大学学报，32（6）：1225-1227.

管家齐，郭艳丽，吴海良，等，2001. 地黄药理研究近况 [J]. 中药材，24（5）：380-382.

郭春华，李莹，2019. 小柴胡汤联合中医护理对妊娠恶阻的临床效果 [J]. 光明中医，34（6）：955-957.

郭鸣雁，2018. 桂枝茯苓丸联合胚宝胶囊治疗月经不调的临床应用分析 [J]. 中国药物与临床，18（1）：85-86.

韩超，潘竞锵，刘慧纯，等，2000. 泻心汤对正常和多种糖尿病模型动物的降血糖作用 [J]. 中国实验方剂学杂志，6（4）：33.

韩刚，肖倩，索炜，等，2011. 大承气汤中大黄酸在大鼠体内的药动学研究 [J]. 中国实验方剂学杂志，17（18）：137-140.

韩晶，吴文英，2015. 桂枝茯苓丸对子宫内膜异位症患者血清 MAPK、ERK 和 VEGF 水平影响研究 [J]. 中国生化药物杂志，35（12）：125-127.

韩晶晶，王晖，2015. 小柴胡汤加味治疗带下病辨析 [J]. 中国中医基础医学杂志，21（7）：898，900.

韩其茂，陈璐，朴勇洙，等，2017. 国医大师段富津教授治疗经行发热验案举隅 [J]. 中华中医药杂志，32（4）：1573-1574.

韩淑敏，赵红，2011. 中药保守治疗异位妊娠的经验与思考 [J]. 中医药临床杂志，23（10）：854-855.

韩炜，邢燕，康廷国，2010. 红花地上部分化学成分研究 [J]. 中华中医药学刊，28（4）：881-882.

韩雪珍，2021. 基于热敏通道 TRPA1 探讨小建中汤对肠道炎症大鼠胃肠动力异常的影响 [D]. 北京：北京中医药大学.

韩振国，闫卫军，张迪迪，2013. 新订小柴胡汤合攻坚汤治疗乳腺增生 185 例分析 [J]. 山西医药杂志，42（8）：940-941.

何飞，张艳，吴银明，等，2024. 花椒活性成分及保健功效研究进展 [J]. 现代食品，30（11）：33-37.

何嘉娜，王博林，姬丽婷，等，2019. 从"V2R-cAMP-PKA-AQP2"通路探讨肾气丸上调 NRK 细胞 AQP2 表达的作用机制 [J]. 中华中医药杂志，34（6）：2412-2416.

贺玉琢，富杭育，周爱香，等，1993. 以抗炎的药效法再探麻黄汤、桂枝汤、银翘散、桑菊饮的药物动力学 [J]. 中药药理与临床，9（1）：1-4.

洪丽美，黄熙理，2017. 小柴胡汤合当归芍药散治疗盆腔炎性疾病后遗症的临床体会 [J]. 中国医药科学，7（21）：48-50.

侯林圻，王知意，赵鑫，等，2024. 下瘀血汤对高脂饮食诱导的非酒精性脂肪性肝病小鼠模型的治疗作用及机制 [J]. 临床肝胆病杂志，40（4）：712-719.

胡杨，2019. 基于网络药理学探讨当归贝母苦参丸治疗前列腺癌的分子机理 [D]. 天津：天津医科大学.

黄春生，2022. 活血化瘀法治疗子宫内膜异位症的应用效果 [J]. 中国城乡企业卫生，37（2）：156-158.

黄九，2001. 肾气丸于妇科临床新用 [J]. 黑龙江中医药，30（2）：42-43.

黄庆云，2019. 小柴胡汤加减治疗经行感冒体会 [J]. 中国民间疗法，27（14）：100-101.

黄琼，王东芳，吴嫒嫒，等，2022. 红蓝花酒用于预防人流术后宫腔粘连的临床效果 [J]. 当代临床医刊，35

（6）：3-4.

黄琼，吴媛媛，赵军玲，等，2023. 红蓝花酒对大鼠宫腔粘连的改善作用及 TGF-β1/Smads 通路的调节作用研究 [J]. 世界科学技术-中医药现代化，25（3）：1155-1161.

黄亚君，1996. 下瘀血汤加味治疗慢性盆腔炎 226 例 [J]. 江西中医药，27（S1）：118-119.

黄彦肖，任青玲，孙凤丹，2017. 加味蛇床子散熏洗治疗外阴上皮内非瘤样病变探析 [J]. 中医药导报，23（19）：104-105.

贾梅，郑传柱，张丽，等，2015. 胶艾汤对血虚模型大鼠补血作用的有效部位筛选 [J]. 中草药，46（16）：2428-2433.

贾暖，赵佳锋，钱万桥，等，2022. 小建中汤治疗抑郁症作用机制的网络药理学研究 [J]. 中国药业，31（1）：49-54.

贾鑫瑜，门波，井瑞源，等，2024. 桂枝茯苓丸加味治疗慢性前列腺炎患者的疗效及对其炎症调控的作用机制 [J]. 世界中西医结合杂志，19（5）：957-962.

江凤莹，2020. 桂枝茯苓丸联合米非司酮治疗子宫腺肌症的效果及对患者卵巢功能的影响 [J]. 中外医学研究，18（14）：24-26.

江国荣，潘雪莲，刘少文，等，2018. 小柴胡汤在产后发热产妇中的应用价值研究[J/OL]. 实用妇科内分泌杂志（电子版），5（26）：60-61.

姜坤，于江寅，1993. 外用三黄粉治疗老年性阴道炎 [J]. 福建中医药（6）：20，36.

姜丽，余兰彬，张启云，等，2015. 基于 UPLC-MS/MS 大承气汤多种活性成分大鼠体内药动学研究 [J]. 中草药，46（19）：2908-2915.

蒋姗珊，庞俏燕，王亚静，等，2020. 当归芍药散在妇科疾病中的运用 [J]. 中医药导报，26（8）：79-81，86.

蒋希羽，林少敏，房广庆，等，2024. 基于 Nrf2/ARE 信号通路探讨桂枝茯苓丸对糖尿病小鼠氧化应激因子及肾纤维化的机制 [J]. 中国实验方剂学杂志，30（18）：43-51.

蒋希羽，庄楷，张雅净，等，2021. 基于 UPLC-Q-Exactive-Orbitrap-MS 的桂枝茯苓丸化学成分分析 [J]. 中药材，44（8）：1889-1894.

金真，1991. 竹叶汤妇科临床应用举隅 [J]. 浙江中医学院学报，15（4）：19-20.

康丽，陈敏，覃海知，等，2024. 抵挡汤合寿胎丸加减治疗不全流产临床观察 [J]. 河北中医，46（3）：405-409，414.

邝爱华，2015. 金匮肾气丸对子宫内膜异位症患者术后的促孕效果评价 [J]. 中西医结合研究，7（3）：123-125.

赖海燕，宋曦，2012. 下瘀血汤治疗妇科疾病临证举隅 [J]. 河北中医，34（1）：54-55.

劳梓滢，蒋智锐，张靖怡，等，2023. 小柴胡汤化学成分、药理作用研究进展及质量标志物（Q-Marker）预测 [J]. 中草药，54（19）：6520-6530.

雷长国，2022. 桂枝茯苓丸治疗妇科病的研究进展 [J]. 内蒙古中医药，41（6）：150-153.

李爱芳，2012. 下瘀血汤合四逆散加味治疗子宫腺肌病疗效观察 [J]. 中国中医药信息杂志，19（4）：76-77.

李翠云，2021. 芎归胶艾汤联合桂枝茯苓丸治疗子宫腺肌症痛经的效果研究 [J]. 实用妇科内分泌电子杂志，8（36）：57-59.

李福俐，2017. 桂枝茯苓丸治疗宫环出血 34 例 [J]. 中医研究，30（8）：25-26.

李钢，朱名宸，2024. 桂枝茯苓丸治疗妇科病研究进展 [J]. 湖北中医杂志，46（2）：57-62.

李济娜，丁宏，薛霁，等，2021. 高鹏翔应用"通-消-和"三法治疗异位妊娠经验 [J]. 国医论坛，36（2）：53-55.

李建南，于凤英，沈欢欢，等，2023. 桂枝茯苓丸联合西医药物治疗多囊卵巢综合征的疗效及对 PI3K/AKT/mTOR 通路的调节作用 [J]. 分子诊断与治疗杂志，15（2）：197-200，204.

李娟，2005. 巧用小建中汤辨治妇科病 [J]. 现代中西医结合杂志，14（2）：220-221.

李军鸽，王永春，邱智东，等，2024. 经典名方温经汤研究进展及质量标志物（Q-Marker）预测分析[J/OL]. 辽宁中医药大学学报：1-16.（2024-05-24）. https://kns.cnki.net/kcms/detail/21.1543.r.20240522.1616.002.html.

李明，王强，张伟，2019. 干姜的药理作用及其机制研究进展 [J]. 中国中药杂志，44（8）：1567-1572.

李明州，2001. 中西医结合治疗妊娠期巨幼红细胞性贫血 60 例 [J]. 中医研究，14（3）：28-29.

李明州，王彩霞，2007. 当归生姜羊肉汤治疗产后巨幼红细胞性贫血 120 例 [J]. 中国实用乡村医生杂志，14（8）：37-38.

李平，夏小芳，于文静，等，2023. 当归芍药散基于 TLR4/MyD88/NF-κB 信号通路对阿尔茨海默病模型大鼠神经炎症的影响研究 [J]. 中药新药与临床药理，34（4）：494-500.

李秋桐，曹杰，唐婷婷，等，2022. 经典名方温经汤物质基准关键质量成分群的量值传递研究 [J]. 时珍国医国药，33（4）：873-878.

李仁灿，1998. 金匮肾气丸治妇科杂病举隅 [J]. 河南中医，18（3）：164.

李爽爽，曹阳，张婷婷，2019. 张婷婷治疗痛经合并持续高热医案一则 [J]. 中医文献杂志，37（3）：50-52.

李素梅，陈伟韬，毕晓黎，等，2023. 基于 UPLC 指纹图谱的大承气汤单煎液与合煎液对比研究 [J]. 广东药科大学学报，39（5）：68-74.

李文兰，王晓冬，季宇彬，等，2008. 金匮肾气丸中有效成分的药代动力学研究 [J]. 中成药，30（10）：1432-1435.

李文兰，徐栋，任晓蕾，等，2008. 金匮肾气丸正丁醇部位 HPLC 指纹图谱的建立及化学成分的归属 [J]. 中国新药杂志，17（16）：1408-1412.

李祥华，王文英，2005. 胶艾汤对实验性出血的影响 [J]. 中国医院药学杂志，25（2）：149-150.

李祥华，张家均，许甲凤，等，2010. 胶艾颗粒剂对小鼠免疫功能的影响 [J]. 中药药理与临床，26（3）：8-9.

李欣儒，郑晶，2018. 郑晶辨治经后腰腹疼痛验案举隅 [J]. 山西中医，34（6）：24.

李雪，赵婧含，吴文轩，等，2023. 桂枝的化学成分和药理作用研究进展 [J]. 中医药学报，51（5）：111-114.

李彦杰，续海清，2008. 张磊教授运用经方治疗疑难病举隅 [J]. 四川中医，26（8）：4-5.

李永丽，2004. 加味平胃散治疗药物流产后子宫出血 60 例 [J]. 四川中医，22（11）：64-65.

李永丽，2004. 下瘀血汤加味治疗人工流产术后阴道出血 50 例 [J]. 河南中医学院学报，19（5）：61.

李禺，2019. 桂枝茯苓丸加味防治血瘀型子宫内膜息肉患者术后复发的临床研究 [D]. 广州：广州中医药大学.

李玉香，赵云芳，刘茂林，等，1995. 红蓝花酒口服液治疗痛经 110 例 [J]. 北京中医药大学学报，18（4）：37-38.

梁旗，张来宾，吕洁丽，2024. 川芎的化学成分和药理作用研究进展 [J]. 新乡医学院学报，41（3）：275-285.

林奕岑，何丹，2022. 揿针联合桂枝茯苓丸治疗乳腺增生临床研究 [J]. 新中医，54（24）：158-161.

刘宾，2023. 抵当汤治疗糖尿病及其并发症的研究进展 [J]. 世界科学技术-中医药现代化，25（12）：3980-3988.

刘宾，刘文礼，2013. 抵当汤对慢性前列腺炎大鼠组织匀浆 TNF-α，IL-6，IgG 含量的影响 [J]. 中国实验方剂学杂志，19（9）：281-283.

刘春杰，杨丽华，余思聪，2019. 胶艾汤活性成分治疗子宫疾病的网络药理学研究 [J]. 中国现代应用药学，36（17）：2136-2143.

刘春萍，李海龙，张艳，等，2017. 当归贝母苦参丸加味方对荷瘤小鼠 H22 肝癌肿瘤组织 MMP13 和 bFGF 表达的影响 [J]. 国际检验医学杂志，38（2）：153-156.

刘春雨，付涛涛，杨飞飞，等，2022. 白头翁皂苷 B4 经气管和静脉给药后的肺部药代动力学与抗炎作用比较研究 [J]. 药学学报，57（9）：2791-2797.

刘渡舟，1987. 漫谈三黄泻心汤及其临床应用 [J]. 中医杂志（03）：19-20.

刘芳媛，徐佳越，韩凤娟，2022. 桂枝茯苓丸治疗卵巢癌作用机制研究进展 [J]. 中国实验方剂学杂志，28（3）：220-225.

刘格，王薇华，孙静，2012. 当归芍药散治疗气血亏虚型痛经的临床研究 [J]. 中国临床医生，40（9）：59-60.

刘海燕，洪靖，张杰，2019. 张杰运用当归贝母苦参丸探析 [J]. 中国中医基础医学杂志，25（10）：1436-1438.

刘红，曾宇，马世平，2005. 不同用量配伍当归芍药散对动物学习记忆功能及脑内 NO 的影响 [J]. 中国临床药理学与治疗学，10（9）：974-977.

刘金敏，2016. 桂枝茯苓丸联合炔诺酮片治疗功能失调性子宫出血效果观察 [J]. 中西医结合研究，8（1）：14-16.

刘婧婧，曾莉，李文菊，等，2020. 当归贝母苦参汤加味联合氟康唑治疗复发性外阴阴道假丝酵母菌病临床研究 [J]. 亚太传统医药，16（1）：139-141.

刘丽明，2010. 半夏厚朴汤治疗更年期综合征的应用体会 [J]. 中国实用医药，5（25）：152-153.

刘茂林，1994. 红蓝花酒对痛经患者血浆中前列腺素影响的实验 [J]. 河南中医，14（5）：270-271.

刘茂林，赵云芳，冀春茹，等，1990. 狼牙汤治疗妇人带下病 54 例 [J]. 中国医药学报，5（1）：42-43.

刘茂林，赵云芳，李玉香，1993. 狼牙汤治疗滴虫性阴道炎 100 例疗效观察 [J]. 国医论坛，8（5）：13.

刘沛，庄享静，贾春华，2015. 贾春华教授运用小柴胡汤合方治疗杂病经验发微 [J]. 世界中医药，10（3）：376-378，382.

刘倩，廉永红，李玉婷，等，2020. 当归生姜羊肉汤治疗寒凝型原发性痛经的临床观察 [J]. 中国民间疗法，28（24）：65-69.

刘倩，廉永红，李玉婷，等，2020. 当归生姜羊肉汤治疗寒凝型原发性痛经的临床观察 [J]. 中国民间疗法，28（24）：65-69.

刘世军，唐志书，崔春利，等，2015. 大枣化学成分的研究进展 [J]. 云南中医学院学报，38（3）：96-100.

刘晓帆，2009. 液质联用技术应用于小柴胡汤药效物质基础研究 [D]. 上海：第二军医大学.

刘欣，2016. 产后抑郁症应用柴胡疏肝散合甘麦大枣汤加减治疗的效果分析 [J]. 内蒙古中医药，35（8）：19.

刘兴明，2005. 抵挡汤加味治疗子宫肌瘤 28 例 [J]. 现代医药卫生，21（9）：1118-1119.

刘亚敏，董文霞，薛鹏坤，等，2023. 金匮肾气丸通过调控 PI3K-AKT-mTOR 及 PI3K-AKT-GLUT4 通路干预多囊卵巢综合征大鼠的作用机制研究 [J]. 中药药理与临床，39（1）：1-7.

刘耀忠，刘红霞，刘芃薇，2015. 耿玉强运用小柴胡汤治疗失眠、更年期综合症验案举隅 [J]. 世界最新医学信息文摘，15（1）：143-144.

刘志勇，2023. 当归生姜羊肉汤对脾肾阳虚型 IBS-D 大鼠调控机制的实验研究 [D]. 南昌：江西中医药大学.

陆杰，王婷婷，梁琨，等，2020. UPLC-LTQ-Orbitrap-MS 法分析大承气汤化学成分 [J]. 中成药，42（12）：3275-3280.

罗国良，1987. 小青龙汤治闭经一则 [J]. 新中医，19（12）：17.

罗焕敏，李晓光，肖飞，等，2003. 当归芍药散中阿魏酸和芍药苷的药代动力学研究 [J]. 中药材，26（3）：189-192.

吕敏，2005. 甘麦大枣汤合半夏厚朴汤治疗更年期咽炎 43 例 [J]. 河南中医，25（12）：17.

马大正，2005. 经方治疗胎动不安举隅 [J]. 浙江中医杂志，40（12）：538-539.

马大正，2006. 三泻心汤在妇科临床的应用 [J]. 浙江中医学院学报（01）：46-47.

马冠英，1989. 竹皮大丸治愈产后高热 [J]. 江西中医药，20（3）：63.

马丽，孟宪华，杨军丽，2022. 甘遂化学成分、药理活性和临床应用研究进展 [J]. 天然产物研究与开发，34（4）：699-712.

马丽鑫，康小环，余伯阳，等，2023. 实验研究结合网络药理学方法和分子对接技术探讨桂枝汤治疗原发性痛经的作用机制 [J]. 海峡药学，35（9）：4-10.

马丽亚，杜婧雯，张童，等，2022. 金匮肾气丸对多囊卵巢综合征模型大鼠的改善作用及机制研究 [J]. 中国药房，33（23）：2869-2873.

马莎莎，邵玉凤，吴祥猛，等，2013. LC-MS/MS 法研究厚朴酚与和厚朴酚在大鼠体内的药动学行为 [J]. 质谱学报，34（1）：23-28，34.

马文文，牟一凡，刘芳媛，等，2024. 基于信号通路探讨桂枝茯苓丸治疗卵巢癌的研究进展 [J]. 中华中医药学刊，42（4）：189-193.

马小娟，赵杰，冯振宇，等，2014. 加味甘麦大枣汤对更年期抑郁症患者神经内分泌系统的影响 [J]. 中国中药杂志，39（23）：4680-4684.

马永剑，侯莉娟，2015. 丁象宸教授应用小柴胡汤合生化汤加减治疗产后发热体会 [J]. 陕西中医，36（9）：

1228-1229.

毛跟年，郭倩，瞿建波，等，2010. 阿胶化学成分及药理作用研究进展 [J]. 动物医学进展，31（11）：83-85.

茅菲，2020. 温经汤对子宫内膜异位症患者血清前列腺素 E2 白介素 17 血管内皮生长因子及子宫动脉血流参数的影响 [J]. 中国妇幼保健，35（21）：3959-3962.

米海霞，赵玲玲，刘凤霞，等，2018. 当归贝母苦参丸加味治疗湿热下注型妊娠小便淋痛 30 例疗效观察 [J]. 中国现代医生，56（10）：135-138.

莫国臻，黄关璇，石宇昕，等，2022. 下瘀血汤对肝癌细胞生物活性及 Nanog 信号通路表达的影响 [J]. 世界中医药，17（19）：2733-2737.

莫小梅，2019. 当归芍药散加减治疗脾虚血瘀型痛经的临床观察 [J]. 内蒙古中医药，38（10）：3-4.

木则帕尔·太来提，阿尼克孜·阿不都艾尼，赛米热·艾斯拉，2022. 当归芍药散对慢性盆腔炎模型大鼠免疫状态及 NF-κB 信号通路的影响 [J]. 中国计划生育学杂志，30（3）：505-508.

聂贺，宿玮杰，张碧微，等，2023. 金匮温经汤对妇科虚寒证模型大鼠子宫内膜血管损伤的影响 [J]. 辽宁中医杂志，50（7）：227-229，257.

聂四成，余云霞，2001. 小建中汤加味治疗妇科腹痛症 [J]. 湖北中医杂志，23（2）：29-30.

宁惟莲，1978. 三黄冰片散治疗宫颈糜烂 217 例 [J]. 山西医药杂志（3）：16.

牛峥，马丽萍，姚铁，等，2022. 旋覆花化学成分及药理作用研究进展 [J]. 药物评价研究，45（12）：2591-2601.

欧阳钦，2012. 肝硬化大鼠腹膜水通道蛋白-1 的表达及大黄甘遂汤的干预作用研究 [J]. 浙江中医杂志，47（4）：249-251.

潘爱珍，陈珂，林玉洁，2023. 胶艾汤在妇科临床应用举隅 [J]. 内蒙古中医药，42（8）：100-101.

潘清洁，苏文武，陈曼珍，等，2021. 针灸联合桂枝茯苓丸治疗子宫肌瘤的疗效及对血清 VEGF、HIF-1α 表达的影响 [J]. 内蒙古中医药，40（7）：128-129.

潘永福，许钒，王成业，等，2015. 基于水通道蛋白研究当归芍药散对肝硬化腹水大鼠的干预作用 [J]. 中国实验方剂学杂志，21（8）：111-115.

裴荣，丁海群，2020. 桂附地黄丸联合桂枝茯苓丸治疗肾虚血瘀型月经不调的临床观察 [J]. 中国民间疗法，28（6）：48-49.

彭皇青，边庆华，陈荣荣，2023. 桂枝茯苓丸联合大黄蛰虫丸治疗卵巢囊肿的临床疗效 [J]. 检验医学与临床，20（3）：383-386.

蒲莲莲，刘漫，杨颖，等，2023. 基于网络药理学和实验验证的甘麦大枣汤抗抑郁的物质基础及作用机制研究 [J]. 中医药临床杂志，35（7）：1347-1358.

秦春华，李凤霞，2015. 小柴胡汤辅助化疗治疗晚期乳腺癌的近期疗效观察及其对肿瘤标志物的影响 [J]. 中国医院药学杂志，35（15）：1420-1421，1438.

任振杰，张业，梁帅，等，2023. 当归芍药散的临床应用及药理作用研究进展 [J]. 世界中医药，18（23）：3465-3472，3477.

沈东晓，杨广越，张玮，等，2022. 下瘀血汤抑制肝胶原沉积的最佳配比及机制研究 [J]. 中国临床药理学杂志，38（24）：3014-3019.

沈璐，冯芳，2022. 基于 UPLC-Q-Exactive Orbitrap-MS 的半夏厚朴汤化学成分分析 [J]. 广州化工，50（15）：105-109.

沈淑琴，2023. 甘麦大枣汤及归脾汤联合 TC/TP 对气血两虚证卵巢癌患者临床疗效、内分泌功能及骨髓抑制情况分析 [J]. 时珍国医国药，34（3）：627-629.

沈妍姝，2016. 从少阳论治产后抑郁 42 例 [J]. 中国中医药科技，23（1）：117-118.

沈妍姝，丛惠芳，2016. 小柴胡汤加减治疗产后缺乳 60 例 [J]. 山东中医杂志，35（2）：145，177.

盛温温，杜志斌，2020. 温经通络汤治疗输卵管阻塞性不孕症的成效探究 [J]. 实用妇科内分泌电子杂志，7（34）：47-48.

施燕，2001. 小柴胡汤加味治疗先兆流产 53 例 [J]. 河北中医，23（4）：313.

施燕，2011. 小柴胡汤加减治疗多囊卵巢综合征 40 例临床观察 [J]. 浙江中医杂志，46（2）：120.

石晓伟，2011. 基于液质联用技术的欧亚旋覆花化学成分分析与药代动力学研究 [D]. 石家庄：河北医科大学.

司清晨，叶燕婷，古贺欢，2023. 桂枝茯苓丸联合微波治疗仪对气滞血瘀型慢性盆腔炎患者临床疗效、症状改
　　善及炎症因子水平的影响 [J]. 临床研究，31（7）：78-81.

宋纪显，陈琦，杨新栎，等，2023. 半夏厚朴汤通过抑制内质网应激改善慢性间歇性低氧引起的小鼠心脏损伤
　　[J]. 环球中医药，16（9）：1729-1734.

宋健民，1992. 竹皮大丸治经前烦乱验案二则 [J]. 国医论坛，7（2）：13.

宋同勋，1983. 大黄甘遂汤治愈产后尿潴留 [J]. 河南中医，3（4）：30.

宋艳，2014. 小柴胡汤加减治疗经前期综合征乳房胀痛的疗效观察 [J]. 中医临床研究，6（17）：112-113.

宋颖，2014. 蛇床子散加减辨治阴道炎临床研究 [J]. 中医学报，29（10）：1528-1530.

苏少华，王晓辉，孙宁宁，等，2018. 经方治疗围绝经期综合征的临床体会 [J]. 中医药临床杂志，30（7）：
　　1265-1267.

苏晓悦，徐驰，杜鑫，等，2023. 白头翁化学成分及其药理作用研究进展 [J]. 中医药信息，40（3）：76-82.

孙惠君，胡奕芳，马琳，2017. 桂枝茯苓丸联合孕三烯酮对子宫腺肌症患者的治疗效果及疼痛缓解分析 [J]. 当
　　代医学，23（10）：65-67.

孙继飞，邵泽燕，张爱华，等，2021. 以小青龙汤蠲饮散寒法治疗痛经经验 [J]. 环球中医药，14（3）：498-501.

孙佳颖，张亚运，陈元娜，2021. 桂枝茯苓丸治疗子宫腺肌症的效果及对 JAK2 和 STAT3 表达的影响 [J]. 中
　　国妇幼保健，36（3）：658-661.

孙建一，王东梅，2019. 桂枝汤在中医妇科中的应用 [J]. 世界最新医学信息文摘，19（63）：263，268.

孙瑾，潘先凤，贾萍，等，2017. 桂枝茯苓丸用于人工流产后治疗的临床观察 [J]. 中国社区医师，33（30）：
　　100-101.

孙宁宁，张松江，武鑫，等，2019. 经方六经辨证治疗崩漏的临床体会 [J]. 中国中医药现代远程教育，17（2）：
　　65-67.

孙文辉，刘勇，赵英，1994. 中西医结合治疗生殖器疱疹 42 例 [J]. 新中医（2）：47，52.

孙学芬，2024. 半夏厚朴汤治疗分泌性中耳炎的效果观察 [J]. 中国现代药物应用，18（13）：124-127.

孙长德，1987. 附子汤在妇科病的运用 [J]. 新中医，19（12）：40.

唐军伟，强红梅，刘芹，等，2020. 桂枝茯苓丸治疗慢性阻塞性肺疾病急性加重期的疗效观察 [J]. 中国中医急
　　症，29（4）：680-683.

唐胜强，邢赛伟，梁雪，等，2021. 张杰运用下瘀血汤治验 4 则 [J]. 浙江中医药大学学报，45（4）：360-363.

陶健敏，陈丽，吴丽芳，2016. 复方大承气汤保留灌肠在妇科腹部手术后肠功能恢复中的作用 [J]. 中国乡村医
　　药，23（18）：44-45.

陶梦，2023. 四君子汤联合桂枝茯苓丸加减治疗子宫肌瘤的临床效果观察 [J]. 中国社区医师，39（23）：74-76.

田春玲，李晓茹，裴素贞，2018. 甘麦大枣汤合小柴胡汤加味治疗产后抑郁肝郁气滞型临床观察 [J]. 实用中医
　　药杂志，34（1）：29-30.

仝宗景，1991. 《金匮》竹叶汤新用 [J]. 新中医，23（11）：41.

佟力，佟昕，李莹，等，2022. 土瓜根散治疗阳郁质气滞血瘀型原发性痛经临床疗效观察 [J]. 承德医学院学报，
　　39（4）：310-313.

佟力，佟昕，李莹，等，2022. 土瓜根散治疗阳郁质气滞血瘀型原发性痛经临床疗效观察 [J]. 承德医学院学报，
　　39（4）：310-313.

汪碧云，2011. 抵当汤加减治疗盆腔淤血综合征 60 例 [J]. 山东中医杂志，30（12）：855-856.

汪桂芳，1985. 三黄粉治疗三八〇例阴道炎 [J]. 新中医（4）：23.

王爱武，2001. 酒制与超细粉碎对当归散成分溶出及药效学影响的实验研究 [D]. 济南：山东中医药大学.

王博龙,刘志强,2018. 枳实芍药散"成分-靶点-通路"的网络药理学研究 [J]. 中药新药与临床药理,29(5):586-594.

王春红,2022. 四君子汤加减合桂枝茯苓丸治疗子宫肌瘤的临床研究 [J]. 上海医药,43(9):23-26.

王大为,公真,张蕾,等,2016. 桂枝茯苓胶囊对原发性痛经患者炎症因子的影响 [J]. 中国临床药理学与治疗学,21(4):441-444.

王德生,王梦涛,1999. 膏发煎治疗阴吹1例 [J]. 湖北中医杂志,21(S1):90.

王飞,程佳,张雯,2021. 妇科千金胶囊联合桂枝茯苓丸对卵巢囊肿患者的临床疗效 [J]. 中成药,43(10):2928-2930.

王改梅,徐立然,2021. 桂枝茯苓丸、抵挡汤加减治疗生育期女性子宫内膜增厚75例 [J]. 中医研究,34(3):40-43.

王珩,钟清泽,殷敏,等,2022. 高效液相色谱法同时测定桂枝茯苓丸中5个成分含量 [J]. 中药材,45(4):927-930.

王健人,2024. 胶艾汤合寿胎丸治疗胎动不安(肾虚血瘀证)32例临床观察 [J]. 江西中医药大学学报,36(2):58-60.

王静,2016. 干姜人参半夏汤治疗重症妊娠剧吐的临床效果分析 [J]. 中国民间疗法,24(12):56-58.

王静,李伟,张丽,等,2018. 阿胶的药理作用及其临床应用 [J]. 中国中药杂志,43(12):2453-2459.

王丽,张华,李伟,2020. 阿胶与干姜联合应用的药代动力学研究 [J]. 中国中药杂志,45(10):2345-2350.

王玲玲,2020. 蛇床子散加味坐浴治疗婴幼儿阴道炎效果探究 [J]. 心理月刊,15(8):201.

王零零,张鑫,2023. 雷火灸联合桂枝茯苓丸治疗慢性盆腔炎的疗效及对 TGF-β1/Smads 通路的影响 [J]. 中国计划生育学杂志,31(3):515-521.

王明宇,1986. 红蓝花酒治疗产后恶露不尽 [J]. 四川中医,4(11):35.

王若玲,霍静娴,张辉兰,等,2024. 半夏泻心汤化学成分、药理作用的研究进展及质量标志物的预测 [J]. 世界中医药,19(5):719-726.

王婷,2023. 当归生姜羊肉汤干预治疗脾肾阳虚证的实验研究 [D]. 南昌:江西中医药大学.

王文洁,杨继华,闫可可,2023. 桂枝茯苓丸联合米非司酮治疗子宫肌瘤的临床疗效研究 [J]. 系统医学,8(12):186-189.

王文娟,焦守凤,李静静,2022. 桂枝茯苓丸、臭氧注射联合机械疏通治疗输卵管阻塞性不孕症临床观察 [J]. 中国药业,31(14):108-111.

王雯,胡传国,梁伟林,2023. 当归芍药散对肝纤维化大鼠的干预作用及对 TLR4 通路的影响 [J]. 现代中西医结合杂志,32(14):1932-1939.

王雯,胡传国,梁伟林,2023. 当归芍药散联合 TLR4 抑制剂对大鼠肝纤维化的抑制作用及 NF-κB/NLRP3 通路的调节作用研究 [J]. 世界科学技术-中医药现代化,25(3):1147-1154.

王小燕,2000. 小建中汤在妇科杂病中的应用 [J]. 甘肃中医,13(5):45.

王晓波,朱永强,2018. 甘麦大枣汤治疗围绝经期综合征患者的临床疗效分析 [J]. 临床医药文献电子杂志,5(16):143.

王晓瑜,杨媛媛,李淑娇,等,2024. 基于网络药理学的泻心汤效应成分抗动脉粥样硬化作用机制研究 [J]. 中国医院药学杂志,44(17):1994-2000.

王心语,傅金英,刘颖,等,2024. 桂枝茯苓丸治疗盆腔炎性疾病后遗症的研究进展 [J]. 辽宁中医药大学学报,145-150.

王雅芝,段灿灿,何天目,等,2021. 基于网络药理学对附子汤的主要活性成分、临床定位及作用机制分析 [J]. 遵义医科大学学报,44(4):461-475.

王勇,2024. 胶艾汤改善全膝关节置换患者术后贫血及膝关节功能临床研究 [J]. 浙江中医杂志,59(7):596-597.

王玉洁，时燕萍，2019. 温经化瘀汤联合桂枝茯苓胶囊治疗原发性痛经的镇痛效果及对性激素、前列腺素 $F_{2\alpha}$ 水平的影响 [J]. 河北中医，41（11）：1670-1673，1679.

王云，王纪军，2023. 桂枝茯苓丸合二陈汤联合常规西药治疗多囊卵巢综合征临床研究 [J]. 新中医，55（1）：40-43.

王哲，金永日，李绪文，2017. 干姜药材的化学成分研究 [J]. 中国药房，28（24）：3403-3405.

王振宇，2007. 下瘀血汤加味治疗慢性盆腔炎 60 例 [J]. 中国民间疗法，15（10）：34-36.

王志军，2019. 方平临证应用小柴胡汤的医案 4 例 [J]. 当代医药论丛，17（24）：205-206.

王子如，任青玲，赵阅，2020. 蛇床子散熏洗结合口服中药治疗外阴色素减退性疾病临床观察 [J]. 天津中医药大学学报，39（2）：179-182.

王子如，任青玲，赵阅，2020. 蛇床子散熏洗结合口服中药治疗外阴色素减退性疾病临床观察 [J]. 天津中医药大学学报，39（2）：179-182.

吴超，刘春龙，2018. 刘春龙应用当归贝母苦参丸治疗妇科肿瘤经验 [J]. 光明中医，33（5）：631-632.

吴含，肖新春，崔晓萍，等，2023. 桂枝茯苓丸治疗妇科恶性肿瘤临床及作用机制研究进展 [J]. 辽宁中医药大学学报，25（9）：178-184.

吴红彦，荣倩倩，李海龙，等，2016. 当归贝母苦参丸含药血清对胃癌细胞 SGC-7901 抑制作用机制的研究 [J]. 中国实验方剂学杂志，22（2）：137-141.

吴玉华，罗小琴，童志琴，2023. 桂枝茯苓丸联合地屈孕酮治疗子宫内膜异位症的临床疗效及安全性 [J]. 临床合理用药，16（6）：131-133.

吴玉萍，2023. 外阴瘙痒患者应用蛇床子散加减治疗对瘙痒评分及外阴瘙痒缓解时间的影响研究 [J]. 北方药学，20（11）：110-112.

郗晓丽，冯敏，李万胜，2017. 左炔诺孕酮宫内节育系统联合桂枝茯苓丸治疗子宫腺肌病的临床评价 [J]. 河北医药，39（9）：1362-1364.

夏振忠，宋恩峰，2024. 基于 NF-κB 信号通路研究当归芍药散对糖尿病肾病大鼠肾脏的保护作用及其机制 [J]. 医药导报，43（8）：1205-1211.

肖阁敏，郭文海，戴敏，等，2021. 小青龙汤合小柴胡汤治疗肺气虚寒型变应性鼻炎患者疗效与调节 Treg 细胞相关因子的研究 [J]. 实用医学杂志，37（17）：2287-2291.

肖杰，吕冠华，2022. 桂枝茯苓丸治疗肝纤维化疗效机制的概述 [J]. 中医临床研究，14（13）：40-42.

肖先，李春燕，薛金涛，2024. 大黄的主要化学成分及药理作用研究进展 [J]. 新乡医学院学报，41（5）：486-490，496.

肖心萌，蒋琼，2024. 温经汤治疗妇科疾病的研究进展 [J]. 妇儿健康导刊（1）：191-194，199.

肖战说，邹建华，段亚亭，2022. 国医大师段亚亭从湿论治盆腔炎性疾病后遗症经验 [J]. 中华中医药杂志，37（2）：786-789.

谢瑞强，王长福，2023. 炙甘草化学成分和药理作用研究进展 [J]. 中医药信息，40（4）：84-89.

谢雪莲，朱名宸，2024. 金匮温经汤治疗妇科疾病的研究进展 [J]. 湖北中医杂志，46（8）：51-54.

辛丹，季旭明，张亚楠，等，2019. 枳实芍药散对 C-IBS 大鼠 VIP 的调节作用 [J]. 医学研究杂志，48（7）：72-75.

辛丹，滕佳林，张亚楠，等，2021. 枳实芍药散对便秘型肠易激综合征大鼠水通道蛋白 3 表达的影响 [J]. 中华中医药杂志，36（12）：7028-7032.

熊玉霞，孟宪丽，张艺，等，2006. 泻心汤抗内毒素有效部位的初步筛选 [J]. 中草药，37（12）：1844-1847.

熊玉霞，孟宪丽，张艺，等，2007. 泻心汤及其拆方抗内毒素作用研究 [J]. 中药药理与临床，23（1）：7-10.

胥丽霞，2016. 小柴胡汤治疗妇科疾病的临床体会 [J]. 环球中医药，9（3）：351-352.

徐玉贵，罗春玲，庄芳，等，2022. 桂枝茯苓胶囊联合宫腹腔镜手术治疗盆腔炎性不孕的临床效果 [J]. 临床合理用药杂志，15（29）：142-145.

许彩凤，2002. 加味三黄散治疗宫颈糜烂 60 例小结 [J]. 甘肃中医（1）：59.

闫喜红，2018. 小柴胡汤合桂枝汤在更年期综合征患者中的使用 [J]. 临床医药文献电子杂志，5（38）：139，145.

严东明，马越鸣，王天明，等，2007. 小鼠体内泻心汤中黄芩苷药代动力学 [J]. 中成药（04）：493-496.

严宇仙，2003. 甘麦大枣汤合天王补心丹治疗更年期综合征 [J]. 浙江中西医结合杂志，13（7）：452.

彦志波，2018. 乳癖消片联合桂枝茯苓丸治疗乳腺增生症的临床疗效观察 [J]. 内蒙古中医药，37（8）：24-25.

杨宾，王亚娟，梁飞，等，2018. 桂枝茯苓丸联合枸橼酸他莫昔芬片治疗乳腺增生的效果及安全性 [J]. 临床医学研究与实践，3（8）：129-131.

杨炳友，闫明宇，潘娟，等，2016. 秦皮化学成分及药理作用研究进展 [J]. 中医药信息，33（6）：116-119.

杨洪安，邢秀云，安良毅，2004. 当归生姜羊肉汤加味治疗产后身痛 96 例 [J]. 中国民间疗法，12（2）：30-31.

杨妙玲，刘燕鸿，2020. 洪敏俐教授运用小柴胡汤治疗咳嗽验案三则 [J]. 环球中医药，13（1）：83-85.

杨秋杰，鲁婉真，王隆轩，2021. 桂枝茯苓丸联合加味逍遥丸治疗多囊卵巢囊肿临床疗效及对性激素、复发率的影响 [J]. 医学理论与实践，34（24）：4313-4314.

杨田义，孙乐，2024. 白术炮制规格及其化学成分与药理作用研究进展 [J]. 中国实用医药，19（13）：174-177.

杨西霞，朱慧，2024. 半夏厚朴汤治疗痰湿阻肺型慢性阻塞性肺疾病临床研究 [J]. 河南中医，44（8）：1154-1158.

杨欣，2019. 冯建春名老中医治疗痛经的经验浅析 [J]. 继续医学教育，33（8）：156-158.

杨阳，雷秀兵，陈纯涛，2020. 温针灸联合加味当归芍药散治疗多囊卵巢综合征效果及对卵巢功能、性激素水平的影响 [J]. 中华中医药学刊，38（3）：137-140.

杨韵，徐波，2015. 牡蛎的化学成分及其生物活性研究进展 [J]. 中国现代中药，17（12）：1345-1349.

杨志远，2021. 补肾活血促卵方联合桂枝茯苓丸治疗月经不调型不孕症对中医证候积分及安全性分析 [J]. 实用妇科内分泌电子杂志，8（1）：62-64.

杨卓群，陈贤，1966. 竹叶汤治产后发热的临床体会 [J]. 广东医学（祖国医学版）（4）：43.

姚百会，王君霞，姚明月，等，2024. 蛇床子散对湿疹大鼠 Th1/Th2 免疫功能的影响 [J]. 世界科学技术-中医药现代化，26（5）：1328-1335.

姚美玉，王婧玮，王秀霞，等，2015. 小柴胡汤加减治疗妊娠发热 1 例 [J]. 中医药临床杂志，27（9）：1312-1313.

叶燕红，2018. 蛇床子散外洗配合硝酸异康唑阴道片（澳可修）治疗外阴阴道假丝酵母菌病的疗效研究 [J]. 中外医疗，37（22）：171-173.

叶云鹏，2013. 应用肾气丸加减方治疗肾虚型不孕症的文献研究 [D]. 杭州：浙江中医药大学.

怡悦，2006. 小青龙汤对盐酸氮䓬斯汀药物动力学的影响 [J]. 国际中医中药杂志，28（1）：45.

尹光侯，1986. 枳实芍药散治疗产后腹痛 [J]. 四川中医，4（11）：38.

尤俊文，贾孟辉，2019. 桂枝茯苓丸联合加味逍遥丸对单纯性卵巢囊肿患者的临床疗效 [J]. 中成药，41（11）：2651-2655.

于光磊，李寿军，2015. 重组人血小板生成素联合自拟补气摄血汤治疗特发性血小板减少性紫癜疗效分析 [J]. 中国中医急症，24（8）：1475-1477.

余远盼，林桂梅，李医名，2023. 枳实-白芍不同配伍比例及枳实生品与炮制品换用的枳实芍药散化学成分研究 [J]. 中国中医药信息杂志，30（6）：135-140.

余远盼，林桂梅，李医名，等，2024. 生、制枳实换用的枳实芍药散对便秘型肠易激综合征大鼠"脑-肠-菌"轴功能的影响 [J]. 中国实验方剂学杂志，30（9）：1-9.

袁鹏飞，张雯，徐风，等，2018. 高效液相色谱/电喷雾-离子阱-飞行时间质谱联用法分析桂枝汤的化学成分 [J]. 中国医院用药评价与分析，18（2）：145-151.

袁媛，谌学军，赵慧群，等，2019. 加味蛇床子散联合阴道用乳杆菌活菌胶囊治疗细菌性阴道病的疗效 [J]. 实用临床医学，20（9）：47-49.

苑淑肖，2010. 胶艾汤妇科应用验案举隅 [J]. 浙江中医杂志，45（8）：615.

岳丽军，刘畅，张华军，等，2021. 三黄泻心汤治疗上消化道出血疗效及对患者血红蛋白、尿素氮、Rockall 评分的影响 [J]. 陕西中医，42（5）：594-596+600.

岳芹，张衍，单进军，等，2016. 生半夏汤与干姜人参半夏汤对小鼠一般毒性和胚胎发育的影响 [J]. 中国实验方剂学杂志，22（19）：105-110.

臧大伟，孙海莲，2018. 王小龙小柴胡汤加减治疗妊娠咳嗽 60 例 [J]. 世界最新医学信息文摘，18（37）：157.

曾继保，王涛，许爱凤，2008. 抵当汤加味治疗子宫内膜异位症临床分析 [J]. 辽宁中医药大学学报，10（3）：88.

查娟，王琳，涂晓玲，等，2015. 谢萍教授治疗经前综合征验案举隅 [J]. 中国中医药现代远程教育，13（18）：30-32.

张爱萍，2011. 甘麦大枣汤合逍遥散加味治疗乳腺癌伴抑郁症临床研究 [J]. 中医学报，26（8）：910-911.

张承承，韩雪婷，刘伟敬，等，2020. 下瘀血汤调控 AQP2 表达改善 SHR 肾小管损伤实验研究 [J]. 中国中西医结合肾病杂志，21（5）：384-387，471.

张海燕，2022. 桂枝茯苓丸临床应用研究进展 [J]. 甘肃医药，41（2）：105-106，112.

张灏，许鹤龄，吕红，等，2021. 甘麦大枣汤联合栀子豉汤治疗更年期女性慢性咳嗽 [J]. 吉林中医药，41（10）：1319-1321.

张华，李娜，王丽，2017. 阿胶中氨基酸成分的化学分析 [J]. 中国实验方剂学杂志，23（15）：123-128.

张瑾，2016. 小柴胡汤合当归芍药散治疗盆腔炎性疾病后遗症 43 例 [J]. 实用中医药杂志，32（10）：973.

张立富，2014. 当归贝母苦参丸中主要成分测定及药代动力学研究 [D]. 长春：吉林大学.

张明月，李丽琦，2022. 当归芍药散临床应用研究进展 [J]. 实用中医药杂志，38（12）：2243-2246.

张奇，邓英杰，刘令勉，1999. 中药透皮吸收制剂青龙贴剂的处方筛选及药物动力学 [J]. 沈阳药科大学学报，16（4）：254-257.

张强，马爱团，王晓丹，等，2009. 芎归胶艾汤对 RU486 致流产小鼠 Th1/Th2 型细胞因子的影响 [J]. 河北农业大学学报，32（1）：86-90.

张清清，冯媛，蒋林林，等，2021. 炙甘草药味的加减对栀子柏皮汤中指标成分含量的影响 [J]. 中医药导报，27（6）：47-50.

张蓉，2018. 中医科采用竹皮大丸方对治疗妇科内分泌失调患者的疗效观察[J/OL]. 实用妇科内分泌杂志（电子版），5（22）：45，48.

张玮，杨广越，沈东晓，等，2021. 下瘀血汤抑制胶质细胞源性神经营养因子抗肝纤维化的作用机制 [J]. 临床肝胆病杂志，37（3）：575-581.

张文渊，袁秋云，何淼，等，2023. 甘麦大枣汤联合益坤饮治疗更年期抑郁患者激素水平、负面情绪及临床症状的效果 [J]. 中国医药科学，13（3）：91-94.

张雯雯，张英杰，2022. 温经汤治疗胞宫虚寒型月经后期作用探讨 [J]. 中医临床研究，14（5）：106-108.

张小花，申剑，刘培霞，2014. 《金匮要略》之白术散对先兆流产模型大鼠血清孕酮、β-hCG 水平的影响 [J]. 中医研究，27（8）：72-74.

张艳梅，2015. 高压煎药机与传统煎煮法对大承气汤泻下药效学影响研究 [J]. 黑龙江中医药，44（5）：76-77.

张英娥，刘海云，2007. 加味下瘀血汤治疗卵巢囊肿 45 例 [J]. 陕西中医，28（3）：299-300.

张永妙，王忠玉，2004. 竹皮大丸汤治疗妇女更年期综合征 [J]. 中国中医药现代远程教育，2（9）：35.

张永文，樊巧玲，李国春，等，2003. 肾气丸各成分不同剂量配比与药效学的关系 [J]. 广州中医药大学学报，20（4）：308-311.

张越，2018. 当归芍药散治疗原发性痛经的临床观察 [J]. 北方药学，15（2）：87.

张运凯，雷成菊，2009. 半夏厚朴汤加味治疗妊娠呕吐的临床疗效 [J]. 湖北民族学院学报（医学版），26（2）：63-64.

张兆洲，王炎，李琦，2019. 三物黄芩汤研究概述及其应用展望 [J]. 辽宁中医杂志，46（7）：1551-1554.

张真，杨亿然，刘雨，等，2023. 桂枝茯苓丸对慢性阻塞性肺疾病小鼠气道重塑的影响 [J]. 中成药，45（11）：3592-3598.

张志鹏，高升，任存霞，2015. 当归芍药散对慢性盆腔炎模型大鼠分子免疫调控的影响 [J]. 中华中医药学刊，33（11）：2684-2686.

赵梅，陈元宵，2017. 桂枝茯苓丸加减治疗盆腔炎性疾病后遗症患者的临床研究 [J]. 全科医学临床与教育，15（6）：656-658.

赵明慧，郝征，2018. 胶艾汤的临床应用进展 [J]. 长春中医药大学学报，34（3）：606-609.

赵丕文，牛建昭，王继峰，等，2009. 胶艾汤及参芪胶艾汤的雌激素样作用及可能机制 [J]. 中国中药杂志，34（19）：2503-2507.

赵文竹，张瑞雪，于志鹏，等，2016. 生姜的化学成分及生物活性研究进展 [J]. 食品工业科技，37（11）：383-389.

赵晓宇，2023. 基于数据挖掘和网络药理学探讨中医治疗先兆流产的用药规律和作用机制 [D]. 黑龙江中医药大学. DOI：10.27127 / d.cnki. ghlzu. 2023.000558.

赵志成，史佩玉，邓洁宜，等，2019. 基于网络药理学探讨当归芍药散治疗慢性盆腔炎作用机制 [J]. 湖南中医药大学学报，39（9）：1108-1113.

郑丰富，程丰，李伟，等，2024. 当归芍药散药理研究及临床应用进展 [J]. 中医学报，39（5）：980-985.

郑建伟，许丹娜，2007. 不同制备方法配制的小柴胡汤药效比较研究 [J]. 中药材，30（6）：708-710.

郑军状，董静波，陈伟伟，等，2020. 当归贝母苦参丸对 CNP 大鼠前列腺组织 IL-1β、IL-10、TNF-a 表达的影响 [J]. 中国中医药现代远程教育，18（23）：126-130.

周爱香，富杭育，贺玉琢，等，1993. 以药物体内累积法再探麻黄汤、桂枝汤、银翘散、桑菊饮的药物动力学 [J]. 中药药理与临床，9（2）：1-4.

周德清，王乃汉，1997. 葵子茯苓散在产后病中的活用实例 [J]. 浙江中医杂志（7）：309.

周德荣，1998. 大黄黄连泻心汤临床治验 [J]. 河南中医（04）：18-19.

周凡凡，2021. 温经汤在肾虚血瘀型崩漏患者中的应用研究 [J]. 现代医学与健康研究电子杂志，5（17）：92-94.

周杰，商雪莹，杜慧琴，等，2017. 三物黄芩汤组分（群）配伍在大鼠肝微粒体孵育模型中的相互作用 [J]. 中成药，39（9）：1813-1819.

周丽娟，2017. 大柴胡汤合桂枝茯苓丸治疗痰热瘀结型多囊卵巢综合征 34 例 [J]. 中国中医药现代远程教育，15（21）：82-84.

周娜，2021. 温经汤治疗功能性子宫出血临床观察 [J]. 中国中医药现代远程教育，19（15）：64-66.

周硕，霍海如，郭建友，等，2007. 桂枝汤对体温整合调节作用的活性成分研究 [J]. 中国中药杂志，32（9）：865-867.

周伟伟，2023. 桂附地黄丸联合桂枝茯苓丸治疗月经不调的临床效果 [J]. 母婴世界，（16）：64-66.

周笑梅，蔡宇萍，陈颖异，2019. 陈颖异治疗产后杂病医案 4 则 [J]. 新中医，51（8）：334-336.

周宇，2016. 干姜人参半夏丸加味治疗妊娠呕吐 21 例 [J]. 实用中医药杂志，32（9）：877.

朱朝萍，吉贤，2014. 加味抵当汤治疗药流不全 35 例疗效观察 [J]. 新中医，46（3）：112-113.

朱树宽，王紫君，1996. 白头翁加甘草阿胶汤治疗宫颈癌放疗后并发症 25 例 [J]. 浙江中医杂志（9）：395.

朱卫东，2017. 对当归芍药散抗衰老作用的研究 [J]. 当代医药论丛，15（13）：1-2.

朱振华，孙融融，2001. 加味下瘀血汤治子宫内膜异位症 42 例 [J]. 四川中医，19（5）：49-50.

祝慧慧，2018. 蛇床子散熏洗联合西药治疗巴氏腺囊肿 44 例 [J]. 中国民族民间医药，27（20）：104-105.

庄梦斐，李盼盼，丁楠，等，2024. 温经汤对大鼠子宫内膜异位症 SPARC 介导的上皮-间质转化的影响 [J]. 上海中医药杂志，58（4）：9-18.

Gao J W, Xu E Y, Wang H J, et al, 2024. Integrated serum pharmacochemistry, network pharmacology, and pharmacokinetics to clarify the effective components and pharmacological mechanisms of the proprietary Chinese medicine Jinkui Shenqi Pill in treating kidney Yang deficiency syndrome [J]. Journal of Pharmaceutical and

Biomedical Analysis，247：116251.

Luo Q H, Li X Y, Huang J H, et al, 2024. Shenqi Pill alleviates acetaminophen-induced liver injury：a comprehensive strategy of network pharmacology and spectrum-effect relationship reveals mechanisms and active components [J]. Phytomedicine，135：156050.

Wang S F，Chen L L，Leng J，et al，2014. Fragment ion diagnostic strategies for the comprehensive identification of chemical profile of Gui-Zhi-Tang by integrating high-resolution MS，multiple-stage MS and UV information [J]. Journal of Pharmaceutical and Biomedical Analysis，98：22-35.

第四章 《金匮要略》妇人病研究思路和方法

第一节　《金匮要略》妇人病学术思想研究

《金匮要略》是现存最早的妇科疾病的专著，理、法、方、药悉具，为中医妇科学的发展奠定了基础，被历代医家誉为"方书之祖""医方之经"，价值珍贵。其学术思想是中医辨证论治思想的具体运用与体现，妇人病三篇无论在理论上或临床上，对当今妇科临床发挥着重要的指导作用，其学术思想具有开拓性、创造性，值得我们进一步思考和探究。

一、治未病思想

《金匮要略》妇人病三篇是中医妇科学发展的基石，它继承《素问》《灵枢》《难经》《胎胪药录》等理论精髓，其学术思想又对后世许叔微、王好古、朱震亨、滑寿、沈自明、张介宾、方有执、李中梓、王肯堂、陈修园、黄元御、张志聪、喻昌等诸多医家有较大影响，使医道递衍、薪火相传。

"治未病"思想在《金匮要略》妇人病三篇中均有体现，给后世很大启发。"治未病"一词最早见于《素问·四气调神大论》，原文曰："圣人不治已病治未病，不治已乱治未乱，此之谓也。"后世医家在此理论指导下继承并不断发展，如唐代孙思邈在《备急千金要方》中将疾病分为"未病""欲病""已病"3个层次，并告诫医者要"消未起之患，治未病之疾，医之于无事之前"；清叶天士进一步提出"先安未受邪之地"的观点等。"治未病"理论发展至今，经过历代医家不断完善，到目前为止有了更丰富的含义，基本可总结为未病先防、既病防变和愈后防复，而这些学术思想在《金匮要略》妇人病三篇中皆有体现。

（一）未病先防

未病先防强调防患于未然，即通过扶助正气，防止病邪侵袭而损害身体，其重在"养"生，张仲景称为"养慎"。养生之道，因人而异，主要包括顺应自然、形神共养、保精护肾、调养脾胃，从而使阴平阳秘，"谨道如法，长有天命"。正如《素问·上古天真论》所言："上古之人，其知道者，法于阴阳，和于术数，食饮有节，起居有常，不妄作劳，故能形与神俱，而尽终其天年，度百岁乃去。"仲景承袭岐黄先学，认为养生（慎）防病非常重要，他在《伤寒杂病论·序》中语重心长地告诫人们："怪当今居世之士，曾不留神医药，精究方术，上以疗君亲之疾，下以救贫贱之厄，中以保身长全，以养其生。"《金匮要略·妇人杂病脉证并治》云："妇人之病，因虚、积冷、结气，为诸经水断绝，至有历年，血寒积结胞门，寒伤经络。"在此仲景明确指出引起妇人杂病的原因有三：一则气血亏虚，身体虚弱；二则寒冷久积，凝结不散；三则情绪失调，气机郁结。妇人一生的生理活动都有赖于气血，经、孕、产、乳，无一不耗气伤血，故对于妇人，平素要注重身体的保养，《金匮要略·脏腑经络先后病脉证》指出："若人能养慎，不令邪风干忤经络……更能无犯王法、禽兽灾伤，房室勿令竭乏，服食节其冷、热、苦、酸、辛、甘，不遗形体有衰，病则无由入其腠理。"

论述了养生（慎）的重要性，指出摄生养慎对未病前预防疾病有积极意义，并介绍了具体的预防措施。一是强调要顺应天地、四时阴阳、天人合一，"君子春夏养阳，秋冬养阴，顺天地之刚柔也"。《灵枢·本神》指出："故智者之养生也，必顺四时而适寒暑，和喜怒而安居处，节阴阳而调刚柔。如是则僻邪不至，长生久视。"顺应四时而避其邪气，预防疾病；二是强调调畅精神与调养形体相结合，即所谓"保形全神""形为神之基，神为形之主；无形则神无以生，无神则形不可活"，形与神俱，方能"尽终天年，度百岁乃去"，保持情绪舒畅的同时适当锻炼身体，避免气机不利；三是要饮食有节，起居有常，不得食用寒凉辛辣刺激之品，注重保暖特别是下腹部，避免伤于寒邪。"所食之味，有与病相宜，有与身为害，若得宜则益体，害则成疾"，饮食"节其冷热苦酸辛甘"，可合于形体。脾胃主运化，为后天之本、气血生化之源，脾胃运化功能正常，则正气存内、邪不可干，重视调理脾胃，"四季脾王不受邪"，否则气血化生不足，百病生；四是要适当调补，不妄劳作以免劳倦所伤，节制房事以免房劳伤精，以致精亏气虚血少。"房室勿令竭乏"，节制房事，起居有常，保护肾中之精气，使之阴阳平衡。正如《素问·上古天真论》所言："虚邪贼风，避之有时，恬惔虚无，真气从之，精神内守，病安从来？"结合女性生理特点，即经期、产后要注意调护机体，使气充血足，不令邪风干忤经络，疾病就无法侵入人体。仲景的这种因"虚、积冷、结气"等致病因素造成妇科疾病的认识，发展到今天，截至目前我们对于妇科疾病病因的认识，外感六淫中以寒、湿、热居多；七情中以怒、思、恐为甚；其他生活因素、体质因素等造成的气血失调，影响冲任损伤而最终导致妇科疾病的发生。

《金匮要略·妇人产后病脉证治》第1条言："新产妇人有三病，一者病痉，二者病郁冒，三者病大便难，何谓也？师曰：新产血虚、多出汗、喜中风，故令病痉；亡血复汗、寒多，故令郁冒；亡津液，胃燥，故大便难。"提出妇人产后亡血伤津，元气受损，气血俱虚，故常易发生痉病、郁冒、大便难之"新产三病"，正如尤在泾曰："三者不同，其为亡血伤津则一也。""夫妇人之别有方者，以其胎妊生产崩伤之异故也"，妇人产后气血俱去，此期多虚多瘀，稍有不慎或调摄不当，便可发生各种疾病，应急当顾护气血，谨遵产后病的调护事项，以免发生产后痉症等危急重症，这也是仲景未病先防观的体现。

《金匮要略·妇人杂病脉证治》云："带下，经水不利，少腹满痛，经一月再见者，土瓜根散主之。"以土瓜根散用于治疗因瘀血所致的月经不调，瘀血内阻故少腹满痛、经血行而不畅，甚或一月两次。若患者没有积极治疗，时间过久延误病情而发展成瘀结为实，病情逐渐加重。后"妇人经水不利下，抵当汤主之"体现出瘀血内阻时的月经不调是疾病发展的萌芽阶段，若此时开始积极防治则可未病先防。现代临床疾病多囊卵巢综合征多发生于青春期，结合仲景此思想，若在早期便重视并给予正确治疗，不仅可解决患者月经失调和生育问题，还可降低患者后期高血压、糖尿病、子宫内膜癌的患病风险，提高患者生活质量。由此可见仲景"治未病思想"在现代妇科临床仍有重要指导意义。

（二）既病防变

"既病防变"有两层含义，一是防止病情加重，从而累及他脏；二是防止疾病出现并发症。既病之后，防止传变，强调的是早期诊断和早期治疗。《素问·刺热》曰："病虽未发，见赤色者刺之，名曰治未病。"《医学源流论》曰："病之始生浅，则易治；久而深入，则难治""故凡人少有不适，必当即时调治，断不可忽为小病，以致渐深，更不可勉强支持，使病更增以贻无穷之害"。《灵枢·逆顺》曰："上工刺其未生者也；其次，刺其未盛者也……上工治未病，不治已病，此之谓也。"此处"未发""未生""未盛"，并不是单纯的"未病"，实际上是处于疾病发展早期阶段，还未传变，在此情况下，及早发现并诊治，对疾病康复及防止传变起着重要作用。

《难经·七十七难》有云："见肝之病，则知肝当传之与脾，故先实其脾气，无令得受肝之邪。"

仲景继承先学，也说"夫治未病者，见肝之病，知肝传脾，当先实脾"，并且提出具体的治法："夫肝之病，补用酸，助用焦苦，益用甘味之药调之。酸入肝，焦苦入心，甘入脾……此治肝补脾之要妙也。"可见治未病也是仲景的学术思想之一，而既病防变这一思想贯穿于《金匮要略》始终，在妇人病三篇亦有体现。

《金匮要略·妇人杂病脉证并治》云："妇人腹中痛，小建中汤主之。"仲景认为治疗妇人中焦虚寒之腹中绵绵作痛，应重用甘温之饴糖为君，佐以生姜、大枣、炙甘草温补脾胃，益气血生化之源。脾胃若虚，肝气必犯，正如《杂病源流犀烛》中言"胃痛，邪干胃脘病也……惟肝气相乘为尤甚，以木性暴，且正克也"，故又以芍药六两柔肝缓急止痛，《本草经疏》称白芍"入肝、脾血分"，《本经》载"芍药，主邪气腹痛，除血痹，破坚积"，《医学启源》又言其"安脾经，治腹痛"。此虽为脾病，仍当顾及肝脏，防止土虚木乘而致克伐太过，使病情加重或出现并发症。《金匮要略·妇人杂病脉证并治》又云："妇人中风，七八日续来寒热，发作有时，经水适断，此为热入血室，其血必结，故使如疟状，发作有时，小柴胡汤主之。"妇人热入血室处于半表半里之间，若失治误治则病邪发生传变，易内传。以脏腑论，易内传至脾胃；以六经论，易内传至阳明、太阴。故小柴胡汤中人参、大枣、炙甘草益气健脾，为胃喜湿恶燥而所喜；生姜温阳祛湿、半夏苦燥化湿，为脾喜燥恶湿而所用。此中五药合用，以小柴胡汤调和脾胃，防止少阳病内传。除此之外，在《金匮要略·奔豚气病脉证治》中有因心虚而实金安土以抑水的桂枝加桂汤及茯苓桂枝甘草大枣汤，《金匮要略·血痹虚劳病脉证并治》有因肝虚而实脾安心的酸枣仁汤，《金匮要略·妇人杂病脉证并治》有因阴虚肝旺而补益心脾的甘麦大枣汤、胃虚有热而方后加柏实宁心润肺的竹皮大丸等，都体现了仲景既病防变、整体治疗的思想。

在论述妊娠病时，仲景以"有故无殒"作为理论依据，"有故无殒"语出《素问·六元正纪大论》曰："有故无殒，亦无殒也……大积大聚，其可犯也，衰其大半而止，过者死"。也就是说，妊娠病积聚邪实，非峻烈之品不足以去其邪，非邪去不足以安其胎，虽用之无妨孕妇及胎儿，但需掌握"衰其大半而止"的尺度，适可而止，说明妊娠用药的禁忌并非绝对。《中医辞典》解释："有故无殒"为治疗学术语，为一种用药原则，指在临床用药时，只要有相应病证，药与证相符合，就算药性峻猛临床用药也不会出现危险。《名医别录》载附子为"又堕胎，为百药长"，但仲景在妊娠篇中用之与扶正安胎的人参、白术等配伍治疗阳虚阴盛妊娠腹痛。桂枝茯苓丸中牡丹皮、桃仁活血化瘀，为妊娠慎用药，但"所以血不止者，其癥不去故也，当下其癥"，非活血化瘀之品不能取其效。在妊娠病条文中，共载方10首（1首无方），而用到附子、半夏、桂枝等妊娠禁用或慎用药的方子就有8首。第2条"妇人素有癥病，经断未三月而得漏下不止，胎动在脐上，为癥痼害……所以血不止者，其癥不去故也，当下其癥，桂枝茯苓丸主之"，提出因癥病所导致的妊娠漏下，因癥积不去，下血难止，长久恐危及胎儿，故用桂枝茯苓丸消癥化瘀，使瘀去血止，安胎为要。又因考虑妇人妊娠，故原文方后提示用量宜轻，并炼蜜和丸，取"丸者缓也"之意，意在缓消癥块，以防量大力猛而致崩中，抑或变生他疾，"病久则传化，上下不并，良医弗为"。

《金匮要略·妇人妊娠病脉证并治》云："产后风，续之数十日不解，头微痛，恶寒，时时有热，心下闷，干呕汗出，虽久，阳旦证续在耳，可与阳旦汤（即桂枝汤）。"提出妇人产后体虚感邪，但邪气不甚，发为太阳中风。因病情迁延数十日仍不解，恐邪气入里，传变他经，故仲景以桂枝汤解肌发表，调和营卫，营卫和调，方能顾护正气，驱邪外出又防邪深入。桂枝汤方出自《伤寒论》，"病人脏无他病，时发热自汗出而不愈者，此卫气不和也，先其时发汗则愈，宜桂枝汤"，也强调了有病早治，正如《金匮要略·脏腑经络先后病脉证》所云"适中经络，未流传脏腑，即医治之，四肢才觉重滞，即导引、吐纳、针灸、膏摩，勿令九窍闭塞"。

（三）愈后防复

愈后防复是指在病情好转或治愈后，采取措施防止病情复发。包括调理身体、注意饮食和适当锻炼等。"然而女人嗜欲多于丈夫,感病倍于男子",故疾病初愈,应当调和情志,"适嗜欲于世俗之间,无恚嗔之心",保持心情舒畅以疏肝气;通过生活调摄及适当的运动来疏通气血,畅通经络,还应适当进补药膳,正如张从正所言"夫养生当论食补,治病当论药攻",这些都有助于患者正气充盛,气血和调,阴阳平衡。

如《金匮要略·妇人产后病脉证治》第4条"产后腹中疼痛,当归生姜羊肉汤主之;并治腹中寒疝,虚劳不足",此条仲景论述产后血虚寒证腹痛的治疗宜当归生姜羊肉汤,方中当归补血活血,羊肉为血肉有情之品,大补气血,配以生姜温中散寒,全方共奏补虚养血、散寒止痛之功。本方为膳食疗法的组方之一,羊肉、生姜本为食材,此处药用治病,愈后亦可作食疗之用,以养阳气,以免寒邪来复而致病复,恰如叶天士"恐炉烟虽熄,灰中有火也"之意。

《金匮要略·妇人妊娠病脉证并治》第9条"妇人妊娠,宜常服当归散主之"。本条未出治证,仅言"妇人常服",故一般按妊娠养胎解释,谓其为安胎而设。孕妇禀赋薄弱,屡为半产或漏下,恐有碍胎孕,或已见胎动不安或下血者,则需积极治疗,此即所谓养胎或安胎。用当归散治疗妊娠血虚湿热之胎动不安,方用当归、芍药补血养肝,川芎行血中之气,复以白术健脾除湿,黄芩清热化湿。本病为孕妇肝虚脾弱,气血不足,湿热内停所致,症见胎动不安甚或欲作堕胎小产之势,故仲景先其时而治之,肝脾并调,安胎保产。方后"妊娠常服即易产,胎无所苦。产后百病悉主之",强调常服以防病情加重出现堕胎小产,亦可用于产后顾护气血,防止变生他病。现代临床常用于治疗胎动不安、复发性流产,或预防滑胎,均取得了不错疗效,亦有研究发现当归散对针刺联合肌内注射缩宫素所致先兆流产小鼠模型具有一定的安胎作用。

其下一条"妊娠养胎,白术散主之"为治疗孕妇脾虚寒湿而设,通过治病的方法达到养胎安胎的目的。其方后亦载有"病虽愈,服之勿置",强调病后要坚持连续服用以防病情反复。吴谦亦云:"妊娠妇人肥白有寒恐伤其胎,宜常服此。"且方中牡蛎用之为妙,牡蛎首载于《神农本草经》,书中将其列为上品,称"久服,强骨节,杀邪气,延年"。近代研究表明,牡蛎含18种氨基酸、肝糖原、B族维生素、牛磺酸和钙、磷、铁、锌等营养成分,常服可以提高机体免疫力。现代临床普遍认为,产妇孕期缺钙会对胎儿造成影响,而围产期孕母补钙能有效促进婴儿各项身体指标的正常发育。此方不仅为当下除病而设,还防患于未然。由此两方即可充分体现出仲景治疗妊娠病未病先防、既病防变和愈后防复的"治未病"的思想,尤在泾曰:"妊娠伤胎,有因热者,亦有因寒者,随其藏气之阴阳而各异也。当归散正治热之剂。白术散君白术和胃,臣川芎调血,使蜀椒去寒,佐牡蛎安胎也,则正治寒之剂也。仲景并列于此,其所以昭示后人者深矣。"

综上所述,妇人病三篇的多种疾病论治,贯穿了仲景"治未病"的思想,这一思想是具有前瞻性的医学思维,而《金匮要略》又开创了妇科辨证论治的先河,妇人病三篇和"治未病"思想的有机结合在论治妇科疾病时独具优势,在现代也极具临床指导价值,我们应当传承仲景"治未病"之思想,在妇科临床中不断发扬光大。

二、结合妇人病阶段性特点思想

《金匮要略》妇人病三篇涉及的疾病包括经、带、胎、产、杂病,三篇中理、法、方、药俱备。它最早提出了"妇人妊娠病""妇人产后病""妇人杂病"的妇科疾病分类方法,是中医妇科疾病的分类基础,至今中医妇科教材仍是按照月经病、带下病、妊娠病、产后病、妇科杂病进行分类,可见其影响之深远。妇人妊娠病、产后病和杂病的病因病机与其此阶段的生理特点密切相关,仲景治疗遵从妇人病不同阶段的特点进行证治,如妊娠病时治病安胎并举、产后病宜温补气血、活血祛瘀为主、杂病治疗时结合三大病因以补虚、祛邪、理气为主等。

（一）妊娠病的治疗，重在治病与安胎并举

治疗妊娠期疾病，避免流产、早产的发生，是仲景妊娠病篇的中心，从《金匮要略·妇人妊娠病脉证并治》中可以看出仲景对于妊娠病的治疗重在治病，并注意安胎，为了实现治病与安胎并举，仲景治疗有3个特点：一是继承了《黄帝内经》"有故无殒，亦无殒也"的思想，用药不避讳附子、半夏，针刺选用关元等穴；二是重视祛病安胎，勿损胎元，如用附子、半夏时十分重视配伍、炮制，多选丸、散剂，以免伤胎；三是重视肝脾，如当归芍药散，当归散都调治肝脾。这些更值得我们重新审视仲景妊娠病篇诸方药的前瞻性、合理性和正确性。

1. 有故无殒，亦无殒也

《中医妇科学》中妊娠病章节，在总论中有这样一句话："妊娠期选方用药，凡峻下、滑利、祛瘀、破血、耗气、散气及一切有毒药品，都应慎用或禁用。"而在专门论述妇人妊娠病的《金匮要略·妇人妊娠病脉证并治》中，却选用妊娠慎用药桂枝、牡丹皮、桃仁、半夏、附子、当归、川芎、冬葵子共有8味。这些被现代临床认为是妊娠期需要慎用或禁用的药物，对仲景而言却是妊娠病证治的常用药，这也正是仲景遵循《黄帝内经》思想的体现，《黄帝内经》云："妇人身重，毒之何如……有故无殒，亦无殒也。"当此类药物作用于正常机体时，自然就会表现其毒性，"无病可攻，毒气内余，毒之正气"，但当邪气侵犯机体，药物作用于病邪表现出的是治疗作用。而仲景认为有是病用是药，有病则病当之，治病不拘于有身孕，但同时又勿忘有身孕，仲景从药物配伍、用法、用量、炮制等方面采取适当的措施以防其殒，从中可以看出仲景在运用这些"慎用"药物时的尺度与技巧，这正体现了张仲景对"有故无殒"这一用药原理的继承和发挥，形成了其独特的用药特色，值得临床医生学习和思考，结合现代临床医学，妊娠病的治疗中对有毒药物仍须严格控制，注意谨慎投药、酌情用量，"衰其大半而止"，既能治疗孕妇的疾病，又能保证胎儿的安全。

如本篇第7条"妊娠，小便难，饮食如故，当归贝母苦参丸主之"和第8条"妊娠有水气，身重小便不利，洒淅恶寒，起即头眩，葵子茯苓散主之"，此两条为治疗妊娠小便不利的当归贝母苦参丸和葵子茯苓散。两方中分别使用了妊娠慎用药之当归和冬葵子。以方测证可知，当归贝母苦参丸证的病机为妊娠血虚热郁，气结成燥，因而水道不通，小便不利。方中当归虽为妊娠慎用之品，但其能和血润燥，使水道得通，再配以贝母清热开郁、苦参清热通淋，则小便通利。葵子茯苓散证为妊娠有水气，相当于子肿，而子肿的发生多在妊娠中晚期，其病机关键在于水气内阻，若水湿得去则气化得复，则小便自利。方中冬葵子滑利通窍，与茯苓共用利水通阳，通利小便。且对于葵子茯苓散，在《金匮妇人篇集义》中有：妊娠晚期胎元已固时，滑利之品如冬葵子者，用之无妨。又如本篇第2条所言："妇人宿有癥病，经断未及三月，而得漏下不止，胎动在脐上者，为癥痼害。妊娠六月动者，前三月经水利时，胎也；下血者，后断三月，衃也。所以血不止者，其癥不去故也，当下其癥，桂枝茯苓丸主之。"对于本条，历代注家多从癥胎互见释之，即素有癥病，又兼受孕，并因癥病致孕后下血不止，故以"有故无殒"作为本方使用依据，下癥以安胎。《妇人大全良方》改本方名为"夺命丸"以治妇人小产，子死腹中而见"胎上抢心，闷绝致死，冷汗自出，气促喘满者"；《济阴纲目》易本方为汤剂，更名"催生汤"，用于产妇腹痛、腰痛而胞浆已下时服，有催生的作用。现代临床中，桂枝茯苓丸广泛应用于子宫肌瘤、不孕症等妇产科疾病以及增生包块性疾病、内分泌及代谢疾病、循环系统及血管系统疾病等，疗效甚好。其后第3条"妇人怀娠六七月，脉弦发热，其胎愈胀，腹痛恶寒者，少腹如扇，所以然者，子藏开故也，当以附子汤温其藏。"以大辛大热之附子去脏腑沉寒，暖宫安胎。《张氏医通》称："世人皆以附子为堕胎百药长，仲景独用以为安胎圣药。"附子炮用，毒性大减，且与扶正安胎之人参、白术相配伍，极大地保证妊娠期用药的安全性，是"有故无殒"的体现。

本篇第11条言："妇人伤胎，怀身腹满，不得小便，从腰以下重，如有水气状。怀身七月，太阴当养不养，此心气实，当刺泻劳宫及关元，小便微利则愈。"原文提到的针刺劳宫、关元两穴，

后世医家有不同的看法。程云来云："此穴（注：关元）不可妄用，刺之能落胎。"《证治准绳》也说"妊娠不得刺关元"，今人王渭川亦指出："此二穴孕妇禁用，刺之有堕胎危险。"针刺孕妇腹部穴位，可能会导致子宫收缩，所以孕妇不宜针刺关元穴。但田广曾经在《中华医典》中检索后得出结论，关元治疗妊娠小便不通者31次，与劳宫配伍治疗妊娠癃闭有26次，由此可见，"禁"当为谨慎使用。本条所述证候中有"不得小便"，实属标急之证，仲景提出刺关元，亦寓"有故无殒"、急则治标之意。

2. 祛病安胎

妊娠期是一特殊的时期，此时母体与胎儿并存，临床治疗时应同时顾护母体与胎元，从而达到病去而胎安的目的。仲景在治疗妇人妊娠期罹患疾病时，多选用丸、散剂来兼顾母胎，若"大积大聚"损其胎气，不得已用到有小毒或性峻猛的药物，则通过炮制减毒或者配伍解毒，以求无损胎元。丸者，缓也，缓消痼疾，不伤胎元，妊娠篇中的桂枝茯苓丸、干姜人参半夏丸和当归贝母苦参丸皆取是义。散剂中当归散、白术散虽用川芎行血中之气，但散剂相对和缓，且药量较少，"方寸匕""一钱匕"，用之无碍。如《本经疏证》云："此数方则概之曰妊娠宜常服，曰妊娠养胎……则凡白术散、当归散，皆有病可服，无病亦可服。"另外，在炮制药物上仲景也进行了精心的考究，如桂枝茯苓丸中桃仁"去皮尖，熬"，减少桃仁活血动血动胎之弊。又如白术散中之蜀椒，蜀椒本为有毒之品，而现代多认为中药炮制后可减毒增效，故此处炒用"去汗"，既可以减其毒性，又能使药力得到加强，"微炒汗出则有势力"，两擅其功。《金匮要略·妇人妊娠病脉证并治》第6条言："妊娠呕吐不止，干姜人参半夏丸主之。"本条论述妊娠恶阻重症。恶阻本是妇女妊娠常有的反应，多由妊娠时冲脉之气较盛，上逆犯胃所致，一般持续时间不长，不药可愈。但重者自受孕至临产呕吐不止，随食随吐，影响胎儿发育，需要治疗，如本证。后世称半夏害胎，干姜辛热孕期更当禁用慎用，然而干姜温中，人生健胃补虚，半夏配伍人参即可制衡其毒性，并奏和胃止呕之功，此方对胃虚寒饮、呕吐不止者颇有疗效。对于半夏碍胎，后世陈修园说："半夏得人参，不惟不碍胎，且能固胎。"清代程国彭在《医学心悟》中提出："半夏虽为妊中禁药……以姜汤泡七次，炒透用之，即无碍也。"仲景通过配伍来解毒降毒的思路值得借鉴。后世医家也承袭其祛病安胎治则，如孙思邈将妊娠慎用药与扶正之品相配伍，创制半夏茯苓汤、茯苓丸两方，专治阻病。宋·陈自明提出"怀胎、妊娠而挟病也，不特避其毒药"。清·傅山在《傅青主女科》中云："妊娠一门，总以补气、养血、安胎为主。"在治疗妊娠跌仆时，除活血化瘀之法进行祛病治疗外，还要补气血扶正顾护胎元。叶天士遵循"凡治胎前之病，必须保护其胎"的思路，在临床治疗妊娠外感病时以四物汤为基础，加之麻黄、桂枝、大黄及芒硝等解表祛邪之药，养血护胎的同时再加之其他祛邪药物以治病。又如《沈氏女科辑要》中，沈尧封在前人妊娠忌药的基础上补录了一些自己认为的妊娠忌药，但是紧接着又提出："设有故无殒，不在此例。"如此种种，无一不是后世医家对仲景妊娠病证治思想继承的体现。

3. 重视肝脾

胎元的长育需要肾之系、气之载、血之濡，尤其在中晚孕期间，胎体渐大，最需重视肝脾两脏，因肝血足则胎得养，脾运健则气血充。如《金匮要略·妇人妊娠病脉证并治》第5条言："妇人怀妊，腹中疠痛，当归芍药散主之。"本条论述妊娠期腹痛的证治。肝藏血，主疏泄，妊娠时血聚胞宫养胎，肝血相对不足，体无阴难用阳，则肝失条畅而气郁血滞，木不疏土；脾主运化，脾虚失运则湿生聚饮。治用当归芍药散养血调肝，渗湿健脾。以方测证，本条当为肝脾不调腹痛证治。于长治认为方中重用芍药补养肝血，缓急止痛，当归助芍药补肝血，川芎血中行气，三者走血分，合以调肝；泽泻渗利湿浊，白术、茯苓健脾除湿，三者走水分，共以治脾。黄酒走气分，同时也能走血分和水分，组方严谨，是气、血、水同病之通治方，临床运用范围非常广泛。当归、川芎两味，亦谓佛手散，谓治妇人胎前产后诸疾，如佛手之神妙也。本篇第9条言："妇人妊娠，宜常服当归散主之。"本条论述血虚湿热胎动不安的治法。若肝血不足，脾失健运，酿湿蕴热，则胞胎失养，甚至胎动不安，故用当归散养血健脾，清热除湿，祛病安胎。方中当归、白芍补肝养血；配川芎行血中之气，补而不滞；白术健脾除湿；黄芩清热解烦。诸药合用，使血虚得补，湿热得除，奏邪去胎自安、血足胎得养之效。临床上常用本方治妊娠腹痛和胎漏（先兆流产）。本方加补肾之品，如生地黄、熟地黄、桑寄生、续断、菟丝子、阿胶、杜仲等，可预防习惯性流产。本方加茵陈、大黄、丹参等，还可预防母婴血型不合之新生儿溶血病。

（二）产后病宜温补气血、活血祛瘀为主

产后病的特点主要体现在：一是亡血伤津，气血不足；二是恶露排泄不畅易留滞为瘀，若淋漓不尽，则更伤气血；三是正气不足，腠理空虚，易感外邪。此即形成产后多虚、多瘀、易外感的病理特征。在治疗方面突出了补虚和祛瘀两大治则，补虚能使产后气血空虚迅速恢复，若兼见邪气者补虚与祛邪并举。既强调要针对产后气血亏虚补其不足，又要根据临床证候，因证治宜，体现了"不拘于产后，亦勿忘于产后"的辨治思路。

产后病篇第 1 条："新产妇人有三病，一者病痉，二者病郁冒，三者大便难，何谓也？师曰：新产血虚、多出汗、喜中风，故令病痉；亡血复汗、寒多，故令郁冒；亡津液，胃燥，故大便难。"张仲景首先指出新产妇人有痉病、郁冒与大便难三病，皆因产后亡血伤津、气血不足所致。产后痉病由于新产失血过多，复加汗出，腠理不顾，感受风邪，化燥伤津，以致筋脉失濡，拘挛成痉，表现为筋脉挛急抽搐，甚至角弓反张、口噤不开等症。郁冒多由产后失血、多汗所致，寒邪乘虚侵袭，郁闭于里，阳气不能伸展外达，反逆而上冲，以头眩目瞀、郁闷不舒为主症。产后大便难亦由产后失血多汗，损耗津液，肠胃失润，传导失司而成。尤在泾说："三者不同，其为亡血伤津则一，故皆为产后所有之病。"产后痉病、郁冒和大便难虽临床表现各不相同，但亡血伤津的病机则一，故在治疗上均须注意养血护津。

产后病篇论述最多的就是产后腹痛，产后腹痛多因气血运行不畅所致，由于产后有"多虚多瘀"的特点，故辨证有寒热虚实的不同，治疗有温凉补泻之异，因而有血虚，气血瘀滞，瘀血内结，或伴阳明腑实等证型。如《金匮要略·妇人产后病脉证治》第 4 条："产后腹中疞痛，当归生姜羊肉汤主之，并治腹中寒疝，虚劳不足。"第 5 条："产后腹痛，烦满不得卧，枳实芍药散主之。"第 6 条："师曰：产妇腹痛，法当以枳实芍药散。假令不愈者，此为腹中有干血着脐下，宜下瘀血汤主之，亦主经水不利。"第 7 条："产后七八日，无太阳证，少腹坚痛，此恶露不尽，不大便，烦躁发热，切脉微实再倍，发热，日晡时烦躁者，不食，食则谵语，至夜即愈，宜大承气汤主之。"所言，其中第 4 条论述产后血虚里寒的腹痛证治。腹部绵绵作痛、喜温喜按以当归生姜羊肉汤养血补虚，温中散寒。方中妙用羊肉，取其血肉有情，大补气血，散寒止痛，配以当归养血补虚，生姜温中散寒。全方共奏补虚养血、散寒止痛之功。体现了《黄帝内经》"形不足者，温之以气；精不足者，补之以味"之旨。后三条均属产后实证腹痛，但第 5 条论述产后气血郁滞腹痛，胀甚于痛的证治。本条腹痛兼烦满不得卧，"知为气结血郁而有热也"属里实证。因满痛俱见，病势较剧，故有不得安卧之症。因产后恶露不尽，致气血郁滞，且气滞重于血滞，故治以行气散结、和血止痛的枳实芍药散。方中枳实理气散结，炒黑入血分，能行血中之气；芍药和血止痛；大麦粥（方后注）和胃安中，使破气之品不耗气伤中。三药合用，使气血得畅，则腹痛烦满诸症可除。本方药少量小，破血之力较弱，适用于气滞血瘀轻证。若药后不愈，则说明气血瘀滞较重，已非枳实芍药散所宜，究其原因，为产后恶露不尽，瘀血内阻胞宫。症见少腹刺痛拒按，痛处固定不移，按之有块，舌紫暗或有瘀点瘀斑，脉沉涩，当用本篇第 6 条所载之下瘀血汤破血逐瘀。方中大黄逐瘀血，桃仁润燥活血化瘀，䗪虫破血逐瘀。三药相合，破血之力峻，故以蜜为丸，缓和药性，以酒煎药，引入血分，助行药热。服药后，所下之血色如豚肝，是药已中病、瘀血下行的表现。产后恶露不下属正虚邪实的，可与人参汤、四君子汤、当归补血汤合用。本方作为活血化瘀的基础方，适当加减还可治疗多种与瘀血有关的病证，如慢性肝炎、肝硬化、跌打损伤、肠粘连等。第 7 条论述产后瘀血内阻，兼阳明

里实者，"热在里，结在膀胱"为本证病机，即邪热结于阳明，瘀血阻于胞宫，用大承气汤通腑泄热逐瘀，大黄可荡涤实热，又可攻逐瘀血，收一举两得之功。产后病篇载方 10 首，药用当归、阿胶、芍药、人参、甘草等益气养血之品就有 6 首，足见张仲景治病"不忘于产后"，强调扶正补虚，同时又不拘泥于产后，有邪者必攻邪，尤其是出现了瘀血内阻日久成积，或瘀血兼有燥屎等重证或急证的腹证时，当下则下，用药峻烈如大黄、芒硝、桃仁、䗪虫等。

（三）妇人杂病治宜补虚、祛邪、理气

妇人杂病的病因为虚、积冷、结气。"虚"即气血亏虚，盖妇人以血为用，除营养全身外，无孕时则为经水，受孕后则聚而养胎，哺乳时则化生为乳汁，气血不足，冲任乏源，则经水失调，"积冷"为久积冷气，多因感受寒邪、凝聚不散所致。血得温则行，得寒则凝，所以血脉贵乎温通，若寒邪凝结，胞门闭塞，亦可导致月经失调；"结气"指气机郁滞，仲景谓"或有忧惨，悲伤多嗔"，三者皆能导致气血凝结，经络阻滞，故变证百出。正如《冯氏锦囊秘录》"女子嗜欲过于丈夫，感病倍于男子，况产蓐带下，三十六病，损气伤血，挟证多端"所言。虚、积冷、结气在三焦可引起不同的病变，且相互影响。纵观本篇原文可以归纳张仲景论治妇人杂病的 3 个特点：①以气血为总纲；②多从肝论治；③重视外治法。具体有内外治法，内治法有汤剂、丸剂、散剂和酒剂，外治法有洗剂、针刺、阴中纳药和坐药等，开创妇科病外治法之先河，给后世以很大启发。

如妇人热入血室，《金匮要略·妇人杂病脉证并治》第 3 条曰："妇人中风，发热恶寒，经水适来，得七八日，热除脉迟，身凉和，胸胁满，如结胸状，谵语者，此为热入血室也，当刺期门，随其实而取之。"第 4 条曰："阳明病，下血谵语者，此为热入血室，但头汗出，当刺期门，随其实而泻之，濈然汗出者愈。"上述指出可使用调肝之法，刺期门穴，泻其实邪，因足厥阴肝经为多血少气之经，"循股阴，入毛中，过阴器……上贯膈，布胸胁"，络属生殖系统相关脏器，主一切血证相关疾病。肝经与冲任二脉相连，冲任充盈与肝藏血互相影响，都对女性的月经与生殖周期节律产生一定的调节作用。期门乃肝之募穴，募穴为脏腑经气汇聚之处，为气血运行周期的出入门户，可治肝脏的急性实证。邪热在肝经扰乱神明，则谵语妄言。肝经循行经过胸胁部，肝脉受阻，气血不行，出现胸胁胀满症状，刺期门可解。其后诸多医家也沿袭仲景从肝论治的思想，重视肝与女性生理、病理的联系。如临床大家叶天士提出"女子以肝为先天"，肝脏之病较他脏为多，女子尤甚。《知医必辨》"五脏之病，肝气居多，而妇人尤甚"。

《金匮要略·妇人杂病脉证并治》第 5 条："妇人咽中如有炙脔，半夏厚朴汤主之。"第 6 条曰："妇人脏躁，喜悲伤欲哭，象如神灵所作，数欠伸，甘麦大枣汤主之。"二者都是描述妇人情志病，梅核气病因为痰气交阻，表现为咽中自觉有物梗塞，治以半夏厚朴汤解郁化痰，顺气降逆。脏躁是因情志不舒，肝郁化火，日久伤阴，心脾两虚所致，治以甘麦大枣汤补益心脾，宁心安神。

张仲景对于冲任虚寒夹瘀者，予温经汤治疗。温经汤作为妇科常用名方，其配伍特点为温、清、补、消并用，大量补药与少量寒凉药相配，使全方温而不燥、刚柔相济，更凸显出其温经散寒、养血祛瘀功效，现代临床运用于各科疾病，疗效满意。

《金匮要略·妇人杂病脉证并治》关于妇人腹痛论述有 3 条，其中风血相搏、血凝气滞的腹痛，"妇人六十二种风，及腹中血气刺痛，红蓝花酒主之"。根据"治风先治血，血行风自灭"的道理，用红蓝花酒温通气血，令气行血开，则风自散，而刺痛自止。肝脾失调腹痛，"妇人腹中诸疾痛，当归芍药散主之"，同妊娠篇之证，以当归芍药散调肝养血，健脾利湿。脾胃虚寒的腹痛，"妇人腹中痛，小建中汤主之"，妇人中焦虚寒，气血来源不足，不能温煦经脉，所以腹中绵绵作痛，故用小建中汤温补脾胃，益气血生化之源。严余明认为临床上许多患者腹痛拘挛难以忍受，为血虚肝失所养，小建中汤在补益脾胃之中兼能平肝胆之气，又能缓解筋脉之拘急，疗效卓著。

又如妇人前阴诸病，《金匮要略·妇人杂病脉证并治》第 15 条云："妇人经水闭不利，脏坚癖不止，中有干血，下白物，矾石丸主之。"本条论治瘀血内阻，久积化湿热，进而腐化成白带的湿

热带下，用矾石丸味坐药，纳阴中，祛除湿热以止白带。方中矾石性寒燥湿，清热祛腐，解毒杀虫，酸涩以止带；杏仁、白蜜滋润以制矾石燥涩之性。第 20 条云："妇人阴寒，温阴中坐药，蛇床子散主之。"治疗寒湿带下，用蛇床子散纳入阴中，以杀虫止痒。又如第 21 条云："少阴脉滑而数者，阴中即生疮，阴中蚀疮烂者，狼牙汤洗之。"少阴脉属肾，在下焦，前阴为肾之外窍，少阴脉滑数主下焦湿热，用狼牙汤外洗，除湿杀虫、止痒痛。还有第 22 条妇人阴吹，"胃气下泄，阴吹而正喧，此谷气之实也，膏发煎导之"。胃气下泄者，李东垣谓之清阳下陷。谷气之实也指大便不通，此处是虚证。胃气下泄本宜出后阴，但由于谷气实大便难，而致阴吹有声。猪膏发煎既利小便，也利大便，以疏导之力而非攻之也，为现代临床之外阴熏洗、阴道纳药、肛门导入或灌肠等外治法的发展应用提供了依据，为中药治疗妇科疾病开辟了多途径、多方法给药的思路。

《金匮要略》首创妇人病分类分阶段诊治，分为妊娠病、产后病、杂病三篇，沿用至今。如妊娠病证治中，仲景尊崇"有故无殒，亦无殒也"的思想，同时通过配伍、用法、药物用量以及炮制等方法，既祛病又防伤胎；产后并证治中，仲景突出了补虚和祛瘀两大治则，补虚则考虑产后气血不足、百脉空虚的特点，助产妇气血恢复，"邪之所凑，其气必虚"，仲景不拘泥于正虚而祛邪外出，被后世发展为"不拘于产后，亦勿忘于产后"诊治思路；妇人杂病证治中，仲景认为杂病的病因为虚、积冷、结气，治疗时宜补虚、祛邪、理气，创立内外治法，开辟出一系列理法方药，为后来妇科学的发展打下了坚实的基础，激励着我们不断深入探索掌握"经方""经方思想"，为临床治疗提供新思路。

三、张仲景临床诊疗以病、证、脉为核心

首先张仲景在《伤寒论》中发展并确立了中医辨证论治的诊疗体系，而后在《金匮要略》论述疾病的二十二篇中，每篇都以病、脉、证（治）为篇名，充分体现了张仲景病证结合、脉证合参的辨证论治体系，并沿用至今，也是当今循证医学的核心内容。

仲景临床诊疗首为辨病。辨病即确诊疾病，对某一病的病因、病变规律和转归预后有一个总体的认识，早在《黄帝内经》中就有 200 余种病证的记载，辨病的目的在于掌握疾病发生发展的规律，并与相关疾病相鉴别。辨病是疾病诊治的前提，只有明确疾病的诊断，才能从整体上把握其特点、发生发展规律及预后转归，才能确定治法。《金匮要略》中很多疾病张仲景都以主要症状命名，并以主要症状来确诊疾病，这也是沿袭《黄帝内经》《难经》而来的。如《金匮要略·妇人杂病脉证并治》第 19 条："问曰：妇人病，饮食如故，烦热不得卧，而反倚息者，何也？师曰：此名转胞，不得溺也，以胞系了戾，故致此病。但利小便则愈，宜肾气丸主之。"《金匮要略·妇人杂病脉证并治》第 20 条云："少阴脉滑而数者，阴中疮也，蚀烂者，狼牙汤主之。"此两条文分别阐述了妇人病中转胞与阴疮的临床诊治要点，仲景根据疾病的症状首先明确诊断，表明仲景在病脉证治体系中对于辨病的重视。

在明确疾病诊断之后，仲景临床诊疗第二步便是平脉。张仲景在自序曰："勤求古训，博采众方，撰用《素问》《九卷》《八十一难》《阴阳大论》《胎胪药录》并平脉辨证，为《伤寒杂病论》合十六卷。"有学者认为"平脉辨证"为一本著作，已亡佚，具体内容已经无从考证。但其他几部著作则是仲景脉学理论之源。张仲景在此基础之上，创立了仲景脉学，形成了辨病脉证治的中医临床思维，至今仍然为中医临床诊疗的主要思维之一。《金匮要略》妇人病三篇均以病脉证治命名，将"病脉证治"融为一体，充分反映了脉象与脏腑经络之间的整体性，以及脉象在诊断妇科疾病中的重要地位。张仲景曰："三十六病，千变万端，审脉阴阳，虚实紧弦；行其针药，治危得安；其虽同病，脉各异源；子当辨计，勿谓不然。"

在辨病、平脉的基础上，张仲景诊疗第三步，即辨证。证，指证候，即疾病发展过程当中对某一阶段出现的所有症状的病理本质的概括。所谓辨证便是运用中医学理论对四诊（望、闻、问、切）

所得到的资料进行综合分析，明确病变的病因、病位、病性、病势的过程。《类证治裁》曾指出"司命之难也，在识证；识证之难也，在辨证"。对于辨证，历代医家也创立了很多辨证方法，如三焦辨证、气血津液辨证、脏腑辨证、经络辨证、病因辨证、卫气营血辨证等。

张仲景诊疗的第四步即定治，在辨清疾病的前提下，通过平脉，辨证，最后一步定治，即"观其脉证，知犯何逆，随证治之"，从而确定相应的治疗大法。

（一）仲景病证结合、脉证合参学术思想

病是反映疾病完整过程的本质规律性的概念，证是对疾病发展过程中某一阶段的病因、病位、病性及病势等病机本质规律性的概括，症是体现病、证的最小单位。《金匮要略》妇人病三篇中均以"辨某病脉证并治"为名，《金匮要略·妇人妊娠病脉证并治》中"妇人宿有癥病，经断未及三月，而得漏下不止，胎动在脐上者，为癥痼害"指出妇人癥病之证；《金匮要略·妇人产后病脉证治》中"产妇郁冒，其脉微弱，呕不能食，大便反坚，但头汗出"说明妇人产后三病之郁冒的症状；《金匮要略·妇人杂病脉证并治》中"妇人脏躁，喜悲伤欲哭，象如神灵所作，数欠伸，甘麦大枣汤主之"则指出妇人脏躁的临床表现。此皆以证而辨病，说明仲景对于首辨病的重视及病证结合的学术思想。其中，辨病与辨证主要依据脉证。"脉"指脉象，脉象本来也是一种体征，但平脉是一种比较独特的诊法，具有特殊的意义，故仲景将其与证等同视之。《金匮要略》的主要篇目都是"脉证"并提，即能说明这一点。张仲景在《金匮要略》里面对于妇科疾病分三篇论述，分别为《妇人妊娠病脉证并治》《妇人产后病脉证治》《妇人杂病脉证并治》，其中大部分病证都有其相对应的脉象。《金匮要略·妇人妊娠病脉证并治》载："妇人受孕六七月，脉弦发热，其胎愈胀，腹痛恶寒，少妇如扇，所以然者，子藏开故也，当以附子汤温之。"妇人受孕六七月，脉象独弦，体表发热，胎胀愈加明显，少腹疼痛，怕冷如吹风。其证发热非为外感，而是虚阳外浮之象；阳虚不能温煦胞宫，阴寒之气内盛，故自觉胎愈胀大，腹痛恶寒，少腹感觉冷如风吹之状，故治当温阳散寒、暖宫安胎，宜用附子汤。方中附子温阳散寒，芍药能和阴、退肌热而定痛，两药调和阴阳以治疗阳虚阴盛之腹痛。仲景以脉证合参辨病，若非明确的阳虚阴盛之妊娠腹痛，一般妊娠不可用附子。但宗"有故无殒，亦无殒也"，临床上也不可太过拘泥。

《金匮要略》妇人病三篇多以脉证合参来诊断疾病。《金匮要略·妇人妊娠病脉证并治》第1条："妇人得平脉，阴脉小弱，其人渴，不能食，无寒热，名妊娠，桂枝汤主之"，指出虽有渴、不能食之病症，却无寒热，且其为平脉，阴脉小弱者，非病也，实为妊娠，此为临床医生辨妊娠依据之一。《金匮要略·妇人产后病脉证治》载："问曰：新产妇人有三病，一者病痉，二者病郁冒，三者大便难，何谓也？师曰：新产血虚，多汗出，喜中风，故令病痉；亡血复汗，寒多，故令郁冒；亡津液、胃燥，故大便难。产妇郁冒，其脉微弱，呕不能食，大便反坚，但头汗出。"指出新产后三病其一者病郁冒，则脉微弱，且伴有头汗大出，大便坚硬，呕不能食等症。《金匮要略·妇人杂病脉证并治》第21条"少阴脉滑而数者，阴中即生疮，阴中蚀疮烂者，狼牙汤洗之"，指出阴疮者少阴脉滑而数。《金匮要略·妇人产后病脉证治》第11条"产后下利，脉虚极者，白头翁加甘草阿胶汤主之"，指出产后痢疾者脉虚弱至极。可见脉证互参是仲景治疗妇科疾病的精髓。

（二）脉证合参是同病异治学术思想的发展

基于《黄帝内经》对同病异治理论的相关阐述，脉证合参是对该理论的丰富与发展。仲景脉证合参辨证为同病异治理论的延伸，同病异治和异病同治为辨证论治的实质内容，同病异治是指同一种疾病由于发病时间、地域，或者疾病所处的阶段或者类型不同，或患者体质有异，故反映出来的证不同，治则方药有异。《金匮要略》妇人三篇均有对腹痛的描述，虽同为妇人腹痛，依据妇人腹痛脉、证的区别而辨证施治给出不同的治则方药。《金匮要略·妇人妊娠病脉证并治》载"妇人怀娠，腹中疗痛，当归芍药散主之"，妊娠时血聚胞宫养胎，肝血相对不足，体无阴难用阳，则肝失

调畅而气郁血滞，木不疏土；脾主运化，脾虚失运则湿生聚饮。治用当归芍药散养血调肝，渗湿健脾。妊娠时血聚胞宫养胎，肝血相对不足，体无阴难用阳，则肝失调畅而气郁血滞，木不疏土；脾主运化，脾虚失运则湿生聚饮。治用当归芍药散养血调肝，渗湿健脾。以治疗肝脾不和之妊娠腹痛。《金匮要略·妇人产后病脉证治》曰："产妇腹痛，法当以枳实芍药散，假令不愈者，此为腹中有干血着脐下，宜下瘀血汤主之。"此条所言腹痛是陈旧之瘀血（"干血"）凝着于脐下所致，故其证自有小腹疼痛如刺，拒按或有块，但无胀痛感，与上条以气血郁滞，尤以气滞为主的病因不同，若用枳实芍药散，力难胜任，故原文指出"宜下瘀血汤主之"，方中大黄荡逐瘀血，桃仁润燥活血化瘀，蟅虫逐瘀破结下血，三味相合，破血之力颇猛，故用蜜丸以缓而润之，又用酒煎丸引药入血分，并奏和血之功。《金匮要略·妇人产后病脉证治》曰："病解能食，七八日更发热者，此为胃实，大承气汤主之。"此条承上条指出产后郁冒已解而成胃家实的证治。上条所述产后郁冒，经服小柴胡汤以后，半表之邪虽去，但半里之邪未尽，复经七八日能食，以致未尽的余邪与食相结而成胃家实之证，此时自有腹满痛、大便秘结、脉沉实等形气俱实之里证，故用大承气汤泻热通便。《金匮要略·妇人杂病脉证并治》第 18 条载："妇人腹中痛，小建中汤主之。"此条论述小建中汤治疗脾胃虚寒之腹痛。脾胃虚寒、寒性收引，故腹中筋脉挛急作痛。小建中汤中重用芍药六两，桂枝、甘草各三两，生姜二两，饴糖一升，大枣 12 枚，此配伍补中益气、温中补虚、缓急止痛。以上条文就是仲景对同病异治理论继承与发展的最好证明。

《金匮要略》妇人三篇中充分体现了仲景病证结合、脉证合参的学术思想，也形成了继《黄帝内经》《难经》之后的明确的临床诊疗体系。仲景确立的病、脉、证为核心的诊治体系是其思想精髓。《伤寒论》原著以"辨脉法"和"平脉法"开篇，其后三阴三阳篇均以"辨某病脉证并治"为名；《金匮要略》各篇均以"某病脉证治"为名，彰显了仲景注重辨病与辨证相结合，平脉与析证相结合的思想，展示了病证结合、脉证合参的重要临床意义，也为今天的中西医结合模式开创了先河。

四、顾护气血思想

《素问·调经论》言："人之所有者，血与气耳。"《难经·二十二难》载："气主呴之，血主濡之。"《灵枢·五音五味》曰："妇人之生，有余于气，不足于血，以其数脱血也。"指出"女子以血为本"，血是妇女经、孕、产、乳等生理的重要物质基础，妇女以血为本、以血为用。气为血之帅，血为气之母，气与血在生理上互根互用、相互协调，气血和调，则任通冲盛，经、孕、产、乳正常；在病理上则相互影响，若妇人气血失调，影响冲任，则"经候不匀"，从而发生各种妇科疾病，如《素问·调经论》所言"血气不和，百病乃变化而生"。故妇人妊娠病、产后病和杂病都要考虑气血，治疗时注意顾护气血。《金匮要略》妇人病三篇共载方 35 首，其中药用白芍、阿胶、当归等养血之品有 19 首，足见张仲景遵《黄帝内经》"妇人之生，有余于气，不足于血，以其数脱血也"之宗旨，组方常以治血为先，又兼顾血与气的关系。根据妇人病的病理特征，确立关于调补气血、行气活血、调和肝脾等妇科病的治疗准则，亦有通过调护胃气来使气血和调。此外，仲景还活用了艾叶、阿胶等养血止血之品，川芎、旋覆花、酒等行血之品，红花、牡丹皮、桃仁、大黄、茜草等活血之品，土瓜根、虻虫、蟅虫等破血之品，其顾护气血思想为后世医家论治妇科病树立了典范，极具临床价值。

妇人病三篇之顾护气血思想表现为或行气以活血，或益气以养血，或顾护中焦。"气行则血行，气止则血止"，气滞血停于胞宫，则百病丛生。朱丹溪亦言："气血流畅则百病不生，一有郁滞则诸病生焉。"可见气血通畅在妇人病论治的重要性，只有气机畅达，气血流通正常，方能保持机体的良好状态。女子胞宫与任冲二脉密切相关，当任冲二脉功能失调，气血运行失常或气虚无力推动血液运行，致血瘀阻滞，血液不能运行于脉中而溢出脉外，最终导致瘀血积于胞宫，称为癥瘕。癥瘕的形成当属气滞血瘀为病,《金匮要略·妇人妊娠病脉证治》第 2 条载:"妇人素有癥病,经断未三月而得漏下不止……所以血不止者,其癥不去故也,当下其癥,桂枝茯苓丸主之。"指出妇人素有癥积,血瘀气滞,血不循经,故下血不止,治疗当以行气活血消癥,方用桂枝茯苓丸。其中桃仁、牡丹皮合用以活血化瘀,配伍等量白芍酸寒入肝以行气滞,桂枝通调血脉,茯苓渗湿利水,全方用药兼顾行气与活血,故《金匮要略方义》称其"乃为化瘀生新、调和气血之剂"。《金匮要略·妇人杂病脉证并治》第 9 条载:"妇人年五十,所病下利数十日不止,暮即发热,少腹里急,腹满,手掌烦热,唇口干燥,何也? 师曰:此病属带下。何以故? 曾经半产,瘀血在少腹不去,何以知之? 其证唇口干燥,故知之。当以温经汤主之。"论述冲任本虚,又因瘀血所致崩漏数十日而至阴血虚生内热,故以温经汤温养气血,祛瘀清热。《金匮要略·妇人杂病脉证并治》第 16 条载:"妇人六十二种风,及腹中血气刺痛,红蓝花酒主之。"风血相搏血凝气滞,发为腹痛,根据"治风先治血,血行风自灭"提出用红蓝花酒温通气血,令气行血开,则风自散,也为后世治疗妇人经期或产后风邪入侵提供了理论依据。

妊娠病篇"妇人有漏下者,有半产后因续下血都不绝者,有妊娠下血者,假令妊娠腹中痛,为胞阻,胶艾汤主之"。本条论述了妇人 3 种下血之证:经水淋漓漏下、半产后下血不止、妊娠胞阻下血。虽病因不同,但病机一致,均为妇人冲任脉虚,阴血不能内守所致,故以胶艾汤调补冲任、固经安胎。本方又名芎归胶艾汤,川芎调气,当归调血,气血两调,故下血自愈。《太平惠民和剂局方》中的四物汤就是为胶艾汤化裁而来,故可视其为补血之祖。现代研究表明胶艾汤在促进凝血因子生成、抑制纤维蛋白溶解系统的活性、收缩子宫平滑肌、调节内分泌等方面具有作用,同时还可养血止血、助孕安胎。现代医家更是将胶艾汤广泛应用于临床,在治疗更年期崩漏、青春期功能性子宫出血等疾病时都取得了不错的疗效。

妇人产后亡血伤津,元气受损,气血俱虚,即"产后百脉空虚",故常发生痉病、郁冒、大便难之"新产三病",即"新产妇人有三病,一者病痉,二者病郁冒,三者大便难,何谓也? 师曰:新产血虚、多出汗、喜中风,故令病痉;亡血复汗、寒多,故令郁冒;亡津液,胃燥,故大便难"。若产妇郁冒兼大便难者,"产妇郁冒,其脉微弱,呕不能食,大便反坚,但头汗出,所以然者,血虚而厥,厥而必冒。冒家欲解,必大汗出。以血虚下厥,孤阳上出,故头汗出。所以产妇喜汗出者,亡阴血虚,阳气独盛,故当汗出,阴阳乃复。大便坚,呕不能食,小柴胡汤主之",治疗当以小柴胡汤调和阴阳气血,和利枢机。产后本已血虚津亏,又兼邪气郁闭,阴阳失调,故取其微汗以泄郁闭之邪,此处"汗出"并非汗法之大汗出,而旨在调和阴阳,顾护气血,与下文"故当汗出,阴阳乃复"相呼应。

张仲景之顾护气血,还常采用血肉有情之品。如产后病篇"产后腹中疼痛,当归生姜羊肉汤主之;并治腹中寒疝,虚劳不足",产后多虚多瘀,故其痛绵绵,方用当归生姜羊肉汤养血补虚,温中散寒。方中当归补血活血,妙用羊肉,取其血肉有情,大补气血,体现了《黄帝内经》"形不足者,温之以气;精不足者,补之以味"之旨。现代药理研究表明,当归含有兴奋和抑制子宫平滑肌的两种成分,进而能缓解患者疼痛,故现代医家多将当归生姜羊肉汤用于妇人病兼有疼痛的治疗,在调理原发性痛经、治疗产后风寒等妇科疾病时均起到了较好的防治作用。由此可见,仲景用方之高瞻远瞩,即便距今 1800 多年,也仍具有临床指导意义。

（一）顾护气血要兼顾调理肝脾

女子以肝为先天,肝为血海,肝藏血,主疏泄,具有贮藏血液、调节血量和调畅气机的作用,足厥阴肝经绕阴器,至少腹;脾为气血生化之源,主统血,具有生化气血和统摄血液的作用。由此可见,气血的生成、运行和调节有赖于肝脾二脏,而冲任不能独行,肝脾二经又与冲任二脉相通,肝脾失调是妇人病的重要病机,正如《金匮悬解》"妇人杂病,缘于脾肾寒湿,风木枯燥,淫泆而传化也"所言,故临床有"调经肝为先,疏肝经自调""治血先治脾"之说。仲景在妇人病的论治中，虽五脏兼顾，但尤重视肝脾，《金匮要略》妇人病三篇贯穿仲景调和肝脾的思想，涉及的疾病有妊娠腹痛、胎动不安、梅核气、脏躁、热入血室等，治疗上调理肝脾，针药并用。

《金匮要略·妇人杂病脉证并治》关于妇人热入血室有 4 条原文，其中 2 条是采取针刺的方法，"妇人中风，发热恶寒，经水适来，得七八日，热除脉迟，身凉和，胸胁满，如结胸状，谵语者，此为热入血室也，当刺期门，随其实而取之""阳明病，下血谵语者，此为热入血室，但头汗出，当刺期门，随其实而泻之，濈然汗出者愈"，提出治妇人热入血室证，针刺期门以肝胆实热，期门穴为肝经募穴，是足厥阴、足太阴、阴维之会，《针灸穴名解》载期门穴"可治妇人经血诸病，为治血症之要穴"。期门穴前为章门，是脏会之穴，募集人体气血入脾之经脉，又为脾之募穴，期门上承章门之土，出又重交于足太阴脾经，因此也可兼调脾气。故针刺以调治肝脾并治血。

仲景在方药上也重视调和肝脾，如在妊娠病篇第 5 条提出："妇人怀妊，腹中㽲痛，当归芍药散主之。"妇人以血为用，以肝为先天。妊娠时血聚胞宫养胎，肝血相对不足，肝失调畅而致气郁血滞，木不疏土，脾虚失运则湿生，故腹中痛。治以当归芍药散养血调肝，渗湿健脾。方中芍药、当归、川芎皆入肝经，重用芍药缓急止痛，当归助芍药养血补肝，川芎行血中滞气，三药共奏调和血气之功；茯苓、泽泻、白术淡渗健脾利水，以振脾阳，则肝血得补，脾虚得健，湿邪得利，腹痛自除。黄元御"胎元化生，非有他也，气以煦之，血以濡之而已。气恶其滞，滞缘于湿，血恐其郁，郁因于风。妊娠养胎之要，燥土而行滞，润木而达郁，无余蕴矣。血统于乙木，气统于辛金，而肺病则湿，肝病则燥。以足厥阴主令于风木，手太阴化气于湿土，故行气以燥土为先，行血以润木为首"，亦是对仲景治妊娠病重视调理肝脾的肯定。在杂病篇第 6 条提出："妇人脏躁，喜悲伤欲哭，象如神灵所作，数欠伸，甘麦大枣汤主之"，治用甘麦大枣汤养心调肝、和中安神、健脾益阴。妇人脏躁为情志不畅日久或者思虑过度所致，其病始于肝，乃五脏阴液不足、阴阳失调、虚火躁扰之证，而《黄帝内经》云："脾为孤脏，中央土，以灌四傍。"故治疗兼以补脾，此亦为仲景肝脾同治的体现。此外，还提出了养血补肝、健脾清热除湿的当归散治疗血虚湿热之胎动不安，顺气化痰降逆的半夏厚朴汤以治妇人梅核气等，妊娠病篇第 9 条"妇人妊娠，宜常服当归散主之"，杂病篇第 5 条"妇人咽中如有炙脔，半夏厚朴汤主之"，皆是肝脾同调的体现。

（二）顾护气血重视调护胃气

脾胃为后天之本，气血生化之源，脾胃健运，则气血充盛，血海满盈，经候如期，胎孕正常。薛立斋指出"血者，水谷之精气也，和调五脏，洒陈六腑，在男子则化而为精，在妇人则上为乳汁，下为月水"，《女科经纶》载"妇人经水与乳，俱由脾胃所生"，皆是此意。《素问·玉机真藏论》曰："五藏者，皆禀气于胃，胃者五藏之本也""有胃气则生，无胃气则死"，胃气影响人之根本，与人体正气的强弱直接相关，并影响人体免疫能力。若脾胃失调，则生化乏源，百病丛生。故而治妇人病要顾护气血，而顾护气血首要培土建中，滋其化源。

《金匮要略·妇人杂病脉证并治》第 18 条云："妇人腹中痛，小建中汤主之。"指出妇人中焦脾胃虚寒，气血阴阳生化不足，不能温煦经脉，故腹中绵绵作痛。方用小建中汤温中补虚，调补阴阳气血，缓急止痛。方中重用饴糖为君，温补中焦以资化源，桂枝温补阳气，白芍益阴养血，姜枣补脾益气，桂枝配生姜辛甘化阳，白芍配甘草酸甘化阴。六药合用，正如《金匮要略心典》所言："此和阴阳，调营卫之法也……是方甘与辛合而生阳，酸得甘助而生阴，阴阳相生，中气自立。是故求阴阳之和者，必于中气；求中气之立，必于建中也。"《伤寒明理论》称其"以此汤温建中藏，是以建中名焉"。又如产后病篇第 5 条指出："产后腹痛，烦满不得卧，枳实芍药散主之。"产后腹痛由于气滞血瘀且气滞重于血滞者宜行气散结、和血止痛，方用枳实芍药散。唐容川在《金匮要略浅注补正》中提道："盖烦满腹痛，虽是气滞，然见于产后，则其滞不在气分，而在血分之中也。故用芍药以利血，用枳实而必炒黑，使入血分，以行血中之气。"方中枳实理气散结，炒黑入血分，能行血中之气；芍药和血止痛，并以大麦粥和胃安中，三药合用，使气血得畅，且不忘中焦、顾护气血，则诸症自除。吴谦《医宗金鉴》曰："佐以麦粥，恐伤产妇之胃也。"

"妊娠呕吐不止，干姜人参半夏丸主之"，提出用干姜人参半夏丸主治妊娠恶阻，仲景对呕吐的治疗尤其重视半夏与生姜，生姜可减少半夏毒性，还可增加半夏的功效。正如《本草经集注》中记载："半夏有毒，用之必须生姜，此是取其所畏，以相制矣。"且《医宗金鉴》提出："恶阻者，谓胃中素有寒饮，恶阻其胎而妨饮食也。主之以干姜去寒，半夏止呕；恶阻之人，日日呕吐，必伤胃气，故又佐人参也。"《金匮要略浅注》强调指出："半夏得人参，不惟不碍胎，且能固胎。"方中干姜温中，人参扶正，生姜、半夏和胃止呕，四药合用，顾及妇人妊娠后血聚冲任以养胎元、冲脉气盛上逆、胃失和降的生理特点，全方温中降逆止呕，又恐呕吐严重汤药难下，以姜汁糊为丸，既顾护胃气，又便于受纳，不可谓不精妙。后世医家黄元御有云"仲景于妊娠之门，温凉燥润，四法俱备，大要在建中而培土"，可管窥一二。

产后病篇"妇人乳中虚，烦乱呕逆，安中益气，竹皮大丸主之"。此处"乳中虚"取哺乳期乳汁不足之意。乳汁为中焦脾胃运化水谷精微化生气血而成，若平素中焦虚弱，胃中郁热，则气血生化无源，乳汁无以化生。而哺乳期耗伤气血，进一步加剧胃热则"烦乱呕逆"加重，形成恶性循环。正如张志聪《金匮要略集注》言："乳子，则从阳明之经而为乳汁，虚烦乱呕逆者，中气虚而经气逆也。"此条仲景提出妇人产时耗气伤血，产后复因哺乳，阴血更虚，而生虚热，犯胃则呕逆，故用竹皮大丸，方中甘草用量独重，合大枣用之为妙，益气安中，使脾胃旺盛则津血自生，有治本之意。恰如黄元御"妇人产后，血室空洞，阴虚之病固多，而温气亡泄，阳虚之病亦自不少，产后三病，痉、冒、便难，皆阴虚而兼阳弱者也……故产后之病，切以中气为主"所言。

综上所述，妇人病三篇的诸多疾病的证治，均贯穿了张仲景重视调理气血、顾护中焦胃气的思想，也体现了张仲景治疗妇科经带胎产杂病顾护气血的思想，这种思想既传承《黄帝内经》《难经》之学，又为后世所沿袭发扬，在现代也极具临床指导价值，我们应当传承仲景顾护气血之思想，使其在妇科临床中不断发扬光大。

五、重视脾肾思想

肾藏精，主生殖，不仅与冲脉相并而行，与任脉交会于关元穴，又与胞宫相系，故肾与妇人的冲任二脉及经、带、胎、产等病症相关；脾为气血生化之源，主运化、升清，主统血，司带脉，与冲任二脉的气血充盈、血在脉内运行相关，脾所生所统之血，为妇人行经、胎孕等生理活动提供物质基础。二者为先后天之本，生理上，相互资助、相互促进。病理上，二者相互影响、互为因果，致冲任损伤而最终导致妇科疾病的发生。一方面若患者先天禀赋不足，或房劳多产，或久病大病，均可致肾虚，"肾为五脏阴阳之本"，肾虚无力充养温煦他脏，脏腑阴阳失调，冲任、胞宫亦会受到影响；另一方面若患者素体虚弱，或饮食不节，或劳倦、思虑过度，则可导致脾胃功能失常而妨碍气血的生成、痰饮水湿等病理产物产生而影响冲任，同时后天失养，无力滋养先天，均可致冲任损伤而导致妇科疾病的发生。因此，仲景在治疗妇科疾病中极其重视脾肾。

（一）妇人病证治重视脾

《素问·玉机真藏论》载"五藏者，皆禀气于胃，胃者五藏之本也""有胃气则生，无胃气则死"，《素问·五脏别论》又云："胃者水谷之海，六府之大源也。"指明了五脏六腑皆依赖胃气。而"脾为孤脏，中央土以灌四傍"，脾胃生理配合，病理相关，故历来多将脾胃合论，直接关系到人体正气的强弱，影响人体的防病抗病能力。有学者对妊娠病篇与产后病篇所用药物进行统计分析，得出仲景治疗妊娠病用药 31 种，味甘者有 18 味，归脾经者有 17 味，兼入脾胃经者有 10 味；而产后病篇所列 34 味药物中，味甘者有 16 味，入脾、胃经者各有 17 味，兼入脾胃经者有 10 味，为研究仲景治疗妇人病重视脾胃的学术思想提供了依据。还有学者在研究仲景治疗妇人病的用药中通过数据挖掘发现，妇人三篇用药共 56 味，其中甘味药物占 38.6%，入脾、胃经的药物在仲景治疗妇人病的总用药使用上占有重要比例，并且在对方后注的研究中，也多处体现仲景在服药方法上同样重视脾胃，如以丸、散为剂，"舒缓而治之"，以缓解方中药物的峻猛之性，且散剂多服方寸匕（盛草木类药重 1～2g），取其量小缓释药力，无论中病即止还是长期服用，都可免于伤胃，并以蜜、粥、枣、酸浆、小麦汁等为辅助药食，以顾护脾胃，并防止导致其他疾病产生的可能。无论是遣方用药，还是剂型服法，这些都处处渗透着仲景在治疗妇人病时重视脾胃的思想。

《金匮要略·妇人杂病脉证并治》第 18 条言："妇人腹中痛，小建中汤主之。"本条论述妇人虚寒腹痛，概因中焦虚寒，气血来源不足，不能温煦经脉，所以腹中绵绵作痛，"建中者，建其脾也"，故用小建中汤温补中焦脾胃，益气血生化之源。此方是桂枝汤倍芍药加饴糖组成。方中重用饴糖一升为君药，味甘性温，《本草汇言》载其"入足阳明、太阴经气分。饴糖合桂枝辛甘化阳，温中补虚；芍药合甘草酸甘化阴，缓急止痛；生姜、大枣相合，调营卫，和阴阳"。方后注"呕家不可用建中汤，以甜故也"，可见本方用药之甘甜，味甘入脾，取其能补、能和、能缓之意，补益脾胃，和中缓急。因妇人之病，既概由血，则虚者多，从何补起，唯有建中之法妙。后天以脾胃为本，胃和饮食正常才能生血内养，则腹痛方能止。小建中汤可补胃气生胃阳，气旺血行不作痛。又如《金匮要略·妇人产后病脉证治》第 10 条所言："妇人乳中虚，烦乱呕逆，安中益气，竹皮大丸主之。"妇人产后，中气不足，阴血亏虚，未经恢复，复因哺乳期中乳汁去多，中焦虚乏更甚，故致产后虚热烦呕。《黄帝内经》亦云："阴者，中之守也。"唐宗海云："乳汁去多，则中焦虚乏，上不能入心化血，则心神无依而烦乱；下不能安胃以和气，则冲气上逆而为呕逆。是以其方君甘草，枣肉以填补中宫，化生汁液。"原文"烦乱呕逆"说明妇人中焦脾胃已经不能正常运化，胃气不降则呕逆，虚火上扰则烦乱，该病实为中焦虚之故。仲景据此提出"安中益气"之法，使中焦得运，气血等精微物质得到吸收运化，妇人才能下乳哺育。方中甘草用量重达七分，独以甘平入脾胃，"虚而多热，加以用之"，而余药相合仅六分，复以枣肉和丸，意在使脾气复，胃气和，达到益气安中之效。此外，竹茹、石膏、白薇三味相合共五分，意在清热除烦降逆。再者，桂枝辛温，用量极少，仅占全方药量的 1/13（不包括枣肉用量），既能助竹茹降逆，又佐寒凉之品从阴引阳。临床上，本方除用于产后气阴两虚心烦呕逆外，还可用于妊娠呕吐、神经性呕吐等属阴虚有热者。近年常用本方治疗更年期综合征，尤以女性失眠居多。

如《金匮要略·妇人妊娠病脉证并治》第 2 条言："妇人宿有癥病，经断未及三月，而得漏下不止，胎动在脐上者，为癥痼害。妊娠六月者，前三月经水利时，胎也。下血者，后断三月衃也。所以血不止者，其癥不去故也，当下其癥，桂枝茯苓丸主之。"此方治疗癥瘕或妇人素有癥瘕，妊娠后下血之病。仲景在以牡丹皮、桃仁活血化瘀的基础上，加入白芍、茯苓两味药以入脾经，王好古言其"益脾胃""理中气"，通过调理脾胃来促进正气的恢复。《本草衍义》曰："茯苓、茯神，行水之功多，益心脾不可阙也。"茯苓归心脾二经，健脾利水渗湿。白芍味苦酸甘，入肝、脾经，能"安脾经，治腹痛，收胃气"，《唐本草》又载其"益女子血"，可养血调经，除血痹，调脾以助气血生。方中药物炼蜜和丸，如兔屎大，其用量小，以缓图之。由此可见，此方调脾胃以助化瘀，扶正祛邪，达到使邪去而不伤正的目的。第 6 条"妊娠呕吐不止，干姜人参半夏丸主之"，此方治疗妊娠呕吐重证。由于妇人平素脾胃虚寒，运化无力，气机升降和水液输布随之失常，水饮则停留不化。妊娠后，血聚以养胎，冲脉之气相对旺盛，饮邪随之上泛而发为呕恶。方中半夏二两入脾胃，"大和胃气，除胃寒，进饮食"，能调畅脾胃气机，降逆止呕，其性温燥故温中散寒以化饮，又能"开胃健脾，止呕吐"，促进孕妇的食欲。干姜辛热，"守而不走"，镇守中宫，补火益土又助半夏散寒，使脾阳得复，寒饮可消。人参味甘入脾，又主补五脏，因此可补助脾胃之元气，使津液化生有源，可帮助恢复因呕吐所导致的津液耗伤。黄元御言："人参补中气，中气健运，则升降复其原职位，清浊归其本位，上下之呕泄皆止，心腹之痞胀俱消。"即是此意。方中用药仅三味，干姜、人参、半夏皆入脾经，更以姜汁糊丸，便于受纳，足见仲景顾护胃气之思想。第 9 条言："妇人妊娠，宜常服当归散主之。"由于受孕期间，聚血养胎，母体气血相对不足，正如《金匮要略方论本义》所言："大约妇人妊娠，人谓经血不行，血必有余，不知血虽不行，而全力赴胞中养胎，血下未必足，而上先虚矣，故妊娠家必血虚也。"血虚则生内热，脾虚则内生湿邪，湿热相和而致病，"土虚木乘"，脾胃虚弱则肝木攻伐，故妊娠胎动不安。可见脾胃作为中心环节，十分重要。因此仲景方中用了等量的当归、芍药行手太阴、足太阴经，既养血补肝，又益气健脾。白术健脾渗湿，防止湿邪扰胎，导致胎动不安。《金匮玉函经二注》言："白术者，其用有三：一者，用其益胃，致胃气以养胎；二者，胎系于肾，肾恶湿，为其能燥湿而且生津；三者，可致中焦所化之新血，去脐腰间之陈瘀，若胎外之血有因寒湿滞者，皆解之。"川芎味辛可散，为血中之气药，助当归以推动气血的运行，助白术以健脾化湿。又如产后病篇第4条"产后腹中疞痛，当归生姜羊肉汤主之；并治腹中寒疝，虚劳不足"，此方治疗血虚内寒引起的产后腹痛证。妇人产后多气血俱伤，阳气受损则阴寒内生。血虚夹寒，故其痛绵绵，喜温喜按。气血之化生源于脾胃，因此，在祛除寒邪的同时，还可通过调理脾胃使气血充足，寒散血充则腹痛止。本方当归三两，生姜五两，羊肉一斤，5、10属中央之厚土，有化生万物之德，其数归于中焦，体现了当归生姜羊肉汤之固护脾胃。方中重用血肉有情之羊肉大补气血，黄元御又认为羊肉性热，能暖脾胃，生乳汁，补产后诸虚，止疼痛而缓急。当归入脾养血生血，和羊肉共用以助补气生血。方中生姜辛行发散，助气血运行，助羊肉除寒邪。此处取其生者而不用干姜，是因方中羊肉性温，用量大，若再用干姜，则使整方的药性过于偏热，使真阴更难恢复，阴损及阳，阴伤太过会导致阴阳两伤。同时若方中药物过于性热，则会迫血妄行，不但不能达到温经补血的目的，还有可能导致当归所补之血溢出脉外，离经成瘀，从而变生他疾。因此，用生姜五两"益脾胃，散风寒"。本方是最早的产后药膳方，羊肉、生姜皆为日常膳食之品，即"寓医于食"，取其药性，用其食味，药借食力，食助药功，相互为益，相辅相成。饮食物皆入于胃，仲景之食疗法，是其治病疗疾顾护中焦脾胃原则的体现。第5条言："产后腹痛，烦满不得卧，枳实芍药散主之。"提出以枳实芍药散治疗瘀血所致产后腹痛证。妇人产后恶露不尽，气血瘀滞成实，故满痛俱见，不得安卧。本方主要由枳实、芍药两味药组成。方中枳实寒清苦燥，入脾胃二经，可使太阴脾土运化复常，可助脾胃推陈布新，使五脏六腑各得所养，脏腑安和而气机调畅。芍药能"治气血积聚，宣行脏腑"，有和血行滞、缓急止痛的功效，《神农本草经》中亦载其"益气"，因此芍药与枳实同用，不仅可直接化瘀活血，又可通过调理脾胃，来益气活血以化瘀。在方后注中，仲景还写明"以麦粥下之"。此处"麦粥"历代医家争论不休，然不论"麦粥"所指为何，其功效总不离补养，取其和胃安中之意，即《医宗金鉴》"佐以麦粥，恐伤产妇之胃也"。

第6条言："妇人脏躁，喜悲伤欲哭，象如神灵所作，数欠伸，甘麦大枣汤主之。"其所论述的"脏躁"类似于郁证，五脏主五志，因此妇人的情志变化会影响到五脏。而脾胃位于中州，为中焦气机枢纽，此病的发病机制常与中焦气机紊乱进而影响五脏气机有关。因此，调畅脾胃气机、安和五脏是本病治疗的关键。甘草在《神农本草经贯通》记载"味之甘至甘草而极，甘属土，故其效皆在于脾。脾为后天之主，五藏六府皆受气焉，脾气盛则五藏皆循环受益也"，故以三两甘草平补心脾。五志化火伤阴，易导致心神不宁，用小麦微寒之性清其虚热躁扰，"心火泻而土气和，则胃气下达"。大枣甘温，李杲言其"温以补脾经不足，甘以缓阴血，……生津液"来达到调补五脏的目的。方中用药仅三味，且均味甘，"具土味而归脾胃"，不外乎顾松园言此方以甘润之剂调补脾胃为主。

（二）妇人病证治重视肾

《素问·上古天真论》曰："女子七岁肾气盛，齿更发长；二七而天癸至，任脉通，太冲脉盛，月事以时下，故有子……六七，三阳脉衰于上，面皆焦，发始白；七七任脉虚，太冲脉衰少，天癸竭，地道不通，故形坏而无子也。"所以先人云："夫人之生，以肾为主，人之多病由肾虚而致者。"女子生、长、壮、老、已的自然规律与肾中精气盛衰密切相关。"胞络者系于肾"，胞宫、胞脉、胞络由肾所维系，从而生成女性特有的月经胎产过程，可见肾对女性有极其重要的作用，故仲景在妇人三篇中也很注重补肾。

如妇人转胞，主症是小便不通，脐下急迫，心烦不得卧。其病因病机比较复杂，《金匮要略·妇人杂病脉证并治》第19条言："问曰：妇人病饮食如故，烦热不得卧，而反倚息者，何也？师曰：此名转胞，不得溺也。以胞系了戾，故致此病，但利小便则愈，肾气丸主之。""胞系了戾"原因是转胞，为不得溺的直接原因。由于不得溺，致小腹胀急而烦热不得安卧、倚息。关于"胞系了戾"，历代均以输尿管扭曲解释。作者从解剖、临床治疗实践体会，认为可能是古人对小便不通的一种朴素推测，实质是一种膀胱的功能性改变。本条因肾气不举、膀胱气化不行所致妇人转胞，病在下焦，中焦无病，则饮食如故；小便不通，浊气上逆，故烦热不得卧，只能倚靠着呼吸。肾气丸振奋肾阳，蒸化水气，令小便通利，则其病自愈。正如《金匮方歌括》云："是病虽在胞，其权则专在肾也，故以肾气丸主之。"临床常用肾气丸治疗小便不利，若阳虚水肿明显者，可加五苓散，标本同治，疗效更佳。转胞除肾气不举而致外，脾虚中气下陷、肺虚通调失职、妊娠胎气上迫等，都可导致，当审因论治。朱丹溪用补中益气汤，程钟龄用茯苓升麻汤，均可参考。

（三）妇人病证治重视脾肾两调

《金匮要略·妇人杂病脉证并治》第20条"蛇床子散方：温阴中坐药"。本条是关于寒湿带下的证治，《金匮悬解》有云："妇人阴中寒冷，肾肝之阳虚也。宜以坐药，温其阴中。"《药典》也载蛇床子入肾经。外用纳于阴中，直达病所、起效迅速的同时，又可免于口服中毒，避免伤及脾胃之虞。仲景重视脾肾的思想，从本方之组成用法即可窥探一二。

《金匮要略·妇人妊娠病脉证并治》第3条所言："妇人怀娠六月，脉弦发热，其胎愈胀，腹痛恶寒者，少腹如扇，所以然者，子脏开故也，当以附子汤温其脏。"子脏，即子宫。妇人妊娠六七月，胎已成形，胎儿发育，子宫本自胀，然肾阳亏虚，阴寒内盛，子宫虚开而不收，则胎愈胀，腹痛恶寒。此恶寒发热非外感，而是寒邪内侵而内又有郁热，故脉不浮而弦。阳虚不能温煦胞宫，故少腹如扇，治以附子汤温阳散寒、暖宫安胎。原方未见，有学者认为可能是《伤寒论·辨少阴病脉证并治》的附子汤（炮附子二枚，茯苓三两，人参二两，白术四两，芍药三两）。方中炮附子辛甘大热，可通行十二经之阳气，故用以温肾助阳，益火补土。又因先天之肾阳赖后天之充养，故以人参、白术、茯苓之甘温，益气健脾，以滋先天，且附子配人参，二药相伍可助心阳、脾阳、肾阳。临床中因附子妊娠慎用或禁用，对于确属阳虚阴盛的妊娠腹痛、子肿、先兆流产、习惯性流产、早产等病证，可以使用本方，若情况较轻，可易附子为菟丝子、补骨脂等既能温肾无毒又能安胎之品。

本篇第八条："妊娠有水气，身重小便不利，洒淅恶寒，起即头眩，葵子茯苓散主之。"女子孕后胎气影响膀胱气化，水湿停聚，水盛则身肿身重，水气阻遏卫阳，则洒淅恶寒，水湿内阻，清阳不升，故起即头眩。本条病机关键在于气化受阻，故致水肿、小便不通。虽未言及脾肾，但此为妊娠水气病，脾胃为气机升降之枢纽，"水为至阴，其本在肾……其制在脾"，其病位可归于脾肾，责之于脾肾阳虚，"肾者胃之关也，关门不利，则聚水而从其类也"，故以茯苓入脾肾，淡渗利水兼以理气。肾者主水，又与膀胱相表里，故以冬葵子直入膀胱以消水气治癃闭，"小便之利，膀胱主之，实肾气主之也"。两药合用，得以通阳利水。通过分析此方之立方依据不难看出，仲景治疗妊娠水气病从脾肾论治的特点。

《景岳全书·妇人规》曰："调经之要，贵在补脾胃以资血之源，养肾气以安血之室""五脏之伤、穷必及肾"；《傅青主女科》谓"脾肾亏损，则带脉无力，胞胎即无以胜任矣"；《张氏医通》认为"脾胃虚损，则月经不调矣"，并借《黄帝内经》"二阳之病发心脾，有不得隐曲，女子不月"之论阐述自己的观点"虽言病发心脾，而实重在胃气。心为胃之母，胃为脾之腑，且与大肠一气贯通，焉有母伤而子独安，脏病而腑不病之理？""养胎不惟在血，而胎系于肾，养之又在于胃，所以补肾调胃，以固精和中"。由此可见，仲景后的诸多医家对脾肾盛衰在妇科疾病发生中具有重要作用的思想也多有继承和发展。

综上，脾肾为先后天之本，在《黄帝内经》《难经》中非常重视脾肾，《金匮要略》妇人病三篇也体现了张仲景重视脾肾的思想，尤其对后世张景岳、李中梓、尤在泾等影响颇大，不仅在妇科方面应用广泛，而且在其他学科治疗中也有重要指导意义。

六、善用调补，调和阴阳

阴阳学说是中医学理论的哲学基础，促进了中医药理论体系的形成和发展，指导着中医临床诊断和治疗。《素问·宝命全形论》中有"人生有形，不离阴阳"之说，人体组织结构、生理功能、病情变化以及诊断治疗皆可用阴阳概括说明。人体的表里、上下、左右、脏腑等都是阴阳的具体体现。从天地万物到生命个体再到疾病本质，皆来源于阴阳。《素问·生气通天论》曰："阴平阳秘，精神乃治，阴阳离决，精气乃绝。"张仲景在《伤寒论·辨太阳病脉证并治》中言："阴阳自和者，必自愈。"阴阳只有达到平衡状态人体才会健康，阴阳失和则病自生，如《素问·阴阳应象大论》云："阴静阳躁，阳生阴长，阳杀阴藏……阴在内，阳之守也，阳在外，阴之使也。阴胜则阳病，阳胜则阴病。阳胜则热，阴胜则寒。重寒则热，重热则寒。"阴阳失调是疾病发生的根源，疾病之本在于阴阳。《黄帝内经》作为中医学始祖，在辨病和治疗疾病中始终把阴阳放在首位，仲景秉承其思想，妇人三篇中许多疾病和方药均通过调补法、调和阴阳、使"阴平阳秘，以平为期"。

（一）妊娠病

《金匮要略·妇人妊娠病脉证并治》第1条言："妇人得平脉，阴脉小弱，其人渴，不能食，无寒热，名妊娠，桂枝汤主之。"由于女子在早孕期间，血聚以养胎，体内的气血阴阳重新分布，体表营卫不和，体内气机不畅、胃气上逆，从而导致妊娠恶阻。桂枝汤治疗妊娠恶阻在外则解肌发表、调和营卫，在内则化气以调和阴阳，从而调和营卫、阴阳并调，疾病自除。柯韵伯称："此为仲景群方之魁，乃滋阴和阳，调和营卫，解肌发汗之总方也。"

《金匮要略·妇人妊娠病脉证并治》第4条言："师曰：妇人有漏下者，有半产后因续下血都不绝者，有妊娠下血者，假令妊娠腹中痛，为胞阻，胶艾汤主之。"对于此条文，不同医家有不同的看法。吴谦认为如果无癥瘕下血之害，只有腹中疼痛，则为胞阻。胞阻是因为气血不和阻碍胎儿的发育。陈修园认为妇人的经水淋沥和胎阻前后的下血不止都是因为冲任脉虚，阴气不守也。此方皆可补而固之。魏念庭认为如果妊娠且伴有下血、腹中痛，是因为胞气受到阻滞。因胞中气血亏虚受寒邪乘虚而入，寒邪于里凝阻不通则生热，热则迫血下行，血走于下则伤胎。观其药物组成，胶艾汤中阿胶可以补血止血；干地黄、当归养血益阴；芍药养阴缓急止痛；川芎、甘草养血合血；艾叶可温经止血。张仲景组方的精妙之处在于补血寓补气，补气寓温补，诸药合用方能更好地调补冲任。清·唐容川的《血证论·阴阳水火气血论》开篇道："人之一身，不外阴阳，而阴阳二字即是水火，水火二字即是气血。水即化气，火即化血。"说明水火即气血，气血即阴阳，调气血即调阴阳。此处胶艾汤的应用体现了仲景在对妇人病的论治中以阴阳为总纲、调理气血为根本的治疗大法，可见其对于调畅气血、调和阴阳的重视。

（二）产后病

《金匮要略·妇人产后病脉证治》第4条言："产后腹中疠痛，当归生姜羊肉汤主之，并治腹中寒疝，虚劳不足。"产后失血过多，则胞脉失养，血虚气弱，运行无力。复因寒动于中，与血相搏，以致血流不畅，迟滞而痛，与妊娠腹中疼痛者不同。彼因脾虚湿郁而为肝木所乘，此因血虚寒结使然。一般腹中拘急，隐隐作痛，绵绵不已，喜温喜按，面白形寒，舌质淡脉虚细，故本"形不足者温之以气，精不足者补之以味"之旨，选用血肉有情的羊肉为主以补中缓急，合当归养血活血，生姜温中散寒，共奏补血散寒、温中止痛之功；并治腹中寒症，虚劳不足。

妇人产后亡血伤津，气血同源，故气血两虚。血为阴，气为阳，气血一阴一阳，互滋互生、相互为用。气中有血，血中有气，此乃阴阳互根互用也。《金匮要略·妇人产后病脉证治》第 2 条言："产妇郁冒，其脉微弱，呕不能食，大便反坚，但头汗出。所以然者，血虚而厥，厥而必冒。冒家欲解，必大汗出。以血虚下厥，孤阳上出，故头汗出。所以产妇喜汗出者，亡阴血虚，阳气独盛，故当汗出，阴阳乃复。大便坚，呕不能食，小柴胡汤主之。"该条对产后郁冒的病机做了详细的阐述，并指出妇人产后失血过多，亡血伤阴，阴虚故阳气上浮，阳无所依，阴不敛阳，故喜汗出。《论注》曾云："损阳而就阴，阴阳平，故曰乃复。"妇人产后亡血伤阴，阴阳失和，汗出阳得以外泄，阳为此势弱，邪也随之而去，以小柴胡汤扶正祛邪、调和阴阳，阳弱而后与阴相和，阴阳又达到平衡。

（三）杂病

《金匮要略·妇人杂病脉证并治》载："妇人脏躁，喜悲伤欲哭，象如神灵所作，数欠伸，甘麦大枣汤主之。"有学者认为，脏躁是"血气少，心气虚"而致"邪哭"，因为血气少继而致"阴盛阳衰体虚"而出现"数欠伸"的症状。血亦可化生阴津，血虚则阴津亦亏而出现烦乱、虚热等阴亏的症状。《素问·上古天真论》又云："女子七岁，肾气盛，齿更发长……七七任脉虚，太冲脉衰少，天癸竭，地道不通，故形坏而无子也。"人体之阴阳是动态变化的，女子七七之时，天癸衰竭，肾阴枯涸，阳亢阴少，这种生理变化与脏躁的发生有着密切的关系。甘麦大枣汤方中重用小麦补心养肝、益阴除烦，甘草甘平补养心气，大枣配伍以养阴，从而使阴阳平衡，阴平阳秘，则病自除。

《金匮要略·妇人杂病脉证并治》第 19 条："问曰：妇人病，饮食如故，烦热不得卧，而反倚息者，何也？师曰：此名转胞，不得溺也，以胞系了戾，故致此病。但利小便则愈，宜肾气丸主之。"妇人转胞以小便不利、脐下急痛为主症。下焦沉衰，阴邪盛，故肾气不举、肾阳不足，肾与膀胱失于濡养，气化失司导致水道闭塞，气化不利，升降失常，从而阴邪上逆、虚阳上扰，故烦热倚息、不得平卧。以肾气丸治之。肾气丸由附子、桂枝、干地黄、山茱萸、薯蓣、泽泻、茯苓、牡丹皮 8 味药物组成。方中附子大热而温阳；桂枝温通阳气；两药配伍补肾阳，助化气。肾为水火之脏，内寓元阴元阳，阴阳一方的偏衰必将导致阴损及阳，或阳损及阴，若单补阳而不顾阴，则阳无以附，无从发挥温升之能，张介宾在《景岳全书·新八阵图》言："善补阳者，必于阴中求阳，则阳得阴助而生化无穷。"故重用干地黄滋阴补肾，再以茯苓、泽泻利水渗湿，牡丹皮泻火，三阴并补并泻。整方补中有泻，寓泻于补，故补而不滞，是补通开合之剂；阴中求阳，阳中求阴，实为阴阳双补之剂。

妇女经、孕、产、乳等生理过程均会损耗气血，故妇人多虚，需要濡养气血。妇人妊娠病、产后病、杂病虽各有其主要特点，但张仲景在妇人病三篇中，依据妇人多虚的特点，在妊娠篇、产后篇、杂病篇均以补为用而调和阴阳，从而达到阴阳平和的状态。对妊娠病的治疗以调和阴阳气血为总纲；在妇人产后病的治疗上注重补虚，以补养气血为主，气血一阴一阳，体现调和阴阳的治疗大法；对于妇科杂病的治疗运用阴阳互根互用理论以调和阴阳。《金匮要略》妇人病三篇善用调补、调和阴阳的治疗大法是对《黄帝内经》阴阳理论的继承与发展。

七、学术探讨展望

《金匮要略》妇人病三篇是现存最早的设有妇产科专篇的医著，也是现存最早的有关中医妇科诊断治疗学的专著，它开创了中医妇科疾病辨证论治和外治法的先河。妇人三篇中论述的妇科病包括经、带、胎、产、杂五大类，共有条文 44 条，载方 35 首，已初步具备妇科学的雏形，被后世誉为"妇科临床之祖"，它切中病机，组方严谨、用药精当、疗效确切，具有极高的实用价值，其方药历经 1800 多年，对现代临床仍有指导意义，其中大多数方剂仍然为今天临床所用。

《金匮要略》妇人病三篇中所体现的治未病思想，结合妇人病阶段性特点思想，病证结合、脉证合参辨证思想，顾护气血思想，重视脾肾思想，以及善用调补、调和阴阳思想等，对后世医家影响巨大。《金匮要略》妇人病三篇无论在理论或者临床上都具有极其重要的学术价值和指导意义，后世许多医家从妇人病三篇中吸取仲景的学术思想，继承并发展了中医妇科学。《金匮要略》妇人病三篇所体现的学术思想和价值需要我们在临床中进行不断的实践验证，并不断地丰富充实其内涵。同时，随着时代的发展与进步，疾病谱已发生变化，我们要以现代技术来阐释仲景理论、对妇人病三篇的方药进行科学验证、合理补充及与时俱进的完善，使其能尽愈诸病，更好地指导临床，为全世界女性健康服务。

张仲景"思求经旨，演其所知"，对于科技高速发展的今天，我们要在继承仲景思想的前提下，根据疾病谱的变化，运用科学技术手段不仅要把《金匮要略》妇人三篇传承好，更要发扬好。通过对近来综述有关仲景学术思想，总结未来研究方向之思考如下：

（1）文献整理校勘：仲景手稿自传世，其书稿前后计有 13 版之多，通过不同的传抄途径，各版本中有某些代表性的条文的变化，为明确仲景学术思想，进一步挖掘整理，《金匮要略》为后世医家将《金匮玉函要略方》其中的杂病部分整理而来。所以，追本溯源，整理校勘仲景多种版本，还原其原貌，必将对后世了解仲景理法方药特点及规律有重大影响。

（2）历代妇科医家医籍文献整理：后世医家历经千年，不断对张仲景的妇科理论进行论证、继承，并创新、发展，这些医家及医论是继承和发展中医妇科学的重要组成部分，对提升中医临床辨证治疗意义重大。中医文献研究包括各医学流派及历代医家学术思想研究。如宋·陈自明的《妇人大全良方》、金元时期的《丹溪心法》、明·张介宾的《景岳全书》、清·张锡纯的《医学衷中参西录》《傅青主女科》等著作均有对《金匮要略》妇人病三篇中学术思想的继承与发展，以便更好地指导现代中医妇科临床。

（3）运用现代科学技术手段进行方证研究：妇人病三篇共载方 35 首（去除重复方剂后），即妊娠病方 10 首、产后病方 10 首、杂病方 19 首。其中桂枝茯苓丸、甘麦大枣汤、小建中汤、胶艾汤、小柴胡汤等经方广泛应用于临床，并有桂枝汤类方、小建中汤类方、小柴胡汤类方等。若对各类方证治规律及临床应用加以研究扩展，必可扩大经方的临床应用范围，为解决临床问题提供更好的典范。

（4）数据挖掘技术进行处方规律研究：将传统中医药理论与现代数理统计方法充分结合，便于在繁杂的药物组合中发现其潜在共性及医者处方规律，但此类研究仍需在临床实践和科学实验中不断验证补充。

（5）利用现代科学技术手段对仲景经方进行研究：由于缺乏现代研究理论的科学支撑，是中药现代化发展遇到的瓶颈，所以利用现代多种科学技术方法，如通过生物分子网络，研究经方的化学成分、量效配比、物质基础以及作用机制等，为经方的临床科学合理应用提供理论依据。

第二节 《金匮要略》妇人病研究方法

一、文献研究

《金匮要略》是现存中医古籍中最早设立妇科专篇的医著，其妇人病三篇开创了妇科辨证论治的先河，为后世的妇科学发展奠定了基础。历代医家对其版本、注家、相关医案等进行不断研究，本文就现代文献对《金匮要略》治疗妇人病的用药规律、病因病机、条文考究以及基本思想四个方面的研究，为今后的文献学研究提供参考。

（一）用药规律研究

医者通过解析妇人三篇所载方剂，总结张仲景基本的用药配伍思路。如有学者选取常用的 6 首方剂，探讨温经汤之吴茱萸、牡丹皮，芎归胶艾汤之熟地、当归，当归芍药散之白芍、川芎等配伍，总结出仲景寒热相合、动静搭配、补泻并用的药对配伍原则。还对妊娠病篇与杂病篇的代表方分别进行研究，认为仲景偏用酒浸大黄活血，得出半夏配生姜/麦冬以和胃降逆、茯苓配附子以火土双补的用药规律，又总结了茯苓-芍药、茯苓/泽泻-白术等药对配伍。有学者则探讨了相反相成的 9 对药物，如肾气丸中桂枝配干地黄之阴阳药对、下瘀血汤中诸攻逐药与蜂蜜之缓峻药对、瓜蒌薤白半夏汤中瓜蒌配薤白之燥滋要对等。更有医家对大枣、茯苓、干姜等单味药进行研究，其用量特点及配伍运用规律是研究的重点，通过对单味药物的用药频次及剂量进行统计分析，并研究单味药物配伍不同中药所发挥的不同治疗作用，其中涉及妇人病三篇中的相关经方。还有医家总结黄芪药物性味功效并对其在《金匮要略》七方中的配伍特点和组方应用详细论述，分析得出黄芪与甘草、芍药、桂枝配伍可补气调营、升阳益脾；与防己、茯苓配伍可补气助阳、利水除湿；与麻黄、桂枝、芍药配伍可益气实表，温阳散邪等结论。阐述了仲景在《金匮要略》中黄芪的运用规律，以期为后学对于黄芪的临床应用提供更多思路。并统计仲景在《金匮要略》中使用当归频次共 17 次，配合不同药物或用于不同疾病的方子共 15 次，余 2 次为重复用方。与当归配伍药物主要为赤小豆、鳖甲、芍药、川芎、人参、地黄、丹皮、阿胶、苦参、麦冬等，证候病机不同，配伍各有所异，用药剂量亦不相同。论述了当归在《金匮要略》中的使用方法，为后世临床运用当归提供借鉴与参考。更有医家分析总结《金匮要略》中川芎的应用情况。认为仲景应用含川芎的 9 首方剂治疗风疾、虚劳及妇人之疾。其特点主要为疗风疾行堵截之法；治虚劳行通阳达阴之法；治妇人之病取其引阳入阴之法。仲景应用川芎多于治疗风疾、虚劳、妇人之疾，后世医家在不同治疗疾病的方中也多配伍应用川芎。

同时，学者们基于数据挖掘技术（Data MiningTechnology，DM）运用 Microsoft Excel、Python 语言、SPSS Statistics、Apriori 算法、Gephi、中医传承辅助平台、古今医案云平台等工具，对妇人三篇所涉及的方药进行药物频次、频率、归经分析，并将采集的方剂信息演算出一定的组方规律及新处方。如运用网络拓扑分析得出仲景治疗妇人病的核心药物为甘草、桂枝、白芍、生姜、大枣，实为桂枝汤全方，并通过关联规则总结出川芎-白术、桂枝-牡丹皮、当归-川芎、白芍-川芎等高关联度的对药；基于熵聚类数据挖掘方法收集《金匮要略》中妇科疾病相关的"妊娠""产后""杂病"3 篇中的方剂，演算出白芍-川芎-麦冬、白芍-当归-麦冬等 10 组核心组合，并认为妇人三篇以大枣等补气药、归芍等补血药、桂姜等解表药为多。还有学者着重研究妇人腹痛相关方药，通过药味频数及频率统计分析，得出单味药中芍药、当归、桂枝使用频率最高，药物归经主归于脾、肝、心经，功效主要为补血、补气、活血等，并通过聚类分析得出三类新组方。由此可见目前关于仲景用药规律的研究偏向数字量化分析，其分析的结果也颇有成效。但其结果有待于在临床上进一步去验证，且对于妇人三篇中单味药及角药的专项研究仍需进一步深化。通过数据挖掘技术分析《金匮要略》的用药规律，还可以帮助探寻疾病的传变规律、发现疾病的病因病机以确定治疗方向，如运用网络数据挖掘技术，通过分析仲景的组方用药规律，得出众多方剂中的核心用药，并依据方证相应与一药所主病证相对固定的原理，借助方药的变化规律探寻其背后的疾病传变规律。

（二）病因病机研究

《金匮要略·妇人杂病脉证并治第二十二》云："妇人之病，因虚、积冷、结气，为诸经水断绝，至有历年，血寒积结胞门，寒伤经络。"此处"积冷"不仅为血寒，更是因寒而血凝气滞成积。此条虽位于杂病篇，但为后世医家综合认识妇人病的病因病机提供了思路。如有学者认为妊娠病主要是因气血不足，或因肝脾失调、阳虚寒盛等而产生各种病证，产后病则主要是由于产后亡血伤津所致；认为仲景明确提出了情志病病因的特殊地位，情志失调、气机郁结，会导致脏躁、梅核气等各种妇科杂病。有学者则认为仲景从瘀论治妇科病颇具特色，从气滞、血虚、寒凝、热壅以及水血互结方面深入剖析妇人血瘀的病因病机。基于仲景"血不利则为水"的理论，提出妇人杂病和妊娠病可由瘀血与水饮相互影响致病。有学者则认为妇人的生理病理特点是多气少血，故常气血不调为病。还有学者进一步明确原著中气机失和为妊娠病的病机关键，虚为产后病的根本，杂病则以情志失常、水血不利、内失和养为发病特点。由此可见，妇人之病，多虚、多瘀、多气滞。有学者从《金匮要略》妇人病篇中关于血瘀证的学术思想出发，探讨血瘀与原发性痛经的关系，并探索妇科名典中有关原发性痛经的治疗方法。总结出《金匮要略》论治妇人经带胎产诸病，瘀血为病理产物与致病病因，临床治疗以调理冲任气血为总纲。把痛经的病因总结为寒凝血瘀、气滞血瘀、湿热瘀阻，虚实寒热均以兼夹血瘀为病机，治疗上根据月经不同时期阴阳虚实特点辨证论治、分期论治、因人制宜，为现代临床治疗原发性痛经提供诊疗依据。

（三）学术思想研究

妇人病三篇中，张仲景以气血为纲，从肝（脾）论治的思想是其特色之一，为后世医家论治妇人病提供了指导，也是现代学者探讨的重点。有学者综观三篇所载 35 首方，发现药用白芍、阿胶、当归等养血之品者占 19 方，认为张仲景组方多以治血为主，同时不忘气水同治。更提出要根据妇人病的病理特征，确立关于"调补气血、行气活血、调和肝脾"等妇科治疗准则；归纳了妇人病三篇治疗妇科疾病"以治血为主，重视气血、血水、肝脾之间的关系"的特点；论述了肝脾生理互依、病理相传的关系，并从养肝健脾、暖肝温脾及疏肝和脾的方剂去探析。通过归纳《金匮要略》妇人三篇所载方剂，总结出张仲景治疗妇人病善于调养肝脾，主治女性腹痛、围绝经期综合征、妊娠恶阻、胎动不安、堕胎、小产、癥瘕等。仲景经方虽历经数百年，但当今临床仍然使用且疗效颇丰。当归芍药散、桂枝茯苓丸、芎归胶艾汤等更是千古名方。有学者则从肝脾同治与肝脾各治两大方面论述仲景调和肝脾思想。归纳《金匮要略》妇人病三篇，总结张仲景治疗妇人病以治血为主，重视调和肝脾为其特色之一。一方面养血清肝，培土除湿；另一方面散肝寒，建中养脾胃，并疏肝健脾，和利枢机。这一临证思路广泛应用于妇人病的辨证治疗当中，在现代临床具有重要指导意义。并通过研究《金匮要略》调理肝脾法在乳腺疾病中的应用，以加味当归芍药散对乳腺增生模型动物的血清性激素水平及乳腺、子宫、卵巢组织的影响，研究当归芍药散的作用机理，验证了调理肝脾方法对治疗乳腺增生病的有效性，为临床从肝脾论治乳腺增生病奠定基础。与此同时，《金匮要略》作为治疗内伤杂病的名典著作，肝脾同调思想在内科杂病方面也有体现。有学者认为肝脾同调理论为仲景治疗内伤杂病的核心。仲景治病重视整体观念，并以脏腑经络辨证为核心，在病因方面仲景以脏腑经络分内外，在发病与病理传变方面重视正与邪、人体内部各脏腑之间的关系。肝脾是正气与邪气强弱产生的基础，肝脾病变为疾病产生的根源，尤其是杂病的病因病机所在。从"知肝传脾"的理论含义、肝脾病变多为杂病的发病基础、《金匮要略》成名的时代多肝脾病、杂病方药多入肝脾等四个方面阐述了肝脾同治为《金匮要略》治疗杂病理论的核心。还有学者以肝病实脾、调脾理论为核心进行理论研究，总结尤怡、程门雪、谢成基、金寿山等医家的理论思想，并从治肝补脾法、治心补肺法、治脾温肾法、治肺调肝法等方面总结现代医家临床研究，基于明、清《金匮要略》注家和现代医家对肝病实脾、调脾理论的研究，对后世掌握和深刻理解这一理论有重要启发意义。

对于妊娠病的治疗，张仲景遵循"祛痛安胎"和"有故无殒"两大思想，已成为现代多数医家的共同认知。《金匮要略》妊娠病条文中，共载方 10 首，有 8 首用到了附子、半夏、桂枝等妊娠禁用或慎用药。因此有学者从半夏、干姜、附子、桃仁等单味妊娠"禁忌药"入手，探讨仲景通过配伍、炮制减毒降毒的思路。并将仲景遣方用药的特点总结为：结合病情轻重缓急与发展，应该使用"禁忌药"时再使用；虽使用"禁忌药"，但仍很谨慎，从配伍和用法来看，无处不体现着护正气、降毒性的思想；辨证论治，治病求因并不忘安胎，安胎寓于祛病；认证准确，鉴别清楚，同病异治，从而确保了使用"禁忌药"治病的安全性。妊娠期本不宜饮酒，但妊娠篇所载方药4次提到"用酒服"，故有学者从药酒同用出发，探讨仲景以酒破伏寒、和血脉之思路。但也有医家从不同方面进行研究归纳。如探析芎归胶艾汤、附子汤之立方依据，认为张仲景治妊娠病时以调和阴阳，利其气血为总纲。并对妊娠病篇所用31味药物进行统计分析，得出味甘者18味，归脾经者有17味，强调张仲景治疗妇人妊娠病遣方用药重在调脾理脾。又以桂枝汤、干姜人参半夏丸共治妊娠恶阻、芎归胶艾汤一方治三种胞阻下血来论述仲景治妊娠病"异病同治、同病异治"的思想。还有学者探讨了张仲景分经养胎的思想。通过对《金匮要略》妇人病三篇的挖掘、研究、整理，发现其所论正合《金匮要略》所谓"妇人三十六病"之说；所谓"子脏""血室""经水"，以及妊娠养胎与分经养胎，有其特定含义与学术价值；并开创了临床妇人病治用酒剂、坐药、洗剂之先河。

《金匮要略·妇人产后病脉证治第二十一》有云"新产血虚，多汗出，喜中风，故令病痉，亡血复汗，寒多，故令郁冒；亡津液，胃燥，故大便难"。指出妇人产时亡血失津，故仲景在治疗上多以照顾阴液，养血复阴为要。但有学者认为仲景治疗产后病不拘于补益，而是擅用"和法"，即所谓"阴阳自和者，必自愈"，创新性的从和解法和调和法两方面切入仲景产后病论治思想。又有学者认为仲景诊治产后病贯穿"治未病"思想，故以郁冒、大便难、产后中风、产后阳虚中风为例，论述仲景"辨已病（疾病＋脉证）——辨未病（整体治疗＋疾病预防）——方药"的思路。

妇人三篇中共载35方，除应用汤、丸、散、丹等内服方药外，还于杂病篇载有5首外用方。这是由于妇人生理构造独特，内治法具有一定局限性，利用人体脏腑器官在生理病理上的联系，通过在体表施以药物而治疗内在的疾病，仲景据此创制外治法，使药力直达病所，现代中医对此也有论述。如根据"针偏于泻"之性，认为妇人可针刺劳宫、关元、期门三穴来发挥其调理冲脉的作用；通过研究妇人杂病篇中对矾石丸、蛇床子散、狼牙汤以及猪膏发煎的记载，探讨了坐药（今为栓剂）、熏洗、导法等外治法对治疗妇人带下阴痒、阴疮、阴吹等前阴诸疾的益处：按发病部位给药，与现代医学的"靶向给药"有着异曲同工之妙。仲景方药剂型因病证特点而设，是其内外并治思想的体现，也为现代选用多种给药途径论治妇科病提供了借鉴。

此外，更有医家从多角度来理解仲景之保胃气思想。如从"虚则补之以养胃、实则泻之以护胃、补泻兼施以和胃"三方面进行论述。并通过研究方后所注服法，认为张仲景加以枣、酸浆、小麦汁、粥等辅药食都是为护胃而设，炼蜜和丸、姜汁糊丸也是此意。

（四）条文考究

有学者对《金匮要略》妇人三篇中竹皮大丸方条文"妇人乳中虚"进行研究，从历代医家认知、字义考证、病因病机探究等方面论述。在文献角度考证下发现"妇人乳中虚"应断句为"妇人乳，中虚，烦乱呕逆"，病因病机是由于妇人生产所导致的中焦虚弱而出现的烦乱呕逆，与哺乳并无直接关系。其中，"竹皮大丸方"是张仲景"安中益气"法的重要体现。侧重在对中焦气机的稳固，临床上可以通过产前对中焦的养护来预防此疾病的发生，这些认识对竹皮大丸方这一条文的理解和该疾病的临床应用指导具有重要意义。郁冒作为《金匮要略》产后三病之一，在《伤寒论》中亦为症状出现于厥病、厥阴病中。还有学者从文字学、文献溯源、以方测证等三种角度对其内涵进行研究。通过对比研究，可知郁冒与现今产褥期抑郁最为类似，根据女性的生理特点，结合古代文献的佐证，可发现郁冒症状亦常见于经期抑郁、更年期抑郁，这类疾病可参照郁冒论治。小柴胡汤作为疏肝解郁、调和阴阳的主方，在这些疾病中可广泛应用。通过本文探究，郁冒的内涵、机理、治法得以明确，可为产褥期抑郁症、经期抑郁以及更年期抑郁的临床诊疗提供借鉴参考。更有学者总结《金匮要略》中柔痉"不恶寒"的目前注释，认为《金匮要略》原文中柔痉"不恶寒"是相对于刚痉"反恶寒"而言，两者属于对举之文。刚痉"反恶寒"意为刚痉虽然有阳明里热存在，但却因太阳表邪未解而仍有"恶寒"表现；柔痉"不恶寒"是强调柔痉怕冷程度达不到刚痉的"恶寒"程度，比刚痉的怕冷程度为轻，并非完全不怕冷，"不恶寒"的真实含义当为"恶风"。

二、临 床 研 究

详见第三章。

三、实 验 研 究

详见第三章。

参 考 文 献

柴银英，宋子瑜，诸青苗，等，2023. 张仲景产后病论治中"和法"思路运用探析 [J]. 浙江中医药大学学报，47（5）：495-499.

陈浮芸，2008.《金匮要略》调理肝脾法在乳腺病中的运用 [D]. 福建中医学院.

陈广坤，钱会南，张金超，等，2015. "肝脾同治"为《金匮要略》治疗杂病理论的核心 [J]. 中医学报，30（2）：196-198.

陈继尧，李金田，2018. 从"有故无殒，亦无殒也"看《金匮要略》妊娠病用药 [J]. 临床医药文献电子杂志，5（54）：192.

陈景海，高惠敏，黄华花，2023. 基于数据挖掘的《金匮要略》妇人病用药规律分析 [J]. 光明中医，38（15）：2869-2872.

陈玲名，沙明荣，2014. 浅谈对《金匮要略》妇人病之病因理解 [J]. 天津中医药大学学报，33（5）：309-312.

褚玉霞，2009.《金匮要略》妊娠病篇学术思想浅析 [J]. 河南中医，29（2）：111-112.

范育南，钱俊华，2013.《金匮要略》方剂相反相成药对配伍之研究 [J]. 辽宁中医杂志，40（11）：2247-2249.

冯瑶，吴松，2024.《金匮要略》妇人病的探析 [J]. 中国中医药现代远程教育，22（2）：38-40.

高文波，程引，李成卫，2022. 张仲景治疗妇人病用药规律探究 [J]. 中华中医药杂志，37（10）：6045-6049.

郭珮，崔瓗，敬娟，等，2016.《金匮要略》妇人病常用方剂药对配伍 [J]. 河南中医，36（10）：1683-1685.

洪珂，殷燕云，洪艳丽，2019.《金匮要略》论治妊娠病的方药特色 [J]. 江苏中医药，51（2）：15-16.

姜多，2017.《金匮要略》"妇人三篇"研究 [D]. 长春中医药大学.

金岚，2018. 张仲景运用干姜的规律研究 [D]. 北京中医药大学.

金治臣，张絮雨，林华燕，等，2022.《金匮要略》妇人腹痛治疗用药规律探析 [J]. 中药药理与临床，38（1）：195-201.

李怡憬，曹方，张益荫，等，2024.《金匮要略》七方中黄芪的应用探析 [J]. 吉林中医药，44（6）：718-721.

林展弘，李成卫，2018.《金匮要略》产后病的"治未病"诊治思维探析 [J]. 现代中医临床，25（4）：54-57.

刘礼荣，2019. 基于复杂网络的《金匮要略》病传规律研究 [D]. 浙江中医药大学.

刘素娜，张光霁，2014. 论仲景保胃气思想及其在《金匮要略》妇人三篇中的运用 [J]. 浙江中医药大学学报，38（1）：22-23＋27.

刘庄约，刘统治，董雪妍，等，2015. 仲景妇人病外治法思想探讨 [J]. 江西中医药大学学报，27（6）：13-14.

路爱梅，曲华，李洪峥，等，2023. 中医学"有故无殒"理论科学内涵和现代研究进展 [J]. 中国中西医结合杂志，43（6）：764-766.

米小红，2011.《金匮要略》妊娠病及产后病证治规律探讨 [D]. 山东中医药大学.

苗婷婷，2015. 茯苓在《金匮要略》中的配伍运用规律探析 [J]. 浙江中医药大学学报，39（11）：820-823.

牛锐，2014. 浅析《金匮要略》妇人杂病外治法 [J]. 中医药通报，13（3）：15-16.

戚运珍，2013.《金匮要略》中的内外并治法浅谈 [J]. 浙江中医药大学学报，37（5）：515-516.

祁连明，2020. 谈《金匮要略》对妇人病的学术贡献 [J]. 中西医结合心血管病电子杂志，8（13）：82.

钱亚忠，2014. 妇人多气少血中医病因、生理病理特点及其临床证治的体会 [J]. 环球中医药，7（S2）：43.

秦雅洁，周惠芳，2024.《金匮要略》从调和肝脾角度论治妇人病探要 [J]. 中医药临床杂志，36（4）：624-627.

尚玉洁，2017.《金匮要略》从瘀论治妇科病探析 [J]. 浙江中医药大学学报，41（7）：595-597.

谭景锐，王诗源，江永鑫，2023. 当归在《金匮要略》中的运用 [J]. 山西中医，39（1）：50-52.

谭令，任北大，程发峰，等，2019. 经方中大枣应用规律浅析 [J]. 浙江中医药大学学报，43（9）：940-944.

涂力祯，曾倩，2021.《金匮要略》妇人病三篇治血之法浅析 [J]. 山西中医，37（12）：48-49.

万田莉，金春宇，王军，等，2020.《金匮要略》中川芎应用特点探析 [J]. 上海中医药杂志，54（11）：35-37.

王馨怡，王萌，赵粉琴，2017. 论"血不利则为水"在《金匮要略》妇人三篇中的应用 [J]. 中国中医基础医学杂志，23（7）：897+948.

武建设，2011.《金匮要略》妇人杂病方"药对"配伍规律理论研究 [J]. 中华中医药学刊，29（11）：2495-2497.

武建设，连建伟，2012.《金匮要略》妇人妊娠病方"药对"配伍规律理论研究 [J]. 世界中西医结合杂志，7（10）：896-899.

向玮，2012. 仲景治疗妇人病重视脾胃的学术思想研究 [D]. 北京中医药大学.

闫和平，程天培，吴茂林，2015.《金匮要略》妇人病三篇方药辨治特色探析 [J]. 中医临床研究，7（34）：62-63.

闫军堂，刘晓倩，马春雷，2011.《金匮要略》妇人病外治法探析 [J]. 辽宁中医药大学学报，13（7）：122-123.

杨娇娇，徐光星，2016.《金匮要略·妇人杂病脉证并治》第八条浅析 [J]. 浙江中医药大学学报，40（8）：585-588.

杨丽萍，王寅，李会粉，等，2009. 浅述《金匮要略》论治妇人病的特色 [J]. 云南中医学院学报，32（2）：52-54.

杨利侠，朱西杰，2005.《金匮要略》安胎养胎法探讨 [J]. 四川中医（07）：28-29.

杨欣欣，林岚，2024. 从《金匮要略》妇人病篇血瘀证思想论治原发性痛经 [J]. 中国民族民间医药，33（3）：101-104.

于秋敏，伍娟娟，2023.《金匮要略》从肝脾论治妇人病用方探析 [J]. 中医药临床杂志，35（9）：1676-1680.

张鸿博，崔为，2024.《金匮要略》"妇人乳中虚"考辨 [J/OL]. 中国中医基础医学杂志（12）：1-5.

张建荣，张悦，2019. 谈《金匮要略》对妇人病的学术贡献 [J]. 陕西中医药大学学报，42（1）：78-80.

张楠，张金玺，2021. 对《金匮要略》柔痉"不恶寒"的再认识 [J]. 环球中医药，14（3）：478-480.

张婷婷，张琦，2018. 从《金匮要略》妇人病三篇之针刺内容管窥张仲景治妇人病特点 [J]. 中华中医药杂志，33（10）：4321-4324.

赵天才，杨景锋，2012.《金匮要略》肝病实脾、调脾理论及应用 [J]. 河南中医，32（7）：795-799.

钟文霞，殷鸣，张琦，2024.《金匮要略》"郁冒"病证探究 [J/OL]. 中国中医基础医学杂志（11）：1-6.

第五章 历代部分妇科医家对《金匮要略》妇人病学术思想的传承发展

《金匮要略》妇人病分为妊娠病、产后病和杂病三篇，按照不同阶段的病证特点，论述了临床常见的妇人疾病，奠定了中医妇科学的基础，并对后世妇科临床的发展起着举足轻重的作用。后世历代医家在仲景《金匮要略》中辨治妇人病的理论和方药指导下，对金匮妇人病学术思想都有不同程度的传承发展。

一、魏 晋 时 期

魏晋时期的医书多与《金匮要略》一样，书中对妇人疾病的内容设有专论或专篇，但这一时期并未发现有妇科专著出现。如西晋·王叔和《脉经》卷第九中有 8 篇文章专论女性疾病，包括妊娠病、产后病、带下病、不孕症、月经病及杂病，所述理论多源自张仲景，篇目排列次序亦与《金匮要略》相仿，但内容更为丰富。仲景治疗妇人病强调针药并举，《金匮要略》妇人篇多处运用到针灸的治疗方法，涉及条文 30 多条，穴位 7 个，推动后世妇人病针灸治疗的发展，西晋·皇甫谧《针灸甲乙经》卷十二专设《妇人杂病》，该篇详细论述了妇科针灸治疗的方法与准则，女性相关疾病的名称、诊断和治疗，书中另有多达 15 处谈到女性生理、病理、症状、治疗以及针刺禁忌证等。

二、隋 唐 时 期

隋唐时期医家对妇产科学的认识进一步深入，对妇人病的病因、病机和治疗方药皆有补充，并出现了第一部产科专著——《经效产宝》。如隋·巢元方《诸病源候论》中以多达 8 卷的篇幅论述妇人病的病因、病机与症状，是在继承《黄帝内经》《金匮要略》《脉经》的基础上，吸收了后世著作相关妇科内容而成书。首次按照女性生理阶段的先后有序排列，分别论述杂病源候、妊娠病源候、产病源候、产后病源候，顺应妇女分娩的自然规律。书中继承了仲景对妇人病致病因素的理论认识，巢氏认为妇人杂病的病因为劳伤血气，又感受风冷邪气，这一认识与张仲景提出"因虚、积冷"的妇人杂病病因相同。如在《诸病源候论·月水不通候》提到："风冷伤其经血，血性得温则宣流，得寒则涩闭，既为冷所结搏，血结在内，故令月水不通。"此外，巢氏亦延续了张仲景祛病安胎的理论，如书中提到："故须服药去其疾病，益其气血，以扶养胎也。"同时书中对《金匮要略·妇人杂病脉证并治》论述的"带下""转胞"等妇科疾病的概念进一步明确和完善，在妇产科学术史中具有非常重要的地位。

但因《诸病源候论》病因病机学专著，书中并未记载与疾病相关的治疗方药，因此以孙思邈为代表的唐代医家，基本遵循巢元方对妇产科疾病的源与候的认识，并在其基础上列举了治疗方法及方药。如唐·孙思邈《备急千金要方》卷二至卷四中专设妇人方上、中、下 3 卷，列于该书卷首。上卷为孕产病，中卷为杂病，下卷为月经病，将论述孕产疾病的"求子"列为首篇，重视女子的生育问题。孙氏颇为推崇仲景之书，辨证妇人病也深谙金匮辨治妇人病的学术思想，强调妇人疾病以虚损为特点，治疗擅长调理脾胃，以补益贯穿全卷，用药或补或攻，或攻补兼施，且多化裁仲景经方，如胶艾汤、温经汤等均与《金匮要略》所载基本一致，内补当归建中汤、内补芎汤皆由仲景方小建中汤加味化裁而来，治疗恶阻病症的橘皮汤、橘皮竹茹汤、小半夏汤等均来自《金匮要略·呕吐哕下利病脉证并治》。在用药原则上孙氏以"有故无殒，亦无殒也"为原则，继承仲景用药经验，一方面抓住病机，不避讳运用半夏、干姜等妊娠忌药；另一方面将妊娠忌药与扶正之药芍药、人参、茯苓等相配伍，使其治病而不伤胎，达到治病安胎并举的作用。在治疗上孙氏应用多种剂型，多用酒剂，并沿用仲景治疗妇人病的外治法，把药物研末，棉裹纳阴中，治疗阴痛、阴痒、阴蚀等疾病，如"治阴中痛生疮方：羊脂一斤，杏仁一斤，当归、白芷、川芎各一两，上五味为末，以羊脂和诸药纳钵中，置甑内蒸之，三升米顷药成，取如大豆许，绵裹纳阴中，日一"；又如"治阴中痒，如虫行状方。矾石十八铢，川芎一两，丹砂少许，上三味治下筛，以绵裹药着阴中，虫自死"。该书卷三十针灸卷中亦设妇人病专篇，记载针灸治疗妇产疾病的方法。

　　《经效产宝》是继张仲景《金匮要略》妇人三篇之后，我国第一部产科学专著，首次对唐以前的产科医学理论进行了归纳，在撷取前人张仲景等女科证治经验的基础上，结合自己的临证心得，首次把医经和经方相融合，方便医者临证择方而用，为当时医家所推崇，对后世产科医学发展也作出不可磨灭的贡献。该书在总结《黄帝内经》《金匮要略》的理论方药的基础上，附入较多简易实用的方药，以备医者辨证择选，对唐代以后中医妇产医学的发展与完善起到了推动作用。如书中首先记载妇女受孕三四个月出现腹痛、时时下血等症状，要注意鉴别先兆流产，这与《金匮要略·妇人妊娠病脉证并治》中重点论妊娠下血和妊娠腹痛，鉴别妊娠下血与癥瘕下血，如出一辙。因为妊娠下血和妊娠腹痛均能导致早产和流产，并能影响胎儿的发育，故论述较为详细，并使用当归、地黄、阿胶、艾叶等药物安胎止血。张仲景认为胎动不安皆与疾病相关，因此治疗妊娠病强调安胎养胎，治病安胎并举的治疗原则。在这一理论指导下，《经效产宝·胎动不安方论》提出"因母病以动胎，但疗母疾，其胎自安；又缘胎有不坚，故致动以病母，但疗胎则母瘥"，首次在安胎病证上明确指出了"母病动胎、胎病及母"的不同治疗方法，并列举详细的治疗方药。全书篇幅不长，方法大多简便实用，反映了唐以前产科概貌，对宋代诸多医家有较大影响，实属承前启后之重要著作。

三、宋朝时期

　　宋代是中医妇科学发展的重要时期。随着妇人病认识和治疗的发展，至宋代开始设立妇产专科，医学著作对妇人病的分科较为精细，其理论框架已渐渐成形，治疗方药及手段亦较多样。如官修综合性论著《太平惠民和剂局方》《圣济总录》等，均设有专篇论及妇产科疾病，收录了包含仲景方药在内的宋以前的妇人病论治内容，其论述颇能反映当时的妇产科水平。《太平惠民和剂局方》之卷九收录论治妇人诸疾的方药，其中包含温经汤、禹余粮丸、胶艾汤等仲景方药，并附产图论述产前产后的禁忌和将护之法。《圣济总录》中妇科类共计 17 卷，按照经、带、妊娠病、产后病分类，继承前人学术经验，收集民间验方，收录了不少行之有效的方剂；并在仲景论述的妇人病气血多虚的理论基础上，《圣济总录·妇人血气门·血气统论》提出女性体质与男性不同，提倡"妇人纯阴，以血为本，以气为用"的观点，为此专设妇人血风、血气、妊娠、产难、产后五门，讨论妇产科疾病，阐明女性气血之关系，纠正前人对妇科疾病分类庞杂的偏失，为后世医家清晰认识妇产疾病奠定了基础。

　　宋·陈自明《妇人大全良方》是中国现存最早、具有系统性的妇产科专著。该书共 24 卷，分为调经、众疾、求嗣、胎教、妊娠、坐月、产难、产后八门，是在继承家学的基础上，结合个人丰富的临床诊疗经验，整理了南宋以前历代有关妇产科的著述而成，其在中医妇产科发展史上起到了承上启下的作用。该书晚于北宋神宗熙宁（1068～1077 年）时期高保衡、孙奇、林亿等校正的《金匮要略方论》，故其收录所见仲景方较孙思邈为多。书中对妇人病诊断遵循"辨阴阳、分虚实、观精血、重血气"的总原则，是对《金匮要略·妇人杂病脉证并治》提出妇人杂病之治疗总则"审阴阳、明虚实、行针药”的补充和完善。《金匮要略》强调妇人病均与气血有关，多用芍药、当归、川芎、阿胶等药治疗，《妇人大全良方》书中亦强调“妇人以血为主”的指导思想，并将“四物汤”列为通用方。《金匮要略》中条文虽没有明确指出冲任二脉、肝脾调和在妇人疾病中的重要性，但我们通过当归芍药散、胶艾汤、当归散等可以看出张仲景早已从冲任论治妇人疾病，且在治疗上重视调肝补脾，陈氏继承了仲景重视肝脾和冲任治疗妇人疾病的思想。如《妇人大全良方·调经门·月水不调方论》中提出：“若风冷之气客于胞内，伤于冲任之脉，损手太阳、少阴之经。冲任之脉皆起于胞内，为经络之海。手太阳小肠之经、手少阴心之经也，此二经为表里，主上为乳汁，下为月水。”体现了冲任气盛在妇人疾病中的重要性。又有《妇人大全良方·调经门·月水不通方论》中提出：“肠中鸣则月水不来，病本在胃，胃气虚不能消化水谷，使津液不生血气故也。醉以入房，则内气竭绝伤于肝，使月水衰少不来。所以尔者，肝藏于血，劳伤过度，血气枯竭于内。”体现了肝脾两脏是月经的化源，脾为气血生化之本，肝为藏血之脏，若肝脾受伤，脾不生血，肝无藏血，冲任气血无从化源。因此，对于妇科疾病陈氏亦多从肝论治，如在月经病治疗中常运用芍药、当归、川芎等调畅气血，沿用温经汤等方药治疗；在治疗热入血室方面更是沿用了张仲景治疗热入血室的思想，采用小柴胡汤疏肝行气、和解表里以散血室之邪热。又如治疗妊娠腹痛陈氏继承仲景的肝脾同治之法，以当归芍药散养血调肝，健脾利湿，并明显扩大了该方的适应证范围，提出“治妊娠腹中绞痛，心下急痛，及疗产后血晕，内虚气乏，崩中，久痢。常服通畅血脉，不生痈疡，消痰养胃，明目益津”。

宋·齐仲甫的《女科百问》亦继承了仲景对妇人杂病病因的认识，遵从《诸病源候论》的观点认为妇人杂病多因劳伤血气、风冷乘虚而入所致。在调理月经方面齐仲甫亦重视气血，如书中以当归饮和七物汤治疗月经异常，均是由四物汤变化而来，体现了妇人以血为本，治疗上重视气血的学术思想。在妊娠病治法上也继承了仲景“祛病安胎”的学术思想，如在《女科百问》中提出：“若母有疾，以疾动胎者，治母则胎安。”书中治疗胎动不安的阿胶散、桑寄生散，以调补气血为主以达到养胎安胎的目的；治疗“若水停不去，浸渍于胎，则令胎坏”而使用的泽泻散，以攻病祛邪为主，以达到安胎的效果。对产后病的论述也继承了张仲景产后多虚多瘀的观点，认为产后败血不散也容易引发多种疾病，如败血不散可以引发乍寒乍热的疾病；败血不散流入四肢经络，腐坏如水，可令四肢浮肿；败血闭于心窍可能神志不明了。同时也提出产后血气虚损，津液不足，肠道失去濡养可见大便秘涩不通，与张仲景所论的产后常见三大病之一的大便难相同。

四、金元时期

金元时期医政设施更加健全，设立了妇人杂病科和产科。中医妇科治疗经验延续前朝，对妇人病认识和论治根据当时环境气候、历史背景等不同，医家们各有认识和专长，其中有代表性的即金元四大家。金元四大家皆推崇张仲景的学术思想，他们对妇科疾病的认识和论治，受仲景学术思想的渗透和影响，论述多从气血入手，治疗强调补气血、祛邪兼顾扶正，多用四物汤加减，并在此基础上以化痰燥湿、清热泻火等方法祛邪安正。如金·李杲《兰室秘藏·经闭不行有三论》指出闭经的病因“妇人脾胃久虚，或形羸，气血俱衰，而致经水断绝不行”，气血衰弱是闭经的主要原因；《兰室秘藏·经漏不止有三论》提出“以大补气血之药，举养脾胃，微加镇坠心火之药”，突出了以补脾升阳、调补气血为治则论治漏下。在治疗上，李氏治妇人经闭，主张以补血泻火为主；治妇人崩漏，主张以补养气血，升提举陷，泻阴火为主；治妇人带下，以补养气血，温补脾阳，祛下焦寒湿为主。又如金元的刘完素、朱震亨等医家亦强调重视气血，多用四物汤灵活化裁、合理加减调治妇人病。金·刘完素的《素问病机气宜保命集·妇人胎产论》认为妇人四季及常见病均可用四物汤加减调治，春季可重用川芎、夏季可重用白芍、秋季可加重熟地黄、冬季可重用当归，体现了调补气血的思想。元·朱震亨《丹溪心法》《格致余论》中常用养血调经的四物汤合化痰调气之药治疗妇科疾病，并提出"夫血气两亏，痰客中焦，妨碍升降，不得运用，以致十二官各失其职"，气血亏虚，中焦运化水湿无力，聚湿成痰，故当补益气血，助运中焦，痰湿得化。如治疗妇人月经过期，用四物加参术，带痰加南星、半夏、陈皮之类；治疗转胞认为因"血少则胞弱不能自举"，故以四物汤加参、术、半夏、陈皮、生甘草、生姜；治疗月经过期属血虚者，用四物加黄芪、陈皮、升麻，治疗经水过期血少者，用四物加参、术；治疗月经先期属气血俱热者，用四物去川芎加柴胡、黄芩、香附；治疗经前腹痛属血实者，用四物加桃仁、黄连、香附；治疗经期腰疼腹痛属气滞血瘀者，用四物加红花、桃仁、莪术、延胡索、香附、木香等。同时朱震亨沿用仲景养胎之法，认为"产前当清热养血""黄芩，安胎圣药也"，胎动不安者，多予陈皮、白术加炒黄芩以和胃化痰，清热安胎。在仲景治疗妇人病扶正兼顾祛邪的指导下，刘完素在不伤正气的前提下，主张用寒凉泻火以通经，曰："女子不月，先泻心火，血自下也。"提出了"妇人童幼天癸未行之际，皆属少阴；天癸既行，皆从厥阴论之；天癸已绝，乃属太阴经也"，是后世临床上治少女重肾经，中年妇女重肝经，绝经期妇女重脾经论治的理论来源及依据。张子和认为闭经、崩漏等月经病的病因均与气血运行不畅有关，受刘完素影响，认为运行不畅而致的瘀血、痰湿闭阻均与心火密切相关，又经水出诸肾，因此强调泻心火、滋肾水的妇科疾病治疗法则，先常用玉蚀散、三和汤、黄连解毒汤、凉膈散等方剂来清心火，而后再服用四物汤养血固本，或以饮食调补。在治疗妇人小产时也力避热药，常用玉蚀散、和经汤之类，认为产后多气血虚，治以四物汤合凉膈散，强调产后不用热药，易致血崩。

五、明朝时期

明代医学仍独立设妇人科，促进中医妇科学进一步发展，使妇产科学有了显著进步，出现了更多妇产科专著。

明·万全《万氏妇人科》，又《万氏女科》，详细论述了妇科月经病、妊娠病、产后病及妇人杂病的诊治。万氏提出了月经病的常见病因病机为气血不足、肝郁气滞、痰涎壅滞，而妇人带下胎产都与其相关，治疗当以调补脾胃、疏肝解郁、理气化痰为主，这与仲景治疗妇人病重视调补气血、调肝补脾、血水同治的观点相一致。如《万氏妇人科·调经章·经闭不行》篇首曰："妇人女子，经闭不行，其候有三：乃脾胃伤损，饮食减少，气耗血枯而不行者……一则躯肢迫寒，痰涎壅滞，而经不行者……"明确指出了导致经闭发生的原因；又言："忧愁思虑，恼怒怨恨，气郁血滞而经不行者，法当开郁气、行滞血而经自行。"强调调畅情志在月经病治疗中的重要性。因此对妇人月经病治疗万氏从脾胃伤损、气郁血滞和痰涎壅滞立论，强调审证求因、辨证施治，如因气血虚少所致者，用八物汤调治；因气郁化火，气血俱热所致者，以四物汤之生地黄清热凉血，配伍香附疏肝行气治疗；因气滞血瘀所致，以四物汤养血行瘀，配伍香附、陈皮行气解郁；因痰湿壅滞者，以开郁二陈汤疏肝理气，化痰开郁兼活血通经，或苍莎导痰丸燥湿，兼行气宽中除痰。《金匮要略》妇人病对于妊娠病的论治以安胎养胎为主，历代医家皆重视安胎，万氏将其归纳为六大方面："妇人受胎之后，所当戒者，曰房事，曰饮食，曰七情，曰起居，曰禁忌，曰医药。"对妇科安胎理论进行了系统完善的论述，指导临床妊娠病的治疗。妇人产后多虚多瘀、虚实夹杂，万氏认为产后病病因为亡血伤津、瘀血内阻、外感风冷3种，提出治疗上"产后专以补虚为主"，并提出"产后之病，不可枚举，总以补气补血为主"，如治产后血虚阴亏之头痛，以芎归汤养血补虚，调畅气血；产后下血过多的腰痛，以补肾地黄汤滋肾补虚，益精养血。又提出产后"败血随其所止之处，无不成病"，产后"败血"存于体内，可侵犯多脏腑经络，导致多种疾病，故《万氏妇人科》中共记载败血17处，论述了败血上逆于心、逆犯脾胃、流注肾经、停贮于腹、留滞经脉、流入经络、流注肝经、上闭心窍等，涉及多种脏腑经脉的疾病发生，败血致病，变化多端，不可不重视。

明·王肯堂《女科证治准绳》集历代诸家妇科医论，同时结合笔者自身临床经验所成的医学巨著。首列治法通论，次列调经门、杂证门、胎前门、产后门四大门类，各门类下又分病证论述，全面阐释女子"经、带、胎、产、杂"之病因病机、辨证治法,广集《黄帝内经》《金匮要略》《经效产宝》《妇人大全良方》等医学著作,收录大量《金匮要略》妇人病相关条文,并纳薛己、昝殷、陈自明等诸多医家之证治经验,收罗广泛,论据充足,结合各家思想,全面论述女科病证,系统总结了明代以前妇产科学所取得的成就,反映了当代妇产科学的发展水平。《女科证治准绳》论治妇科病立于气血,如书中有"妇人以血旺气衰为本""妇人平居,血欲常多,气欲常少,百疾不生"等论述,以"气有余血不足"概括女子生理特点。故王氏在论述女科证治时,十分重视气血的调和,善用四物汤为主方化裁,其调经首要辨色、首选甘温补虚的用药特点,与张仲景治疗原则一脉相承。对于妇人癥瘕的用药以辛温之品为主,治疗原则攻补兼施,以调气血、化积冷和重补虚为主,体现了仲景所述妇人病"虚、积冷、结气"的三大常见病因。王氏十分重视脏腑辨证,尤其强调肝、脾、肾三脏,如本书开篇即言"妇人童幼天癸未行之间,皆属少阴;天癸既行,皆属厥阴;天癸既绝,乃属太阴经也",并以此为女科辨证论治之总纲。王氏沿用了仲景的针药并用治疗方法,如在胎前门中,强调了针药并用治疗妊娠病,并补充完善针灸禁忌。

明·薛己《女科撮要》上卷论经、带、诸疾及妇人乳痈、阴疮等 15 种疾病的证治和方药,下卷论保胎、小产等 15 种疾病的证治和方药。诸病后各附验案供参阅,遣用诸方罗列卷末。全书条分缕析,施治恰当。首言病机,继则分证阐述,确立治法,言简意赅,切合实用,该书精辟论述了经、带、胎、产及妇科杂证的证治,是一部理、法、方、药具备的妇科专著,且其中多有明以前妇产科著作之精粹论述和规范方药,收验案 183 则,是薛己丰富临床经验的总结。薛氏潜心研究前人的经验,并自立一家之言,推崇仲景治疗疾病重视脾胃,用药倡导温补的观点,对后世温补学派的产生与形成,起到了重要的推动作用。如书中将补中益气汤广泛用于妇产科各种疾病,极大地拓展了该方的应用范围。薛己亦推崇张仲景强调妇女以血为本,调经重在肝脾的观点,如《女科撮要》在论"经候不调"中提道:"若先期而至者,有因脾经血燥,有因脾经郁滞,有因肝经怒火,有因血分有热,有因劳役火动。其过期而至者,有因脾经血虚,有因肝经血少,有因气虚血弱";在论"经漏不止"时提道:"或因肝经有火,血得热而下行;或因肝经有风,血得风而妄行;或因怒动肝火,血热而沸腾;或因脾经郁结,血伤而不归经;或因悲哀太过,经络伤而下崩",对于月经病的病因皆围绕肝脾进行论述。在治疗上,薛己常采用加味逍遥散、归脾汤、小柴胡汤、四物汤、人参养荣汤、六味地黄丸等调肝补脾,调补气血治疗,体现了以脾土为关键、以血为本,重视肝脾的学术特点,是对仲景学术理论及方药的补充和完善。仲景认为七情失调为妇人病的常见病因之一,提出了情志失调、肝气不舒、气滞痰凝所致的"梅核气"治疗,以及情志抑郁,肝郁化火,或思虑过度,伤阴耗液,脏阴不足,心神失养所致的脏躁的治疗。薛氏强调情志因素在妇产科疾病中的作用,尤其注重暴怒、忧郁及恐惧对妇女身心健康的影响,认为其与肝脾之功能失调有关,如《女科撮要·乳痈乳岩》中指出"大凡乳证,若因恚怒,宜疏肝清热""妇人郁怒,亏损肝脾,治者审之",又如《女科撮要·热入血室》记载:"一妇人因怒,寒热头痛,谵言妄语,日晡至夜益甚,而经暴至。"认为此为怒而动火、肝血妄行所致,当用加味逍遥散加生地黄治之,充分反映了薛氏妇科论治重视情志调摄的临床特点,是仲景所论妇人杂病三大病因之"结气"的具体治法体现。

明·张介宾《景岳全书》中有《妇人规》二卷,是其治疗妇科病学术思想的代表之作。书中论述了总论和妇人九证,包括经脉类、胎孕类、产育类、产后类、带浊梦遗类、乳病类、子嗣类、癥瘕类、前阴类,每一类又分为多个论,经脉类中共附 21 论,胎孕类中共附 16 论,产育类中共附 17 论,产后类共附 13 论,带浊遗淋类中共附 5 论,子嗣类中共附 15 论,癥瘕类中共附 4 论,前阴类中共附 6 论,每类中先阐述理论,后辨证立方,内容完备,体现了张氏治疗妇科病症的学术特色。张氏推崇仲景用药之精专,在仲景方的影响下,景岳结合自身临床经验和用药体会,论治妇科偏重甘温补益,重视益气养血,同时亦提倡审证求因、辨证立方。如在《景岳全书·妇人规·安胎》云:"盖胎气不安,必有所因或虚或实,或寒或热,皆能为胎气之病,去其所病,便是安胎之法。"认为虚实寒热均可致胎动不安，详细辨证，皆可治病以安胎，此与仲景所论安胎治法原则相承。又如《景岳全书·妇人规·血虚经乱》云："凡肝脾血虚，微滞微痛者，宜四物汤主之，或加肉桂，或加黄芩，随寒热而用之，自无不可。"对胎动不安的治疗，张氏沿用了张仲景的常服白术、黄芩安胎之法，《景岳全书·妇人规》共用方 63 首，其中方有白术的 27 首，方有黄芩的 12 首，但又提出："安胎之方，不可执，亦不可泥其月数，但当随证、随经，因其病而药之。"倡导根据病情灵活选方用药，不可拘泥先贤安胎之法。在仲景之方影响下，张氏组方用药精专，侧重于补益气血、培补肝脾肾，重视血水同治、阴阳互生。张氏认为"凡看病施治，贵乎精一"，指出诊病必须先探病本，然后用药，若未把握病机，应少加药物，并详察其因；若已查明其病机要点，用一味二味药治疗便可；若病情较深固，用五六味七八味已多，药多效杂，不能更好治疗疾病，"而其意则一也，方为高手"。张氏应用左归丸、右归丸补肾调经，左归丸方中以熟地黄、山药、山茱萸、枸杞子、龟甲补肾之阴，又加入菟丝子、鹿角胶补阳助阴，欲"阳中求阴"；右归丸中亦是熟地黄、山药、山茱萸、枸杞子滋阴益肾，并加入当归补血助阴，用鹿角胶、菟丝子、杜仲补肾助阳，肉、附子温壮元阳，取"阴中求阳"，两方均是补阳药与补阴药相配，则阴阳互生。对于气血不利，阻滞脉道导致的病症，张氏常佐以淡渗利湿之泽泻，以利水助活血。张氏对妇科病症的治疗亦重煎服法，善用酒剂，注重调护。如张氏用药的煎服法形式多样，几乎每方后均有详细说明，其中以同酒煎服为最多，具体包括酒煎、酒和水各半煎、酒和童便煎、酒和猪蹄汁煎，服法也有酒调、温酒调服、热酒调服或服药后饮酒数杯等不同方法；同时，张氏还采用外搽、熏洗、纳药等多种外治法治疗前阴诸疾，这些方法在实践中均取得了显著的疗效，可视为对张仲景治疗妇科病症的煎服法和调护方法的补充与完善。

明·武之望《济阴纲目》将妇产科疾病分为调经、经闭、血崩、赤白带下、虚劳、癥瘕积聚、求子、浮肿、前阴诸疾、胎前、临产、产后、乳病等十三门。九门为妇科，三门为产科，一门为内科杂病。该书是对《女科证治准绳》内容重加编次，也是对明末以前中医妇产科学文献的整理、编次及升华。《济阴纲目》博采诸家之长，其中引书数量达 40 多种，采纳了《黄帝内经》《伤寒杂病论》《脉经》等经典理论，以及《卫生宝鉴》《妇人大全良方》《丹溪心法》等前人著作中有关妇产科学的论述和见解，并且广举医案加以论证，对妇产科诸多病证从病因、病理到施治，分条析缕，举纲别目进行阐述，极易寻读，为一部实用中医妇产科学著作。书中多有援引仲景《金匮要略》中的内容，结合其理论和方药有理有据阐述和补充妇科辨治理论。如卷一"经闭门"中"论经闭因积冷、结气"，与仲景论述"妇人之病，因虚、积冷、结气"的杂病病因一致；又如卷四"产后门"中应用《金匮要略》的枳实芍药散，治疗产后腹痛。

六、清 朝 时 期

随着妇产科理论的完善和成熟，加之长期的临床实践验证，清代逐渐形成系统的妇产科理论体系，补充并丰富了妇产科临证经验，这一时期出现了多种门类优秀的妇产科著作，它们代表了当时妇产科学的发展水平。

清·傅山《傅青主女科》包括上下两卷，并附产后篇和补集。该书基于仲景的妇科治疗经验，与《金匮要略》妇人篇学术思想一脉相承，并在《金匮要略》妇人篇的基础上有所发展。该书对每一病证的论治多从疾病主症或病案着手，探析病因病机，给出治则、方剂，并对用药效果及后续治疗附加说明，是一部说理精辟、辨证详明、治法切用、选药稳妥的妇科专著，对临床具有深远重要的指导意义。

《傅青主女科》对妇人病病因的认识与张仲景提出的妇人病三大病因"虚、积冷、结气"基本一致。如月经过多是"血之虚，故再行而不胜其困乏，血损精散，骨中髓空"，故治疗"宜大补血而引之归经"，方用加减四物汤。月经先后不定期，傅氏提出"人以为气血之虚也，谁知是肝气之郁结乎"，治疗宜用"疏肝之郁"的方法。郁结血崩中提出"妇人有怀抱甚郁，口干舌渴，呕吐吞酸，而血下崩者"，若以火治之不效，则为肝气之郁结所致。带下的论述提出"带下俱是湿症"，但与"脾气之虚，肝气之郁，湿气之侵，热气之逼"相关。在种子篇中，傅氏提出"下部冰冷不孕"说，认为"妇人有下身冰冷，非火不暖"，胞胎既寒，则不能受孕，并配制了温胞饮温补心肾以祛寒暖宫治疗。在辨证分型上，傅氏和仲景皆强调寒热虚实之别。傅氏在选方用药上对仲景辨治妇人病做了进一步继承和发扬，仲景注重肝、脾，常用芍药，用以补肝平肝，缓急止痛。傅氏选用药性平和的药物，注重脾、肝、肾三脏同治；在治疗妇人疾病时也常重用白芍，认为白芍不仅可以补肝柔肝，还能使肝之阴血充足，使其恢复正常的疏泄功能，以期达到平肝疏肝的目的，如清肝止淋汤、平肝开郁止血汤、定经汤中的白芍用量均为一两。对妇科疾病的治疗，傅氏亦注重顾护正气，如以扶正方法治疗郁证，以肾阴阳双补兼顾脾胃治疗不孕。傅氏对妊娠病的论述是对《金匮要略》妊娠病篇内容的充实和补充，如在诊疗思路上，仲景辨证多审脉、重鉴别，而傅氏重主症、探病因；在治则治法上，傅氏继承了仲景的攻补兼施，更强调守正，既重视调肝补脾，亦强调补肾；在遣方用药上，傅氏遵从妊娠病"有故无殒，亦无殒也"的原则，辨证使用妊娠忌药治疗妊娠病，遵从仲景"祛病安胎"的思想；剂型上，仲景多用丸、散，傅氏多用汤剂。傅氏治疗产后病时既有对仲景经验的继承，也不全然师古。如诊疗思路上，傅氏遵从产后"多虚多瘀"，继承了仲景注重产后疾病症状的特点，将主症作为切入点，对每一病症的病机进行详细剖析，并主张以脏腑气血辨证；治则治法上，傅氏遵仲景大补气血之法，并加以顾护脾胃而扶正，提出产后证候要辨明虚实；遣方用药上，仲景不拘于产后，倡导"有故无殒"，大胆应用苦寒攻下药，而傅氏顾护产后气血俱虚，提出产后用药十误，妙用生化汤以祛瘀生新，慎用耗气、消导、攻下、破瘀之药，少用寒凉、酸敛之品以免滞血伐气。

清·吴谦《医宗金鉴·妇科心法要诀》是我国最早的一部官修妇产科教材，分列12门，论述精辟、条理清晰，方证结合，辨治详明，具有完整的辨证论治体系，全面阐述了女子经、带、胎、产、杂等各方面的病因病机及证治方药，在中医妇科学发展史上颇具影响。书中对女子月经病的辨治涉及脏腑，兼顾虚、实、寒、热，在治疗上以气血为主，注重肝脾二脏的作用，认为情志内伤、饮食脾胃损伤等因素可损伤肝脾，以致气血、冲任失调产生月经相关疾病，主张从肝脾入手调节女子气血、冲任治疗月经病，这一学术特点与仲景的理论一脉相承。如治疗月经病的53首方剂中，主治"血虚证"的方剂最多（20首），主治"气虚证"的方剂居于第二位（18首），主治"气血两虚证"的方剂亦有8首，从归经来看，归脾经最多，其次为归肝经，常选用四君子汤、四物汤、归脾汤、逍遥散等调理肝脾经典方剂为基础方灵活加减用药，聚类分析发现超过50%的方剂是以四君子汤、四物汤为基础变化而来的，均体现其以养血益气补虚为主，且重视肝脾的治疗思想。妊娠病上，在"胎兼癥瘕"时吴氏遵仲景"有故无殒，亦无殒也"的治疗理念，提出："言药虽峻，有病则病受之，不能伤胎……又何疑于有妊必不可攻之说耶？"在治疗妊娠恶阻因痰饮为患时，采用六君子汤加味，体现了与扶正药相配伍的原则。产后病上，吴氏也突出了多虚多瘀的特点，如提出生产时用力困乏而现气虚证，风冷相干致血瘀凝或下血过多而现血虚证等，又认为因产后失血过多而痛者为血虚腹痛，因恶露去少及瘀血塞滞而痛者为有瘀血腹疼；产后去血过多而引起的为血虚头痛，因恶露不行瘀血上攻引起的为瘀血头痛。在用药上也可看到产后多虚多瘀的特点，用当归建中汤、八珍汤、十全大补汤等补气血虚，以失笑散、佛手散、玉烛散等活血祛瘀。

清·陈修园《女科要旨》全书分为四卷，主要对调经、种子、胎前、产后、杂病及几种常见外科病症等作了比较详细的论述。陈氏学术思想源于《黄帝内经》《难经》，承于《伤寒论》《金匮要略》，又吸收各家之精华，并在其著作中得以体现。书中以回答的形式，结合《黄帝内经》《难经》之理论，以及王好古、朱丹溪、巢元方等各家之言，遵《金匮要略》之旨，对妇人病的理论和方药进行了阐发与补充，形成其自己辨治妇人病的特点和学术思想。其论述病机简明透彻，所选附方切合实用，所载之方多为经典，为临床学习中医妇科的参考书。陈氏推崇仲景之说，活用仲景《金匮要略》辨治妇人病的思路，强调寒热虚实辨证，如产后腹痛，首辨虚实，虚寒腹痛用当归生姜羊肉汤，气血不和腹痛用枳实芍药散，瘀血腹痛用下瘀血汤。对妇科疾病的治疗重视调补气血，重视脾胃的运化，如善用四物汤加减化裁，且加减变化甚多；善用经方又不拘泥于经方，在妇人病治疗上合用了时方与验方，如其胎前、产后录《金匮要略》全文，妊娠病治疗选方"金匮方"8首，"时方"9首，产后病治疗选方"金匮方"11首，杂病治疗选方"金匮方"19首。在治疗妊娠病上，陈氏反对所谓的安胎圣药，重视"祛病安胎"，他认为："谓白术为安胎之圣药则可，又合黄芩以并言，则未免为一偏之言耳。"而主张辨明寒热虚实，脉证参合治之，以达到病去胎自安的目的。

　　清·沈尧封《沈氏女科辑要》共2卷，主要介绍女科经、带、胎、产以及妊娠、产后杂病的证治与方药运用，书中注重临床实践，间有临床医案举例，理论联系实际，是一部中医妇产科临床实用性专著。本书针对常见妇科病证进行论述，将《黄帝内经》《金匮要略》所言及历代医家之论首先辑出，然后附以己意。沈氏继承了仲景对妇科疾病病因的认识，在其基础上补充了历代医家临床治疗原则和应用，如论述月事不来时沈氏引用《金匮要略》中的"妇人病，因虚、积冷、结气"三大病因，认为"积冷、结气，有血不行也""虚者，无血可行也"，提出临床治疗中可遵照张景岳的认识"积冷宜用肉桂大辛热之药，导血下行，后用养荣之药调之；结气宜宣，如逍遥散，或乌药、香附行气之品宣之"；虚证遵张景岳的"血枯宜补"，以赵养葵的"补水、补火、补中气"三法为原则进行治疗。在妇科疾病的证治中，沈氏也沿用了仲景重视气血、肝脾论治的思想，并以后世医家之言进行补充，认为精血关乎妇人月事，在调理妇人月事方面处处以气血为纲，从肝脾入手治疗。如沈氏引用方约之的论述"气结则血亦枯"，在此基础上王世雄提出："气为血帅，故调经必先理气。然理气不可徒以香燥也，盖相怒为情志之火，频服香燥，则营阴愈耗矣。"强调了月经病治疗中理气的重要性，指出理气与营阴同治的治疗原则。又引用许叔微的论述指出"女人因气不先理，然后血脉不顺"，认为"经前腹痛，必有所滞"，"经前后俱痛，病多由肝经……"采用疏肝理气的逍遥散加减治疗。又如沈氏认为肝经风热或怒动肝火易引发血崩，治疗当以滋水清肝饮疏肝清火、养血滋阴；血崩为血脱于下，与气不摄血、脾不统血有关，治疗当补脾益气治疗，以固本止崩汤益气养血、摄血止崩。在治疗妊娠病时，沈氏遵从了仲景的辨证施治、去病安胎、有故无殒的思想，如妊娠腹痛的治疗，他引用《金匮要略》的当归芍药散、胶艾汤、附子汤等方药，又补充了因忿怒忧思过度、饮食失节所致妊娠腹痛，强调妊娠腹痛当辨证施治。又如他引用张飞畴的论述指出："若形盛气衰，胎常下坠者，非人参举之不安；形实气盛胎常不运者，非香砂耗之不安……体肥痰盛，呕逆眩晕者，非二陈豁之不安。"可见安胎应当详细辨证，有是病用是药，病去而胎自安。对于妊娠忌药的使用提出了"设有故无殒，不在此例"。在治疗产后病时，沈氏提出的产后病类型和治疗上突出瘀和虚两个方面，如产后病病证分型有恶露不下引起的发狂谵语，血闭于阴阳两经的乍寒乍热，瘀血阻滞气道引起的浮肿；亦有去血过多引起的发热，亡血伤津引起的便秘，阴虚于下，阳亢于上引起的头痛，亡血过多，筋无所养引起的腰背反张。产后杂病的治疗上，提出汗多发热用黄芪、当归、酸枣仁、小麦等，固表补血；恶露过多、色红、无瘀块，用伏龙肝合阿胶、另加大剂人参，重在止塞，简便易行。因产后多虚或瘀，沈氏又提出恶露过少，伴有疼痛，宜用较平和药物，不可使用破瘀峻剂；无疼胀或寒象，忌用辛热药。

　　清·柴得华《妇科冰鉴》共八卷，包括月经、经闭、崩溃、带下、积聚、嗣育、胎前、生育、产后、乳证、前阴、杂证等十二门，论述病因病机、治法方药及临证加减，体例与《医宗金鉴·妇科心法要诀》相似，取材更为详备，内容更为丰富，是集理论探讨与临床经验于一体的一部很有实用价值的教学与临床参考书。在论治妇人病上，柴氏同样以气血为纲，并强调了血对于妇人的重要性，他认为："血者，水谷之精气也……生化于脾，总统于心，藏受于肝……在妇人则上为乳汁，下归血海为月水。"在治疗上以调理气血为主，辨证治疗，多处应用四物汤加减，如在辨月经经期时，"先期而治，脉见洪数之类，证兼喜冷者，热也"，接着又细分为实热、虚热、血多、血瘀、血滞、血燥等不同类型，并且指出"大率血分诸病，四物汤主之"。再如"经期腹痛"中提到"胀过于痛，是气滞其血""痛过于胀，是血凝其气"，论述了气与血相互影响关系在月经病中的病机，体现了从气血论治的思想。在治疗妊娠病上，柴氏反对盲目安胎，当根据病人情况辨证，强调安胎的重点在于有病祛病，病去则胎安，并提出若脾虚有热可采用黄芩、白术安胎，肾阴阳亏虚则采用赵养葵的六味地黄丸、肾气丸安胎，血虚腹痛则采用当归、白芍安胎，气虚下坠则采用人参、黄芪安胎。柴氏认为妊娠忌药运用从辨证施治的角度考虑，如书中提道："即半夏、乌、附、肉桂大黄、先哲每用安胎，未尝坠损，第须详其寒热，乃为善耳。"可见其对于"有故无殒，亦无殒也"的理解在于是否辨明病机，这与张仲景的观点一致。在治疗产后病上，柴氏认为产后五脏皆虚，气血受损，而又易感受邪气，再加上恶露不尽等情况，导致产后多虚多瘀的特点，如其认为产后胁痛，是由"瘀血凝滞，使肝气不能流畅，或所下过多，气血亏而失滋荣"所致，又论产后腰痛，是因为"产则阴血暴脱，肾气损伤"，若腰中重坠，腰中刺痛如锥刺，则为"产时风冷乘袭，瘀血滞于肝经"所致，又论产后遍身疼痛，是由于去血过多，阴血亏虚，若出现"倘面唇色紫，身胀而痛，则属停瘀所致也"，皆体现了产后多虚多瘀的病机特点。在治疗上柴氏产后诸证当先辨虚实，不可偏执于前人之温补和寒凉之法，因人禀赋不齐，勇怯各异，治疗当虚则补之，实则泄之，寒则温之，热则清之。这些认识与仲景辨证论治思想，以及治疗产后病既有攻邪祛瘀，又有补虚扶正的原则一脉相承。

中医妇科学自汉代《金匮要略》妇人篇发展至今，经历了多个重要阶段，中医妇科学理论进一步得到继承和创新，形成了较为完善的理论体系和实践方法，为中医学理论和临床的发展作出了巨大的贡献。

参 考 文 献

陈国权，1985. 对陈修园《女科要旨》注重脾胃的探讨 [J]. 福建中医药，16（3）：5-8.

陈蕾，包素珍，2019. 浅析《妇人规·安胎》学术思想及方药运用特点 [J]. 浙江中医药大学学报，43（2）：169-172.

池孟轩，2015. 陈修园对仲景学术思想继承与发展研究 [D]. 北京：北京中医药大学.

丁宁，徐世杰，张逸雯，等，2024.《妇人大全良方》从"风" 论治妇人血证 [J]. 中国中医基础医学杂志，30（1）：25-28.

高捷，1987. 张子和治疗妇科疾患特点初探 [J]. 河北中医，9（4）：40-41.

高涛，2016.《金匮要略》"妊娠病篇" 沿革与现代应用价值探讨 [D]. 杭州：浙江中医药大学.

黄津伶，1987.《丹溪心法》妇科病证治初探 [J]. 云南中医杂志，8（2）：22-24.

李建梅，2017. 妇人病肝脾失调证治规律研究 [D]. 昆明：云南中医学院.

梁明达，1987. 试论《〈沈氏女科辑要〉笺正》之价值 [J]. 浙江中医学院学报，11（3）：31-32.

廖冉，2014.《金匮要略》妇人病三篇与后世妇科学学术源流的研究 [D]. 成都：成都中医药大学.

刘惠，敖强，谭梦晨，等，2024. 基于数据挖掘探讨《妇科冰鉴》"月经门" 用药组方规律 [J]. 云南中医中药杂志，45（3）：42-47.

刘卓超，黄小靖，刘翠玲，等，2020. 基于中医传承辅助平台分析《万氏妇人科》产后病用药经验 [J]. 世界中医药，15（24）：3865-3869.

蒙传鹏，2020.《太平惠民和剂局方》之方剂来源与经方应用的研究 [D]. 北京：北京中医药大学.

盛增秀，2019. 朱丹溪治疗妇科病经验钩玄 [J]. 浙江中医杂志，54（7）：469-470.

时晓霞，唐德才，张硕，2018.《济阴纲目》中妇人癥瘕积聚用药规律探析 [J]. 中华中医药杂志，33（10）：4582-4585.

史效凡，李敏莹，范春，2022. 王肯堂《女科证治准绳》特色及其辨治思想探析 [J]. 江苏中医药，54（9）：67-69.

苏静，杜晓明，朱定华，2016. 简述《经效产宝》对妇产医学的贡献 [J]. 中国中医基础医学杂志，22（1）：19-20.

唐皓洁，吕喜月，黄玉容，等，2023.《诸病源候论》妇科疾病病因病机及体质思想析要 [J]. 吉林中医药，43（5）：510-514.

唐瑞，2023. 张仲景与金元四大家疾病认知的比较研究 [D]. 北京：北京中医药大学.

王惜平，姜华静，张桂英，2000. 论丹溪"痰郁"学说在妇科中的运用 [J]. 陕西中医学院学报，23（6）：12-13.

王一花，蒯仂，杨悦娅，2017.《圣济总录》对妇科学的贡献 [J]. 中医文献杂志，35（2）：17-21.

王怡心，于磊，2023.《金匮要略》《傅青主女科》产后病比较探析 [J]. 四川中医，41（1）：25-27.

王钰，李震，陈培虹，等，2021. 基于数据挖掘的万全《万氏女科》经带胎产病证用药规律 [J]. 中医药临床杂志，33（11）：2152-2158.

许梦白，刘雁峰，陈家旭，2021.《傅青主女科》情志致病辨治初探 [J]. 辽宁中医杂志，48（1）：63-66.

许梦白，刘雁峰，陈家旭，2022.《医宗金鉴·妇科心法要诀》从肝脾论治月经病探析 [J]. 中国中医基础医学杂志，28（7）：1039-1041，1084.

闫清雅，潘雪，汤玲，2021.《金匮要略》与《傅青主女科》论恶阻之异同 [J]. 环球中医药，14（12）：2170-2173.

杨磊，韩桢，迟浩然，等，2023.《女科证治准绳》辨治妇人癥瘕用药规律探析 [J]. 中国中医基础医学杂志，29（11）：1875-1879.

杨利侠，朱西杰，2003. 孙思邈治疗妇科病用酒特色探析 [J]. 山西中医，19（1）：3-4.

张超，2017.《妇科冰鉴》调经学术思想探析 [J]. 上海中医药杂志，51（1）：35-36.

张海英，2024.《妇人大全良方》辨治妇产病特色探析 [J]. 山西中医，40（8）：50-51.

张建荣，张悦，2019. 谈《金匮要略》对妇人病的学术贡献 [J]. 陕西中医药大学学报，42（1）：78-80.

张悦，2021.《女科百问》研究 [D]. 保定：河北大学.

郑秀丽，周文亮，2016. 明代医家薛己论治妇科痰证学术特点探析 [J]. 中医杂志，57（9）：801-803.

钟仪，郭清，刘祎，等，2023. 基于数据挖掘浅析《济阴纲目》中血崩门的用药组方规律 [J]. 云南中医中药杂志，44（11）：59-63.

朱立，2015.《备急千金要方》中《伤寒杂病论》文献研究 [D]. 北京：北京中医药大学.

朱凌凌，2019.《妇人大全良方》学术思想研究 [D]. 上海：上海中医药大学.

朱星，王明强，2012. 金元四大家妇科病证治浅探 [J]. 贵阳中医学院学报，34（3）：1-2.